Manuelle Medizin
Therapie

Manuelle Medizin

Therapie

Werner Schneider, Jiří Dvořák
Václav Dvořák und Thomas Tritschler

Geleitwort von Marco Mumenthaler
327 meist farbige Abbildungen

1986
Georg Thieme Verlag Stuttgart · New York

Dr. med. Werner Schneider
FMH für physikalische Medizin,
speziell Rheumatologie
CH-8280 Kreuzlingen

Dr. med. Jiří Dvořák
Neurologische Universitätsklinik
Inselspital
CH-3010 Bern

Dr. med. Václav Dvořák
Praxis für allgemeine Medizin
CH-7402 Bonaduz

Thomas Tritschler
Leiter der Physiotherapieschule
Kantonsspital
CH-8208 Schaffhausen

CIP-Kurztitelaufnahme der Deutschen Bibliothek

Manuelle Medizin : Therapie / Werner Schneider ...
Geleitw. von Marco Mumenthaler. – Stuttgart ;
New York : Thieme, 1986.

NE: Schneider, Werner [Mitverf.]

Wichtiger Hinweis: Medizin als Wissenschaft ist ständig im Fluß. Forschung und klinische Erfahrung erweitern unsere Kenntnisse, insbesondere was Behandlung und medikamentöse Therapie anbelangt. Soweit in diesem Werk eine Dosierung oder eine Applikation erwähnt wird, darf der Leser zwar darauf vertrauen, daß Autoren, Herausgeber und Verlag größte Mühe darauf verwandt haben, daß diese Angabe genau dem **Wissensstand bei Fertigstellung des Werkes** entspricht. Dennoch ist jeder Benutzer aufgefordert, die Beipackzettel der verwendeten Präparate zu prüfen, um in eigener Verantwortung festzustellen, ob die dort gegebene Empfehlung für Dosierungen oder die Beachtung von Kontraindikationen gegenüber der Angabe in diesem Buch abweicht. Das gilt besonders bei selten verwendeten oder neu auf den Markt gebrachten Präparaten und bei denjenigen, die vom Bundesgesundheitsamt (BGA) in ihrer Anwendbarkeit eingeschränkt worden sind.

Printed in Germany
Satz: Druckhaus Dörr, Inhaber Adam Götz,
D-7140 Ludwigsburg (Linotype System 5 [202])
Druck: K. Grammlich, Pliezhausen

ISBN 3-13-682401-6 1 2 3 4 5 6

Geleitwort

In einem früheren Werk haben zwei Autoren die anatomischen und pathophysiologischen Grundlagen der manuellen Medizin dargelegt. Darauf baut der hier vorliegenden Band über manuelle Therapie auf. In eindrücklicher Weise wird auch hier versucht, das eigene therapeutische Handeln als begründetes verstehbares, zwingendes, quantifizierbares und reproduzierbares Vorgehen zu schildern. Zunächst werden das Grundkonzept, die Wirkungsmechanismen und die Indikationen zur manuellen Therapie kritisch und zurückhaltend dargelegt. Dann folgt die Schilderung der Behandlungstechnik für jedes der Wirbelsegmente, aber auch für andere Gelenke. Durch sehr zahlreiche anatomische Skizzen werden die Mechanismen verständlich gemacht, und durch schematische Zeichnungen und Photographien erhält der Leser ein klares Bild vom praktischen Vorgehen.

Die Klarheit des Aufbaues, die übersichtliche Gliederung der einzelnen Abschnitte und die logische Systematik des Vorgehens der Autoren ist vorbildlich. Dieses Werk zeigt einmal mehr, wie eine ursprünglich empirisch erkannte Therapiemöglichkeit durch systematische Analyse zu einer Wissenschaft werden kann. Nur dann kann sie auch weitergegeben werden, und nur dann ist sie also verstehbar und somit lehrbar. Mit klarem Verstand haben die Autoren dem Heilwunsch mit dem spezifischen Mittel der manuellen Medizin Gestalt verliehen.

> „Der Trieb zu heilen kann nurmehr der Antrieb und die Triebkraft unseres Handelns sein; die Richtung desselben, das Wo und das Wie zu bestimmen, das ist ganz allein Sache des Verstandes."
>
> (E. Bleuler: Das autistisch-undisziplinierte Denken in der Medizin und seine Überwindung, 1921)

Möge dieses gelungene Werk vielen Ärzten, Chiropraktikern und Physiotherapeuten ein ständiger Ratgeber in ihrem therapeutischen Handeln sein – und manchem Autor ein Vorbild. Möge der Leser aber auch die Bescheidenheit und Geduld aufbringen, das Verstandene und Gelernte durch geduldige und immer wieder kontrollierte Anwendung zur ständig verfeinerten und wirksamen Behandlungstechnik werden zu lassen.

Bern, im Januar 1986 Marco Mumenthaler

Vorwort

Durch einen Rezensenten eines unserer früheren Werke wurden wir gemahnt, die Berührungsangst als Manualmediziner gegenüber der Schulmedizin und den medizinischen Fakultäten weniger deutlich zum Ausdruck zu bringen. Wir waren stets bemüht, die Grundlagen der manualmedizinischen Diagnostik, aber auch der Therapie in einem Stil darzulegen, der für alle Ärzte verständlich und allen geläufig ist. Durch die Dokumentation unserer Arbeit versuchen wir jene Ressentiments zwischen der manuellen Medizin, der Chiropraktik und der Schulmedizin abzubauen, deren Wurzeln zumindest in der Schweiz in den Gutachten der Zürcher (1936) und Berner Fakultät (1937) über die Chiropraktik zu suchen sind.

Die manuelle Medizin nahm in den letzten 20 Jahren eine für Außenstehende erstaunliche Entwicklung. Eine große Zahl von Ärzten, Physiotherapeuten und Chiropraktikern wurde und wird immer besser ausgebildet. Nicht nur die Qualität der manualmedizinischen Kurse, sondern auch die therapeutischen Resultate in der täglichen Praxis des Allgemeinmediziners, des Rheumatologen, des Orthopäden, aber auch des Neurologen sind für das steigende Interesse bei praktizierenden Kollegen verantwortlich.

Im vorliegenden Buch, gestützt auf den Band Manuelle Medizin – Diagnostik (J. Dvorak u. V. Dvorak, 2 Aufl., Thieme, Stuttgart 1985), wird das derzeitige Konzept der manuellen Therapie vorgestellt.

Wir weisen an dieser Stelle mit Nachdruk darauf hin, daß die manuelle Therapie zwar einen wesentlichen Teil der Behandlung von funktionellen und degenerativen Erkrankungen der Wirbelsäule, Gelenke und Muskulatur darstellt, daß sie jedoch in einen größeren Behandlungsrahmen gesetzt werden muß. Dabei wird jeder Behandler seine Ausbilung, sein manuelles und psychologisches Geschick gebührend berücksichtigen und sich vom „Primum nil nocere" – zu allererst nicht schaden – leiten lassen.

An dieser Stelle möchten wir allen unseren Lehrern und Freunden, welche uns mit der Materie der manuellen Medizin und der übrigen dieses Fachgebiet berührenden Fächer wie Rehabilitation, physikalische Medizin, Rheumatologie, Neurologie sowie Orthopädie bekannt machten und uns bei dieser Arbeit kritisch begleiteten, danken. Dr. Hans Caviezel, der uns als Lehrer in die Materie der manuellen Medizin einführte, gehört in erster Linie unser Dank. Wir danken auch unseren Lehrern Dr. K. Lewit, Dr. sc., Prof. Dr. V. Janda, Dr. sc., Dr. Ph. Greenman sehr für ihre Anregungen und Einführung in die manuelle Medizin.

Fräulein J. Reichert sei für die Erledigung der Schreibarbeiten und Frau I. Hannweber und Frau B. Schneider für die Hilfe bei der Durchsicht und Korrektur des Manuskriptes gedankt. Die Firmen Rezila Ärztemöbel GmbH in D-4937 Lage (Lippe) und Fango + Co. GmbH in CH-8640 Raperswil stellten uns die Liegen zur Verfügung und unterstützten uns in der Fotodokumentation maßgeblich.

Wir anerkennen dankbar die Unterstützung unserer Arbeit durch den Georg Thieme Verlag, insbesondere danken wir jedoch Herrn A. Menge für seine Unterstützung bei der graphischen Gestaltung des Buches.

Kreuzlingen und Bern,
Januar 1986

W. Schneider
J. Dvořák
V. Dvořák
Th. Tritschler

Inhaltsverzeichnis

1 Manuelle Therapie: Konzept, Wirkungsmechanismen

Die manuelle Medizin bereichert und ergänzt die physikalische Medizin, die konservative Orthopädie, die neurologische und rheumatologische Rehabilitation. Wegen der bekannten und nicht zu unterschätzenden Risiken bei Mobilisationstechniken mit Impuls (klassische Manipulation der Ärzte, Osteopathen und Chiropraktiker) im Bereiche des Achsenorganes muß diese Therapieform gesondert und isoliert betrachtet werden. Die Manipulationen der Wirbelsäule sind den entsprechend ausgebildeten Ärzten, Osteopathen und den Chiropraktikern mit Berufsausübungsbewilligung vorbehalten. Es ist Aufgabe und Pflicht des Arztes, mögliche absolute und relative Kontraindikationen zur Manualtherapie zu erkennen. Der Physiotherapeut ist weder legitimiert noch in der Lage, die Kontraindikationen zu erkennen, da neben fundierten klinischen Kenntnissen häufig zusätzliche Untersuchungen mit einbezogen werden müssen, wie z. B. Röntgenuntersuchungen, Laborabklärungen etc. Hingegen sind mobilisierende Behandlungen ohne Anwendung eines Impulses eine nennenswerte Bereicherung der üblichen physiotherapeutischen Techniken. Für beide sind exakte biomechanische, anatomische und neurophysiologische Kenntnisse des Bewegungsapparates eine Voraussetzung.

Die manuelle Therapie machte in den letzten Dekaden enorme Entwicklungen durch. Nicht zuletzt durch das Engagement der europäischen Ärzteschaft für diese neue therapeutische Methode sowie durch die Anerkennung bzw. die Gleichstellung der amerikanischen Osteopathen mit den MDs.

Die manuelle Therapie der fünfziger und sechziger Jahre in Europa stützte sich auf die Techniken von John Menell und der in den Vereinigten Staaten ausgebildeten Chiropraktiker. Diese klassischen Manipulationen (oder Mobilisationen mit Impuls) wurden im Volksmund und bei der eher skeptisch oder ablehnend reagierenden Ärzteschaft als „Knakken, Einrenken" vulgarisiert. Dennoch suchten immer mehr an Rückenschmerzen leidende Patienten die Chiropraktiker und manualtherapeutisch tätigen Ärzte auf, um von ihren funktionellen Beschwerden befreit zu werden. Um so mehr, als die Euphorie der ausschließlich myotonolytischen und analgetischen Behandlungen bei den Ärzten und den Patienten abzuklingen begann.

Zwar ist die Wirksamkeit der manuellen Therapie mittels blinden kontrollierten Studien nicht bewiesen, doch bestehen immer Hinweise dafür, daß die manuelle Therapie die schmerzhaften Exazerbationen der funktionellen Störungen am Bewegungsapparat und somit auch die dadurch bedingte Arbeitsunfähigkeit maßgeblich verkürzen kann. Immerhin gehen in der Schweiz jährlich 1,5 Millionen Arbeitstage wegen Rückenschmerzen verloren. Die Rückenschmerzen oder degenerative Veränderungen der Wirbelsäule stehen an zweiter Stelle als Ursache einer partiellen oder vollständigen Invalidität in der Schweiz.

In den siebziger und vor allem den achtziger Jahren begann die manuelle Medizin ihre Erfolge und Mißerfolge zu analysieren und nach neurophysiologischen Mechanismen zur Erklärung der Wirkung der manuellen Therapie zu suchen. Die „eingeklemmte Schublade", die „Subluxation" und ähnliche Beschreibungen waren für die Sprache der exakten Wissenschaften nicht akzeptabel. Mit der steigenden Zahl der ärztlich durchgeführten Manipulationen wurde ebenfalls deutlich, daß zwar die Patientenbeschwerden unmittelbar gelindert werden konnten, die Rezidivhäufigkeit konnte jedoch nicht beeinflußt werden. Als neurophysiologische Erklärung wird eine präsynaptische Hemmung der nozizeptiven Afferenzen im Bereiche der Hinterhörner des Rükkenmarkes durch massive Reizung der Mechanorezeptoren (Manipulation) angenommen. Aufgrund von vier experimenteller Arbeiten wird für diese Hemmung eine Freisetzung von Enzephalinen verantwortlich gemacht. Ob bei der klassischen Manipulation ein eingeklemmtes Meniskoid (z. B. im Bereiche der Halswirbelsäule) befreit wird oder durch die gezielten Rotationsgriffe der Nucleus pulposus verlagert wird und dadurch eine Entlastung der Wirbelbogengelenke und der Nervenwurzeln entsteht, kann nicht beantwortet werden. Wie weit der intradiskale Druck während der Manipulation ansteigt, ist ebenfalls unbekannt.

In diesem Zusammenhang rückten folgende Fragen in den Vordergrund:

- Wie oft kann eine Manipulation an der Wirbelsäule ausgeführt werden?
- Können die Rezidive mit geeigneten Maßnahmen verhütet werden?

Auch wenn keine dieser Fragen abschließend beantwortet werden kann, ist es offensichtlich, daß eine Wiederherstellung der muskulären Balance eine wichtige Rolle bei der Verhütung von Rezidiven spielt. Die Dehnung der verkürzten tonischen sowie die Kräftigung der abgeschwächten phasischen Muskelgruppen einschließlich Instruktion zum Heimtraining (Heimprogramm) wurde zum festen Bestandteil der manuellen Therapie.

Die Auseinandersetzung mit den nachteiligen Wirkungen oder gar ernsthaften Komplikationen der manuellen Therapie war ein Anlaß, die klassischen Grifftechniken zu modifizieren. Dank dem Kontakt zu den ärztlichen Osteopathen in den USA werden auch in den europäischen Schulen die mobilisierenden Techniken ohne Impuls in das Behandlungskonzept eingebaut. Bei den mobilisierenden Techniken ohne Impuls wird eine Dehnung von nichtkontraktilen Strukturen (Bänder, Gelenkskapseln) angestrebt. Es ist denkbar, daß der Nucleus pulposus durch diese Mobilisation ebenfalls verlagert werden könnte.

Der Trend, daß der Bewegungsapparat als neuromuskulo-skeletales System angesehen werden muß, schlug sich ebenfalls im Konzept der manuellen Therapie nieder. Die neuromuskuläre Therapie (NMT), welche die reflektorischen Mechanismen der postisometrischen Relaxation der Agonisten und der reziproken Hemmung der Antagonisten ausnützt und bei welcher der Patient zum aktiven Partner der Behandlung wird, hat ihren Platz in der modernen manuellen Therapie gefunden.

Die Komplexität der gestörten Bewegungsabläufe, ob am Achsenorgan oder an den Extremitäten, bedarf differenzierter Therapie, gestützt auf das Verständnis der Biomechanik und der funktionellen Anatomie.

1.1 Einleitung, Begriffsbestimmung

- *Anguläre Bewegungen:* Die physiologische, aktive und passive Bewegung in einem Gelenk und Wirbelsäulensegment stellt immer eine Roll-Gleit-Bewegung dar. Die Architektur des Gelenkes und die Anordnung von Bändern und Muskeln bestimmen die Richtung und das Ausmaß dieser Roll-Gleit-Bewegung (Abb. **1**). Entsprechend dem Dreikoordinatensystem findet in jedem Gelenk eine Rotation um die 3 Achsen x, y, z statt (Dvořák u. Dvořák: Manuelle Medizin – Diagnostik).

  Flexion, Extension = Rotation um die x-Achse
  Inklination, Reklination (C_0–C_2) = Rotation um die x-Achse
  Rotation = Rotation um die y-Achse
  Lateralflexion = Rotation um die z-Achse
  Abduktion, Adduktion
  Elevation, Depression
- *Translatorische Bewegungen:* In jedem Gelenk und Wirbelsäulensegment können kleine Bewegungen passiv durchgeführt werden, ohne daß eine

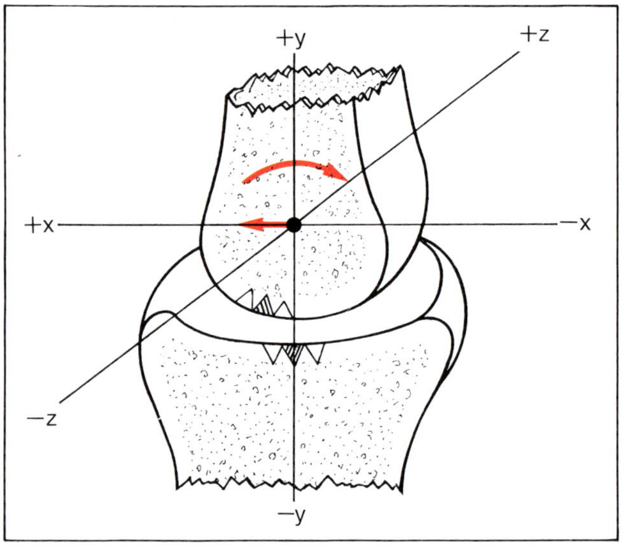

Abb. **1** Anguläre Bewegungen:
+x Gleiten
+Øz Rollen (Rotation um z-Achse)

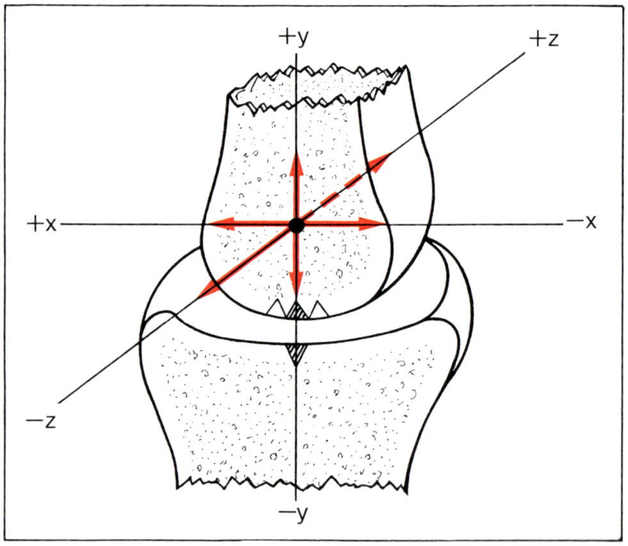

Abb. **2** Translatorische Bewegungen:

+y	Traktion	+x, −x	laterales Gleiten
−y	Kompression	+z, −z	ventrodorsales Gleiten

anguläre Bewegungskomponente mit einbezogen wird. Die Separation der Gelenksflächen wird als Traktion bezeichnet, das Parallelverschieben der Gelenkflächen als Gleiten (Abb. **2**). Wiederum kann die translatorische Bewegung als eine Traktion entlang den 3 Achsen x, y, z bezeichnet werden.

- *Das Gelenkspiel:* Das Joint-play stellt die Summe der passiven angulären und translatorischen Bewegungen dar (Abb. **3**). Der Stopp der jeweiligen Bewegung ist von großer diagnostischer und therapeutischer Bedeutung.
- *Physiologische Bewegungsgrenze:* maximaler aktiver Bewegungsausschlag in einem Gelenk um eine der 3 Bewegungsachsen (Dreikoordinatensystem x, y, z) (Abb. **4**).
- *Anatomische Bewegungsgrenze:* maximaler passiver Bewegungsausschlag in einem Gelenk um eine der 3 Bewegungsachsen x, y, z (Abb. **4**). Eine Überschreitung der anatomischen Bewegungsgrenze hat immer pathologisch-strukturelle Veränderungen zur Folge.
- *Pathologische Bewegungsgrenze:* Einschränkung der aktiven und passiven Bewegung durch pathologische Prozesse. Segmentale, peripher-artikuläre Dysfunktion (Abb. **5**) (Zürcher Konvention).
- *Harter Stopp der Bewegungsausschläge:* Limitierung der Bewegung durch artikulär-arthrotische Veränderungen. Gelegentlich kann ein harter Stopp durch einen schnell einschießenden Spasmus verursacht werden, wie z. B. beim Lasègue-Test bei einer lumbalen Diskushernie (Abb. **6**).
- *Weicher Stopp der Bewegungsausschläge:* Limitierung der Bewegung in der Regel durch Verkürzung tonischer Muskeln, gelegentlich durch einen Gelenkserguß verursacht (Abb. **7**).
- *Nullstellung (neutrale Stellung):* Die Nullstellung bezieht sich auf die „anatomische Normalstellung“: aufrechtstehend, mit hängenden Armen, nach vorne gerichteten Daumen, geschlossenen und parallel gehaltenen Füßen. Blick nach vorne gerichtet. Der abgelesene Winkelwert ergibt den Bewegungsausschlag von der Neutralstellung aus.

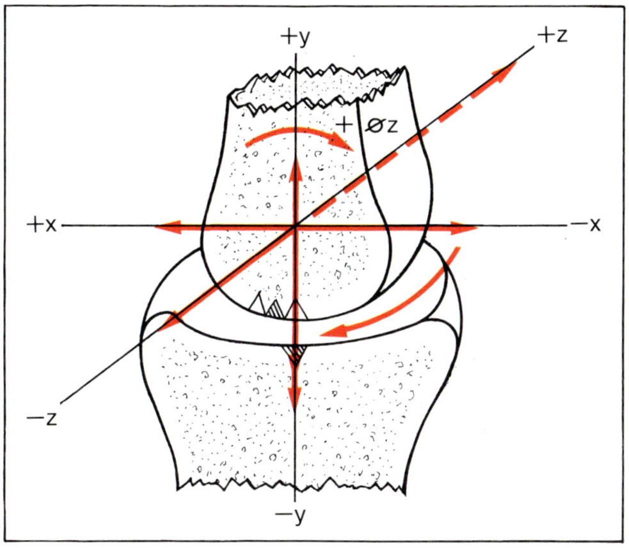

Abb. **3** Gelenkspiel (Joint-play):
+x, −x laterales Gleiten
+z, −z ventrodorsales Gleiten
+y Traktion
−y Kompression
+Øz Rollen (Rotation um z-Achse)

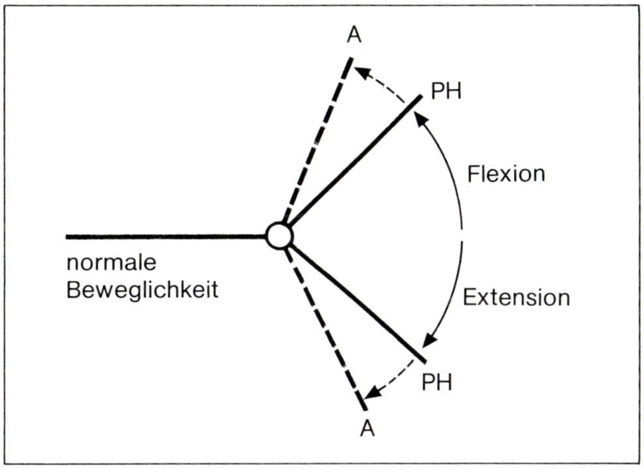

Abb. **4** Normale Gelenkbeweglichkeit:
PH physiologische Bewegungsgrenze
A anatomische Bewegungsgrenze

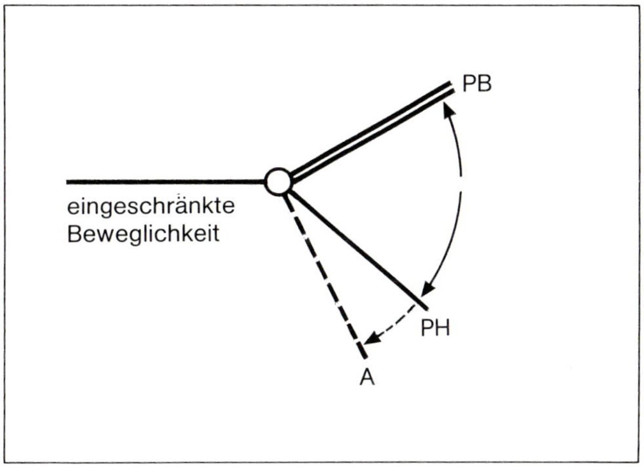

Abb. **5** Pathologische Gelenkbeweglichkeit:
PB pathologische Bewegungsgrenze
A anatomische Bewegungsgrenze
PH physiologische Bewegungsgrenze

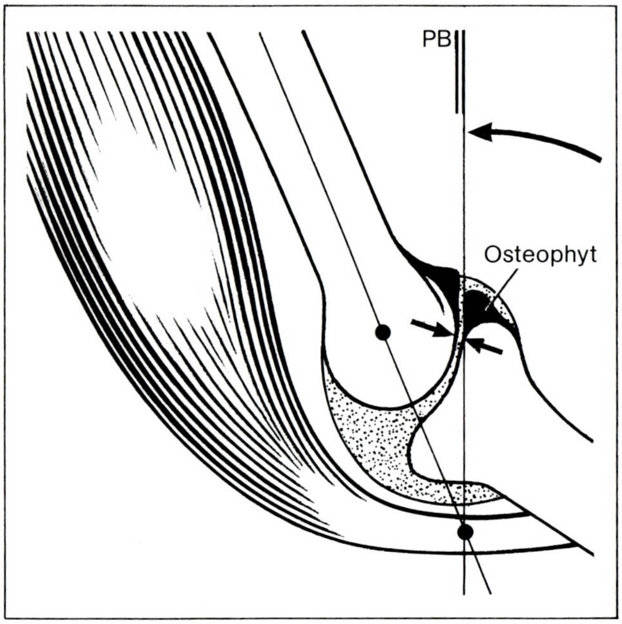

Abb. **6** Harter Stopp:
PB pathologische Bewegungsgrenze

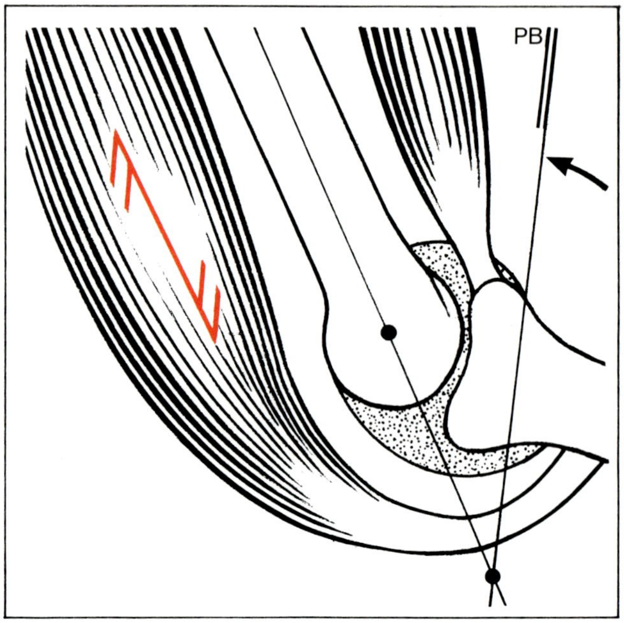

Abb. **7** Weicher Stopp:
PB pathologische Bewegungsgrenze

- *Aktuelle Ruhestellung:* Die aktuelle Ruhestellung eines Gelenkes oder Wirbelsäulensegmentes ist jene Stellung, in welcher das Gelenkspiel am größten ist. Pathologische Veränderungen der Gelenke und der Muskulatur haben eine Änderung der aktuellen Ruhestellung zur Folge. Die aktuelle Ruhestellung ist überdies jene Stellung, bei welcher das Gelenkvolumen am größten ist. In der Regel ist die aktuelle Ruhestellung durch die geringste Schmerzintensität gekennzeichnet.
- *Verriegelte Stellung:* Die verriegelte Stellung eines Gelenkes oder Wirbelsäulensegmentes ist jene Stellung, in der das Gelenkspiel am kleinsten ist. Die Stabilität des Gelenkes ist in dieser Stellung am größten.
- *Behandlungsebene eines Wirbelsäulensegmentes, eines Gelenkes:* Die Behandlungsebene steht senkrecht zur Traktionsrichtung. In der Behandlungsebene werden Gleitmobilisationen unter Berücksichtigung der Konvex- und Konkavregel durchgeführt.
- *Traktions- und Mobilisationsstufen* (Abb. **8**):
  Stufe I: minimale Traktion, gerade so weit, bis der Anpreßdruck der Gelenksflächen Null wird.
  Stufe II: weiterführende Traktion, ohne daß die elastischen Strukturen wesentlich gedehnt werden.
  Stufe III: Die elastischen Strukturen werden bis an die physiologische Dehnbarkeitsgrenze gedehnt.
  Stufe IV: irreversible Überdehnung, Ruptur oder Kompression von Bändern, Sehnen, Gelenkkapseln und Knochen oder Muskeln, welche immer von einem strukturellen Schaden begleitet werden (z. B. Distorsionen, Luxationen, Fraktur).

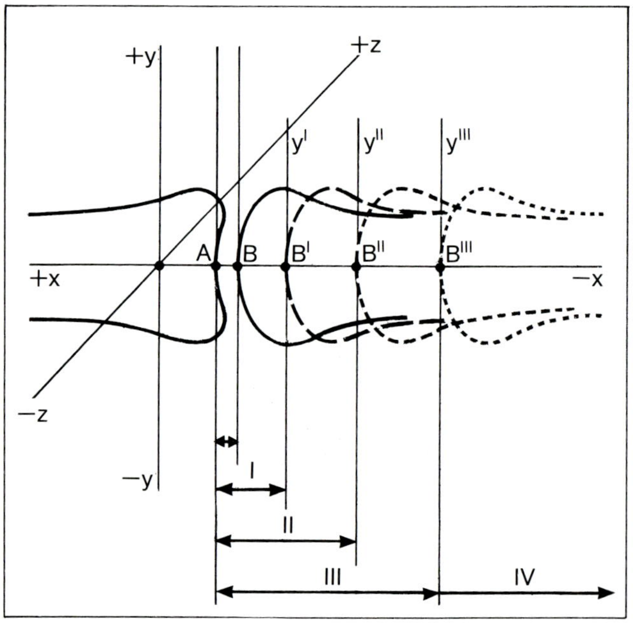

Abb. **8** Traktions- und Mobilisationsstufen:
AB Neutralstellung
AB′ Stufe I
AB″ Stufe II
AB‴ Stufe III
AB^x Stufe IV

- *Konvexregel* (Abb. **9**): Bezieht sich auf diejenigen Gelenke, bei denen der distale Gelenkspartner

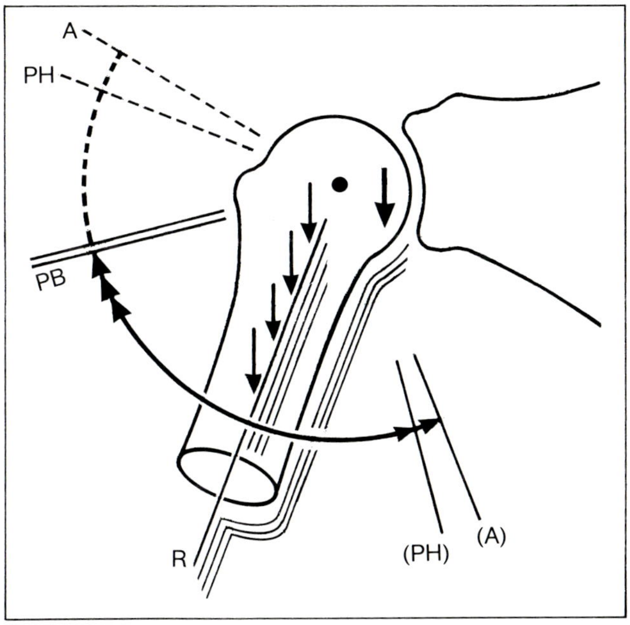

Abb. **9** Konvexregel:
R Ruhestellung (aktuell)
PH physiologische Bewegungsgrenze
A anatomische Bewegungsgrenze
PB pathologische Bewegungsgrenze

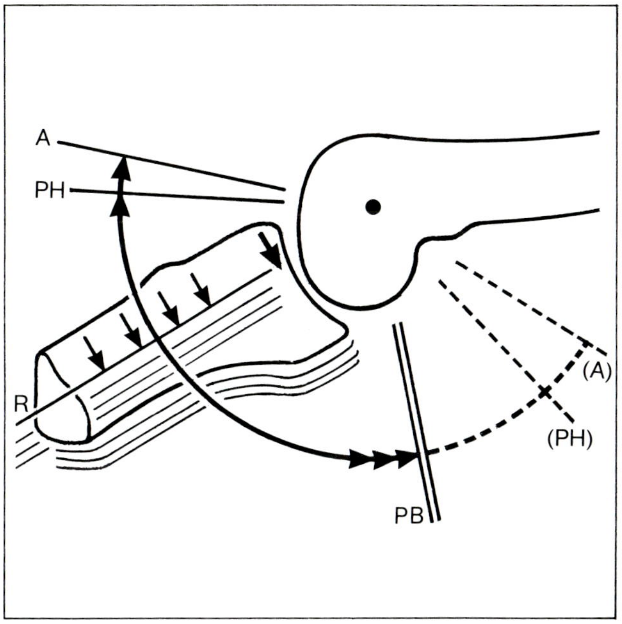

Abb. **10** Konkavregel:
R Ruhestellung (aktuell)
PH physiologische Bewegungsgrenze
A anatomische Bewegungsgrenze
PB pathologische Bewegungsgrenze

eine konvexe Gelenksfläche aufweist. Bei einer artikulär bedingten Einschränkung der angulären Beweglichkeit wird die Mobilisation ohne Impuls in der Gleitebene in der der eingeschränkten Beweglichkeit entgegengesetzten Richtung ausgeführt.

- *Konkavregel* (Abb. **10**): Bezieht sich auf diejenigen Gelenke, bei welchen der distale Gelenkspartner eine konkave Gelenksfläche aufweist. Bei einer artikulär bedingten Einschränkung der angulären Beweglichkeit wird die Mobilisation ohne Impuls in der Gleitebene in der der eingeschränkten Beweglichkeit gleichen Richtung ausgeführt.
- *Weggewinn:* Gewinn an angulärer Beweglichkeit infolge Muskeldehnung. Bei zwei- oder mehrgelenkigen Muskeln kann es günstig sein, wenn man über das eine Gelenk dehnt und den Weggewinn am zweiten bei der Dehnung fixierten Gelenk zwischen den einzelnen Dehnungsschritten realisiert.
- *Provokationsteste* (Abb. **11**): Durch gezielte mechanische Beanspruchung einzelner Anteile des Bewegungsapparates können nozizeptive Reaktionen ausgelöst werden. Diese können sich in einer qualitativen und quantitativen Änderung des Schmerzes und/oder des Muskeltonus sowie vegetativen Reaktionen äußern.

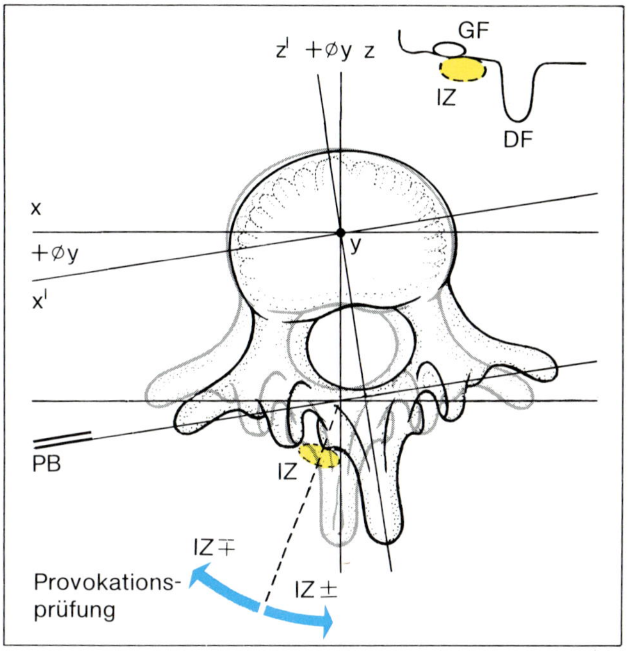

Abb. **11** Provokationstest: quantitative Änderung der Irritationszone:
IZ Irritationszone
DF Dornfortsatz
GF Gelenkfortsatz
PB pathologische Bewegungsgrenze
z–z′ = +∅y
x–x′ = +∅y

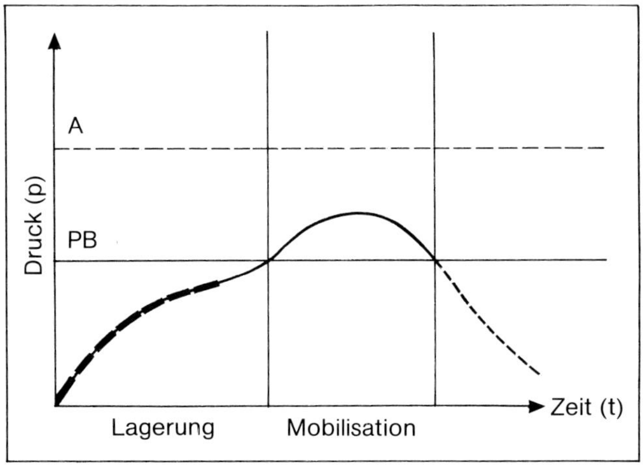

Abb. **12** Druck/Zeit-Diagramm der Mobilisation ohne Impuls.
A anatomische Bewegungsgrenze
PB pathologische Bewegungsgrenze

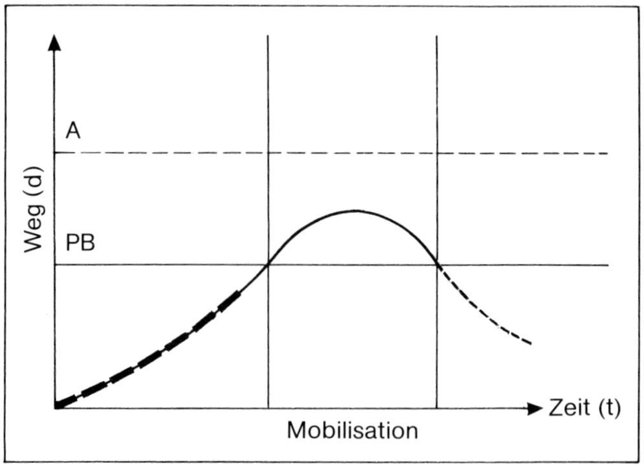

Abb. **13** Weg/Zeit-Diagramm der Mobilisation ohne Impuls.
A anatomische Bewegungsgrenze
PB pathologische Bewegungsgrenze

1.2 Therapiearten

- Mobilisation ohne Impuls
- Mobilisation mit Impuls
- Neuromuskuläre Therapie (NMT)
  - NMT 1 (Mobilisation unter Ausnützung der direkten Muskelkraft)
  - NMT 2 (Mobilisation unter Ausnützung der postisometrischen Relaxation)
  - NMT 3 (Mobilisation unter Ausnützung der reziproken Innervation)
- Heimübungen
  - Muskeldehnungen
  - autonome Mobilisation
  - isometrische Muskelkräftigung

1.2.1 Mobilisation ohne Impuls

Für die Mobilisation ohne Impuls gelten folgende Grundsätze:

Wirbelsäule:

- Die dem zu mobilisierenden Wirbelsäulensegment benachbarten Wirbelsäulenabschnitte sollen wenn möglich verriegelt sein.
- Die Kontaktaufnahme mit ossären Strukturen der Wirbelsäule soll möglichst außerhalb der Irritationszone liegen.
- Die Mobilisation soll in die schmerzfreie Richtung gehen.
- Die Richtung der Mobilisation wird aufgrund des Verlaufes der Provokationsteste gewählt. Es wird in der Richtung mobilisiert, in der der Schmerz und die nozizeptiven Reaktionen abnehmen.
- Die Dauer der Mobilisation beträgt ca. 3–10 Sekunden.
- Die Mobilisation soll die Beweglichkeit im Segment nicht über die anatomische Bewegungsgrenze hinaus fördern (Mobilisationsstufe III).
- Traktion als Schmerzbehandlung (Stufe I–II).

Periphere Gelenke:

- Das zu mobilisierende Gelenk wird in die aktuelle Ruhestellung eingestellt.
- Die Griffassung erfolgt gelenksnahe, wobei in der Regel der proximale Gelenkspartner fixiert und der distale mobilisiert wird.
- Die Mobilisationsrichtung wird gemäß Konvex- respektive Konkavregel in bezug auf die bewegungsfördernde Maßnahme ausgeführt.
- Als schmerzlindernde Maßnahme kann zuvor eine Traktion angewendet werden (Mobilisationsstufe I–II).
- Die Mobilisation soll die Beweglichkeit in einem Gelenk nicht über die anatomische Bewegungsgrenze hinaus fördern (Mobilisationsstufe III).

Das Druck/Zeit-Diagramm (Abb. **12**) zeigt, daß auch während der Lagerungsphase keine nennenswerte Kraft aufgewendet werden soll. Während der Mobilisation wird der Druck langsam zunehmend erhöht und wieder langsam abgebaut (3–10 Sekunden).
Aus dem Weg/Zeit-Diagramm (Abb. **13**) ist ersichtlich, daß die Mobilisation ebenfalls an der pathologischen Bewegungsgrenze beginnt und daß der Weggewinn durch die Mobilisation nicht über die anatomische Bewegungsgrenze hinausgehen soll (Abb. **14**). Dieses Manöver wird mehrmals wiederholt, jedes Mal wird ein Weggewinn in die Richtung der physiologischen und anatomischen Bewegungsgrenze erreicht.

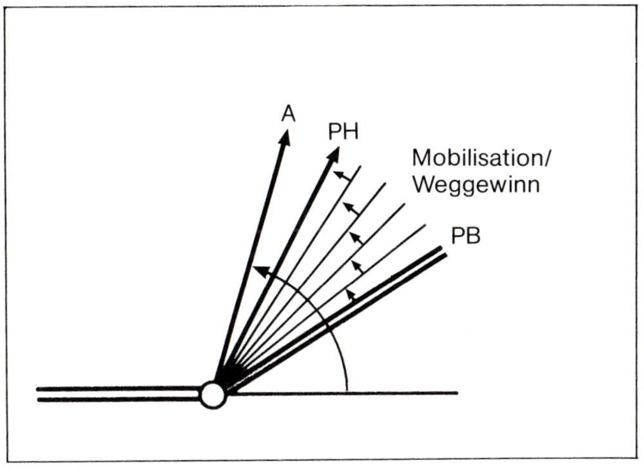

Abb. **14** Mobilisation ohne Impuls/Weggewinn:
A anatomische Bewegungsgrenze
PH physiologische Bewegungsgrenze
PB pathologische Bewegungsgrenze

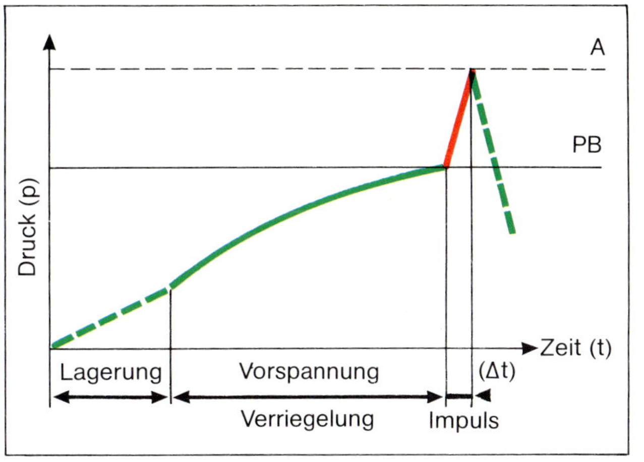

Abb. **15** Druck/Zeit-Diagramm der Mobilisation mit Impuls. Wichtig ist die kurze Zeit Δt (high velocity):
A anatomische Bewegungsgrenze
PB pathologische Bewegungsgrenze

Die Mobilisation ohne Impuls soll sanft durchgeführt werden, der Patient soll dabei keinen Schmerz verspüren.

1.2.2 Mobilisation mit Impuls (Manipulation)

Bei der Mobilisation mit Impuls (Manipulation) werden folgende Faktoren berücksichtigt:

Wirbelsäule:
- Die dem zu behandelnden Segment benachbarten Wirbelsäulenabschnitte müssen durch entsprechende Lagerung verriegelt werden.
- Die Lagerung und Verriegelung der Wirbelsäule soll schmerzfrei sein.
- Die Manipulation (Impuls) soll in die schmerzfreie Richtung erfolgen.
- Die Richtung der Mobilisation mit Impuls wird aufgrund des Verlaufes der Provokationsteste gewählt. Es wird in der Richtung mobilisiert, in der der Schmerz und die nozizeptiven Reaktionen abnehmen (Abb. **11**).
- Durch den Impuls darf die Bewegung im Segment nicht über die anatomische Bewegungsgrenze hinaus forciert werden (Mobilisationsstufe III).

Periphere Gelenke:
- Das zu mobilisierende Gelenk wird in der aktuellen Ruhestellung eingestellt.
- Die Griffassung erfolgt gelenksnahe, wobei in der Regel der proximale Gelenkspartner fixiert wird, der Impuls erfolgt in der Regel senkrecht zur Behandlungsebene.
- Die Manipulation erfolgt von der Mobilisationsstufe II in die Mobilisationsstufe III.

Das Druck/Zeit-Diagramm (Abb. **15**) zeigt, daß während der Lagerungsphase kaum eine Kraft aufzuwenden ist. Im Weg/Zeit-Diagramm (Abb. **16**) ist ersichtlich, daß der Impuls über die pathologische Bewegungsgrenze hinausgeht; er darf aber die anatomische Bewegungsgrenze nicht überschreiten. Der eigentliche Impuls (Manipulation) ist gekennzeichnet durch eine rasche, präzise Bewegung über die pathologische Bewegungsgrenze hinaus (high velocity, low amplitude thrust der englischen Literatur) (Abb. **17**).

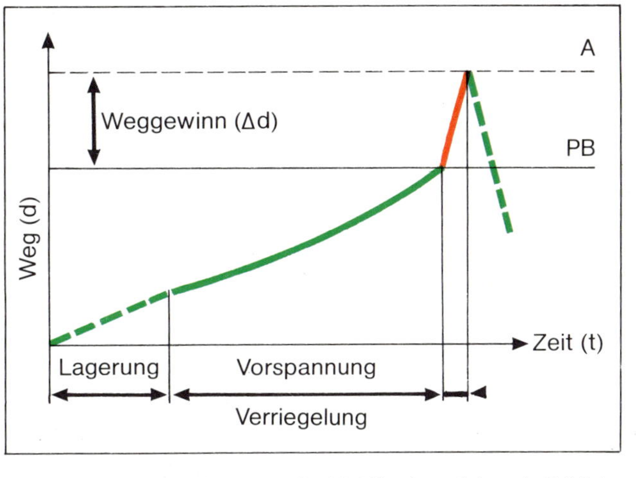

Abb. **16** Weg/Zeit-Diagramm der Mobilisation mit Impuls. Wichtig ist der geringe Weg Δd (low amplitude):
A anatomische Bewegungsgrenze
PB pathologische Bewegungsgrenze

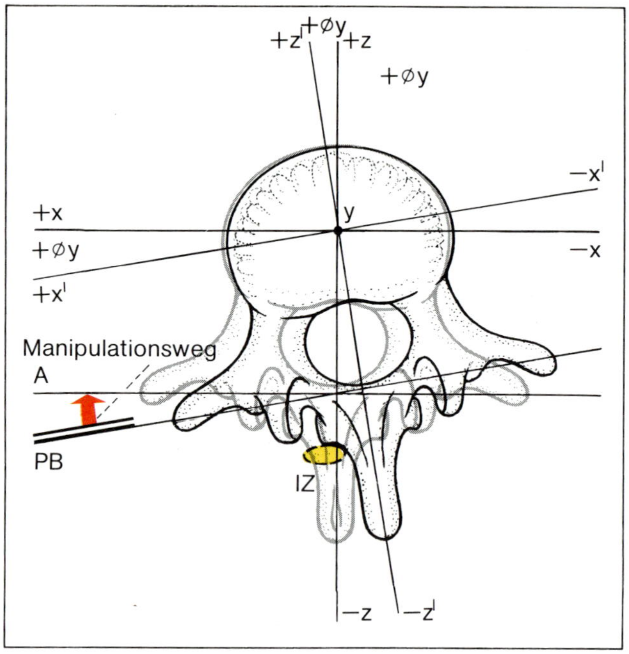

Abb. **17** Mobilisation mit Impuls:
z – z' = +Øy
x – x' = +Øy
PB pathologische Bewegungsgrenze
A anatomische Bewegungsgrenze

1.2.3 Neuromuskuläre Therapie (NMT)

Unter der neuromuskulären Therapie werden diejenigen Behandlungstechniken subsumiert, bei welchen die Muskelkraft und die dadurch hervorgerufenen neuromuskulären Reflexmechanismen der Beweglichkeitsverbesserung und der Muskeldehnung dienen (s. Dvořák u. Dvořák, Manuelle Medizin, Diagnostik, S. 35).

Die Ausführung der neuromuskulären Therapien stützt sich weitgehend auf die Kenntnis der funktionellen Anatomie. Im Bereiche des Achsenorgans ist es entscheidend darauf zu achten, daß eine Rotation zur einen Seite durch das kontralaterale Transversospinalsystem bedingt wird, aber durch Verkürzung der gleichsinnigen Transversospinalmuskeln limitiert werden kann.

Die Rotation des Rumpfes ist eine Bewegung, welche durch möglichst schräg oder quer zur Längsachse der Wirbelsäule verlaufende Muskelzüge ausgelöst werden muß. Es sind dies vor allem die kurzen und mittellangen Elemente des transversospinalen Systems (Mm. rotatores und multifidi). Für eine kräftige Drehbewegung müssen sie aber von anderen Rumpfmuskeln unterstützt werden. Zu nennen sind hier die seitlichen Bauchmuskeln, welche die Seitenfläche des Brustkorbes mit dem Beckenkamm der Gegenseite verbinden. Da die Bauchmuskulatur eine stark beugende Wirkung auf die Wirbelsäule ausübt, muß diese durch die Rückenstrecker wieder kompensiert werden. Bei der Nackenmuskulatur muß ebenfalls die Halte- und Bewegungsfunktion auseinandergehalten werden. Um die labile Schädellage zu sichern ist ein starkes muskuläres Verspannungssystem notwendig. Eine Rotation des Kopfes, z. B. nach links, wird durch das rechte transversospinale System, den M. sternocleidomastoideus und den linken M. splenius capitis bedingt (hier lediglich die wichtigsten Muskeln benannt). Eine Limitierung der Rotation nach links kann aber durch den verkürzten M. sternocleidomastoideus links und die Mm. rotatores und multifidi entstehen (Abb. **18**). Auf diese Art und Weise soll jede Region des Achsenorganes im Hinblick auf die gestörte Funktion analysiert werden, damit der Therapeut die entsprechende Wahl treffen kann.

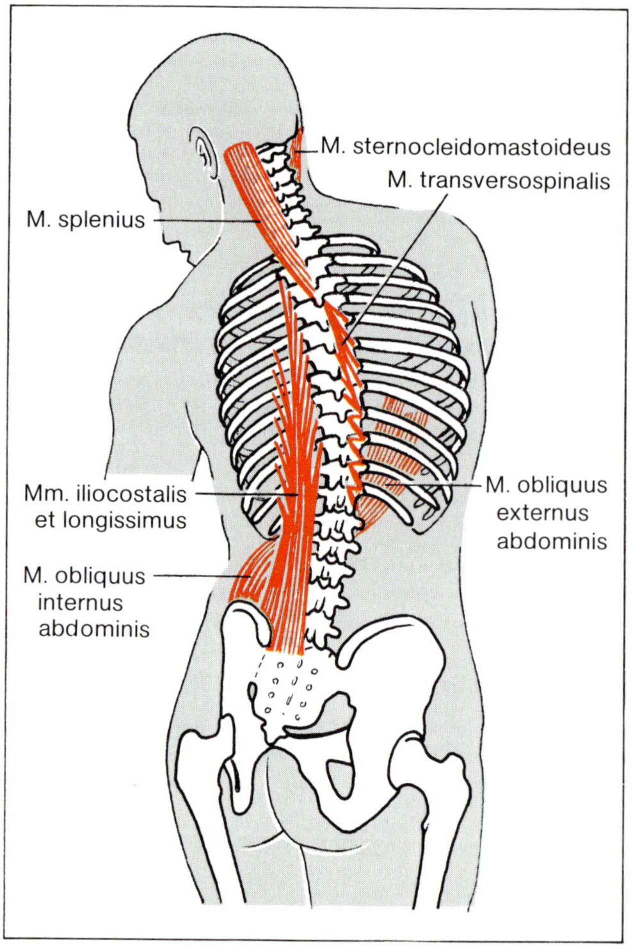

Abb. **18** Anatomisches Schema: Rotation des Rumpfes nach links, kontrahierte Muskeln (nach *v. Lanz* u. *Wachsmuth*).

1.2.3.1 NMT 1: Mobilisation unter Ausnützung der direkten Muskelkraft der Agonisten

Der Patient führt eine von der pathologischen Bewegungsgrenze ausgehende Mobilisation durch, indem er die entsprechenden agonistischen Muskeln anspannt und somit eine mobilisierende Bewegung über die pathologische Bewegungsgrenze hinaus durchführt. Die zu mobilisierende Wirbelsäulenregion wird so eingestellt, daß die benachbarten Wirbelsäulenabschnitte möglichst verriegelt sind. Die häufig schwierig zu erlernende Bewegung kann durch digitale Fazilitation der entsprechenden Muskulatur und verbale Kontrolle durch den Therapeuten qualitativ und quantitativ geleitet und verbessert werden.

Mit der neuromuskulären Therapie Typ 1 (NMT 1) erlernt der Patient häufig jene Mobilisationstechniken, welche er selber (autonom) durchführen kann.

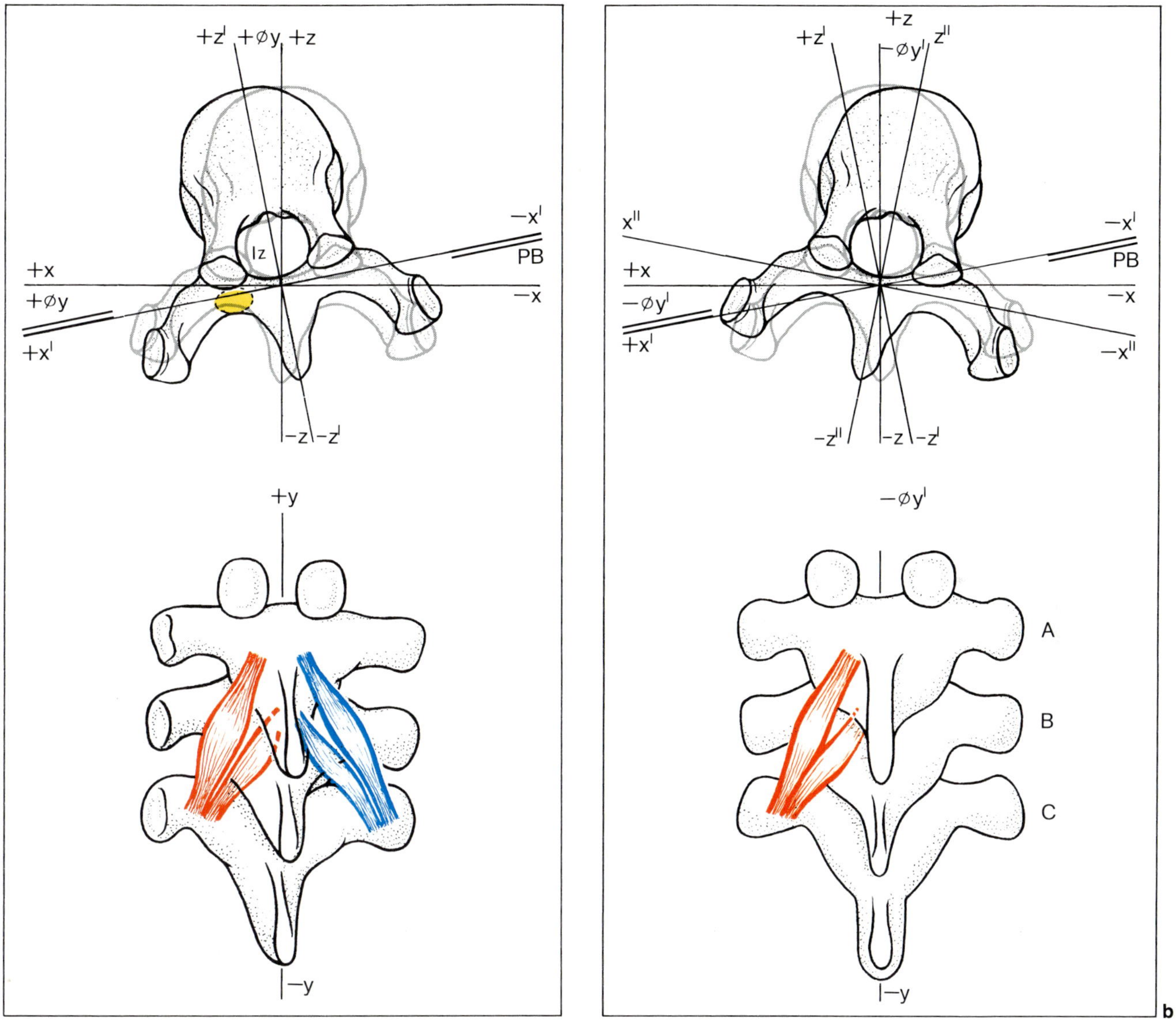

Abb. **19** NMT 1:
Rot: agonistische Muskeln (Mm. rotatores),
Blau: antagonistische Muskeln (Mm. rotatores)

a Konfliktsituation:
$+z - (+z') = +\varnothing y$
$+x - (+x') = +\varnothing y$
PB pathologische Bewegungsgrenze
IZ Irritationszone

b Mobilisationsschritt:
$\left.\begin{array}{l} +x' - (+x'') = -\varnothing y' \\ +z' - (+z'') = -\varnothing y' \end{array}\right\}$ Weggewinn
A mobilisierter Wirbel
B, C fixierter Wirbel
Mobilisationsrichtung, isometrische Anspannung

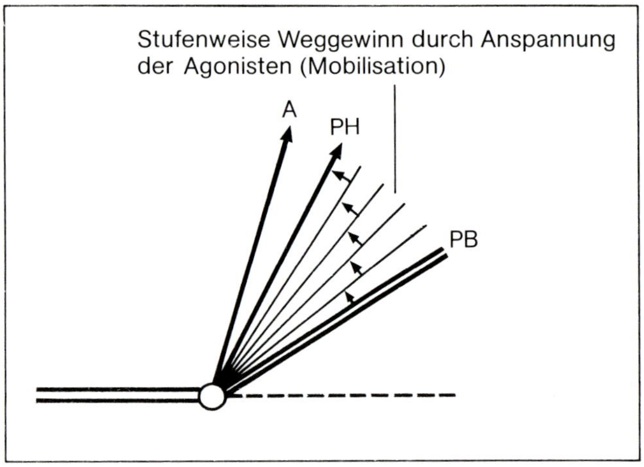

Abb. **20** NMT 1: Beachte den stufenweisen Weggewinn durch repetitive Anspannung der Agonisten bis zur physiologischen Bewegungsgrenze:
A anatomische Bewegungsgrenze
PH physiologische Bewegungsgrenze
PB pathologische Bewegungsgrenze

Bei der Anwendung der NMT 1 sind folgende Faktoren zu berücksichtigen:

- Einstellung des zu mobilisierenden Gelenkes an der aktuellen pathologischen Bewegungsgrenze. Wirbelsäule: Die distal liegenden Segmente werden fixiert (Abb. **19a**).
- Durch entsprechende Muskelanspannung führt der Patient eine mobilisierende kleine Bewegung über die pathologische Bewegungsgrenze hinaus durch (Abb. **19b**). Schrittweiser Weggewinn (Abb. **20**).
- Dauer dieser Muskelanspannung 2–5 Sekunden.
- Das Erlernen der oft nicht einfachen Bewegungsabläufe kann durch geführte passive Bewegung in die pathologische Bewegungsgrenze hinein erleichtert werden.
- Taktile kutane und muskuläre Reize im Bereiche der anzuspannenden Muskeln können das Erlernen dieser Bewegungen ebenfalls erleichtern.
- Dieses Manöver ist mehrmals in einer Sitzung mit dem Therapeuten und mehrmals am gleichen Tag selber (autonom) durchzuführen.

1.2.3.2 NMT 2: Mobilisation unter Ausnützung der postisometrischen Relaxation der Antagonisten

Wird bei der Muskeltestung verkürzte tonische Muskulatur festgestellt, so führt diese immer zu einer Verminderung der regionalen Beweglichkeit, sei es im Bereiche des Achsenorganes (Abb. **21a**) oder an den peripheren Gelenken. Durch isometrische

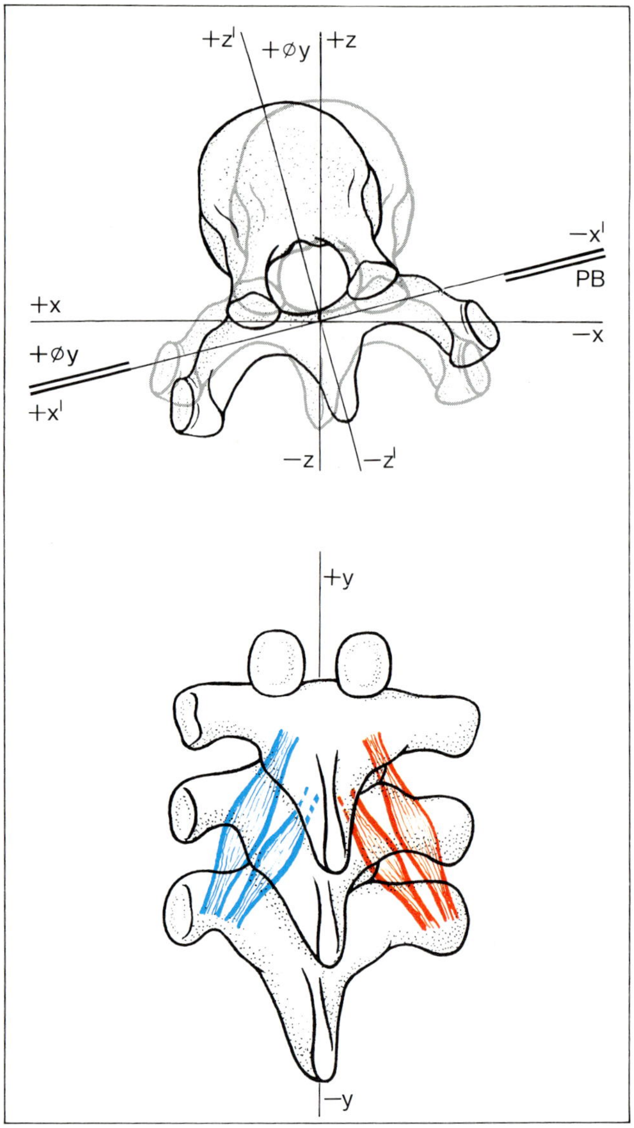

Abb. **21a**

Anspannung und anschließende Dehnung während der postisometrischen Relaxationsphase kann die Muskulatur gedehnt und auf eine normale Länge gebracht werden. Entsprechend der Dehnung wird das zugehörige Gelenk oder der Wirbelsäulenabschnitt passiv mobilisiert werden.

Besteht gleichzeitig, wie so häufig, eine Abschwächung der phasischen Muskulatur, so gilt das Prinzip, *Dehnen kommt vor Kräftigen.*

Die neuromuskuläre Therapie Typ 2 (NMT 2) ist vor allem in denjenigen Fällen erfolgversprechend, in denen ein weicher Stopp in der angulären Bewegungstestung festzustellen ist.

Bei der Durchführung der NMT 2 sind folgende Faktoren zu berücksichtigen:

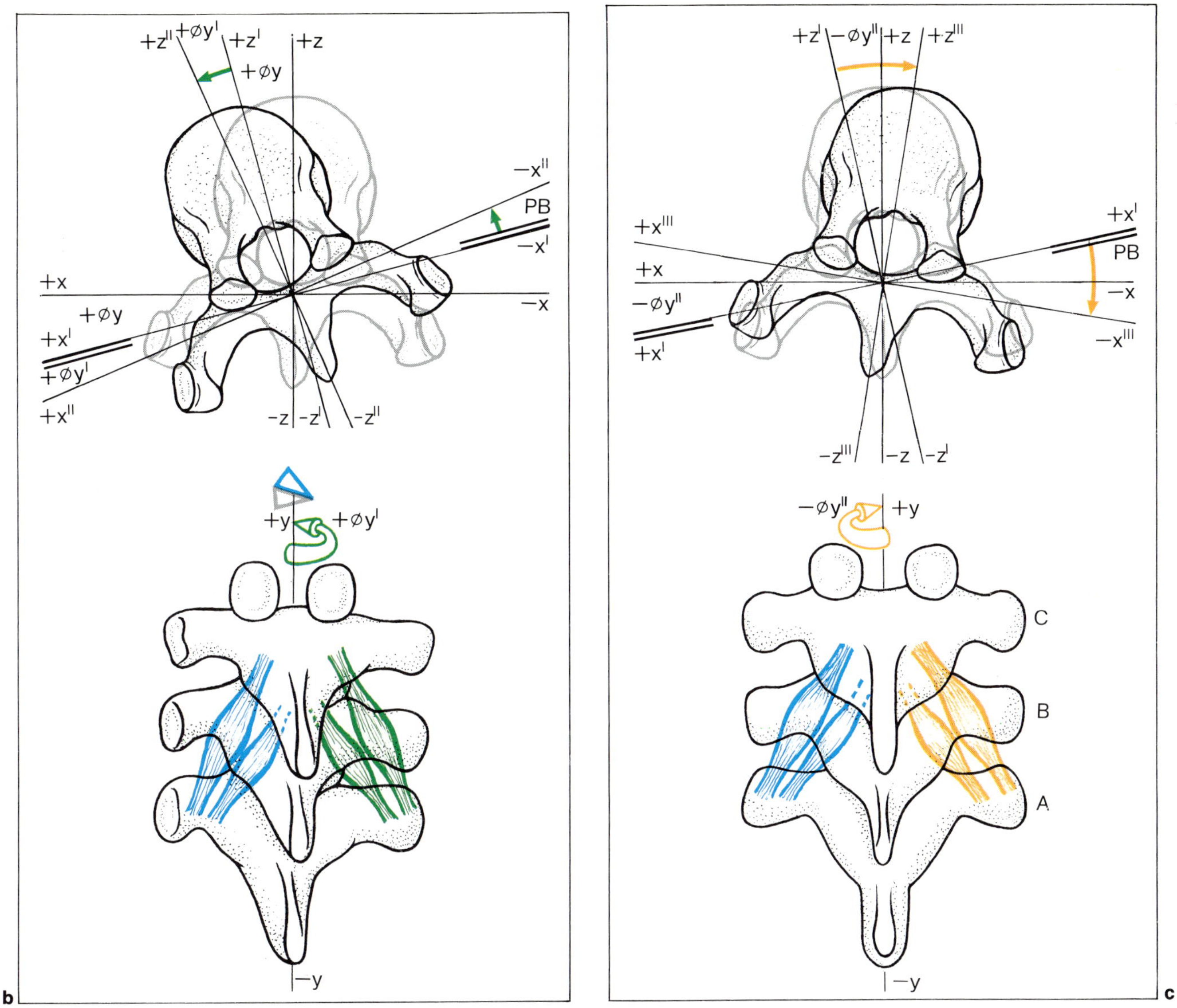

Abb. **21** NMT 2 (z. B. Rechtsrotation [−∅y] ist limitiert durch Verkürzung des rechten transversospinalen Muskelsystems).

a Konfliktsituation:
$+z - (+z') = +\varnothing y$
$+x - (+x') = +\varnothing y$
Rot: verkürzte Rotationsantagonisten (Mm. rotatores)
Blau: Rotationsagonisten (Mm. rotatores)
PB pathologische Bewegungsgrenze

b Isometrische Anspannung:
$+z' - (+z'') = +\varnothing y'$ } Ausmaß der isometrischen Anspannung
$+x' - (+x'') = +\varnothing y'$
PB pathologische Bewegungsgrenze
Widerstand
Richtung der isometrischen Anspannung

c Mobilisationsschritt:
$+z' - (+z''') = -\varnothing y''$ } Weggewinn
$+x' - (+x''') = -\varnothing y''$
Mobilisations-Dehnungsrichtung
Blau: Rotationsagonisten (Mm. rotatores)
Gelb: Rotationsantagonisten (Mm. rotatores)
A fixierter Wirbel
B, C mobilisierte Wirbel
PB pathologische Bewegungsgrenze

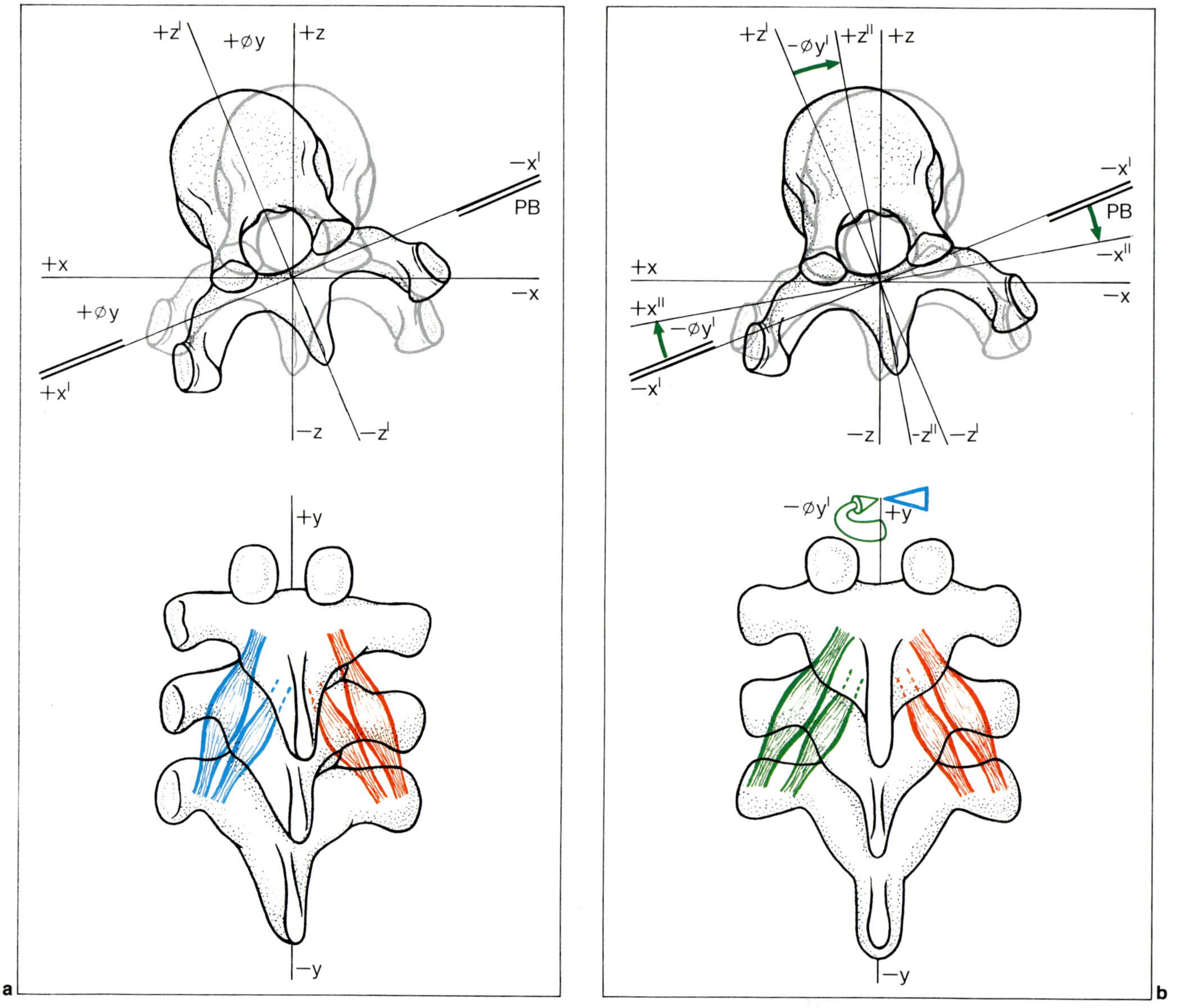

Abb. **22** NMT 3 (z. B. axiale Rechtsrotation [−Øy] wird durch Verkürzung des rechten transversospinalen Muskelsystems limitiert):

a Konfliktsituation:

$+z - (+z') = +\varnothing y$ } Bewegungseinschränkung
$+x - (+x') = +\varnothing y$

Rot: verkürzte Rotationsantagonisten (Mm. rotatores)
Blau: Rotationsagonisten (Mm. rotatores)
PB pathologische Bewegungsgrenze

b Isometrische Anspannung:

$+x' - (+x'') = -\varnothing y'$ } Ausmaß der isometrischen Anspannung
$+z' - (+z'') = -\varnothing y'$

Grün: isometrische Anspannung der Rotationsagonisten (Mm. rotatores)
Richtung der isometrischen Anspannung
Widerstand
PB pathologische Bewegungsgrenze

c Passive Mobilisation:

$+z'' - (+z''') = -\varnothing y''$ } Ausmaß der passiven Mobilisation
$+x'' - (+x''') = -\varnothing y''$

Mobilisationsrichtung über die pathologische Bewegungsgrenze hinaus
Gelb: reziprok gehemmte Rotationsantagonisten
Blau: postisometrisch relaxierte Rotationsagonisten

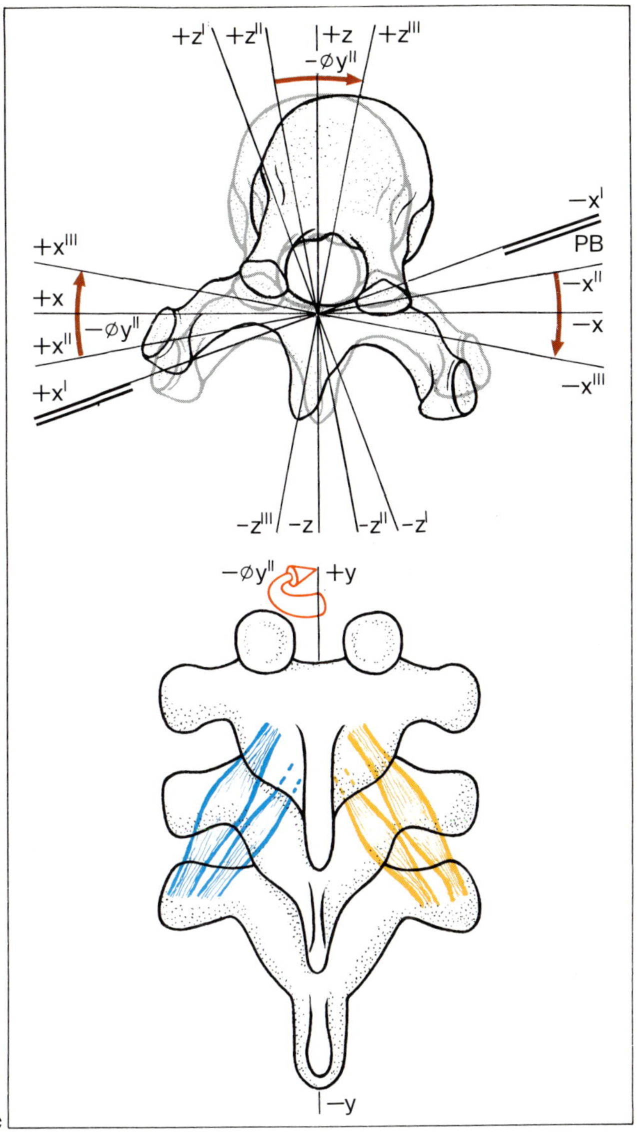

Abb. **22c**

- Ausgehend von der maximal möglichen Dehnlage erfolgt eine optimale isometrische Anspannung des zu dehnenden Muskels von der pathologischen Bewegungsgrenze weg (Abb. **21b**).
- Dehnungsdauer während der postisometrischen Relaxationsphase 3–10 Sekunden (Abb. **21c**).
- Schrittweises Dehnen: Der einmal gewonnene Weg soll beibehalten werden, und der Muskel soll in der neuen maximalen Dehnlage optimal isometrisch angespannt werden.
- In den allermeisten Fällen wird es notwendig sein, daß der Patient ein Dehnungsprogramm erlernt, welches er selbständig zu Hause regelmäßig durchführen kann (s. Abschnitt „Heimübungen").

1.2.3.3 NMT 3: Mobilisation unter Ausnützung der reziproken Hemmung der Antagonisten

Die isometrische Anspannung erfolgt in Richtung der Bewegungseinschränkung. Dadurch werden die Antagonisten der zu relaxierenden Muskulatur rein isometrisch angespannt, wobei im Gegensatz zur NMT Typ 1 der zu mobilisierende Skelettabschnitt fixiert wird. Diese Technik findet in den Fällen ihre Anwendung, in denen die isometrische Anspannung der verkürzten tonischen Muskulatur schmerzhaft ist. Dieser Zustand ist häufig bei den radikulären Syndromen anzutreffen.

Folgende Faktoren sind zu berücksichtigen:

- Einstellung des zu mobilisierenden Wirbels unmittelbar an der pathologischen Bewegungsgrenze (Abb. **22a**).
- Manuelle Fixation dieses Wirbelsäulenabschnittes oder Gelenkes, so daß keine Bewegung möglich ist.
- In einem ersten Schritt reine isometrische Anspannung in die Richtung der Bewegungseinschränkung (präzise Fixation/reziproke Hemmung). Dauer dieser isometrischen Anspannung 5–10 Sekunden (Abb. **22b**).
- In einem zweiten Schritt vorsichtige passive Mobilisation über die bewegungseinschränkende pathologische Bewegungsgrenze hinaus (Abb. **22c** und **23**). Diese Mobilisation wird mit wesentlich weniger Kraft ausgeführt als beim schrittweisen Dehnen während der postisometrischen Relaxationsphase bei der NMT Typ 2.

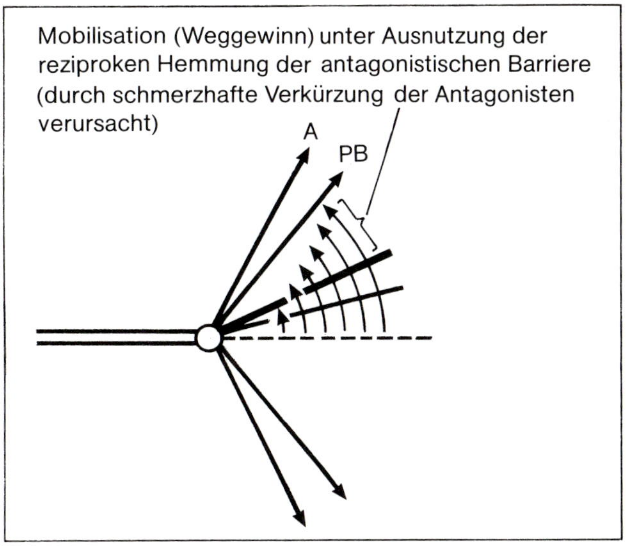

Abb. **23** NMT 3:
A anatomische Bewegungsgrenze
PB physiologische Bewegungsgrenze

2 Indikation zur manuellen Therapie

Mittels manueller Therapie werden funktionelle Störungen der Wirbelsäule und der Extremitätengelenke sowie die funktionelle Pathologie der Muskulatur (Muskelverkürzung, Abschwächung, muskuläre Dysbalance) behandelt.
Aufgrund der Anamnese und der funktionellen und palpatorischen Untersuchung des Bewegungsapparates lassen sich Kriterien aufstellen, welche zu einer Indikation zur manuellen Therapie führen.
Als Kriterien für die Indikation zur manuellen Therapie werden der lokale und/oder fortgeleitete Schmerz, die lokalen Weichteilveränderungen (Irritationszonen), die pathologische Bewegungsgrenze (Wirbelsäulensegment, Wirbelsäulenregion, Gelenk), die muskuläre Dysbalance, sei sie regional (Verkürzung, Abschwächung der Muskulatur) oder systematisiert (spondylogene Myotendinose), erachtet.
Als fakultative Kriterien werden die muskuläre Dysbalance, sei sie regional (Verkürzung, Abschwächung der Muskulatur) oder systematisiert (spondylogene Myotendinose), und die erfolgreiche manuelle Probebehandlung betrachtet (Tab. **1**).

Der Probebehandlung kommt ein großer Stellenwert zu. Nachdem die bekannten Kontraindikationen ausgeschlossen sind, kann der Untersucher ein diagnostisches und therapeutisches Konzept aufstellen, dessen Richtigkeit durch eine erfolgreiche Probebehandlung nachhaltig unterstrichen wird. Bleibt der subjektive und objektive Erfolg der Probebehandlung aus, die Richtigkeit der Behandlungstechnik vorausgesetzt, so muß die gesamte Diagnostik und Beurteilung neu überdacht und erarbeitet werden.
Die Probebehandlung ist vor allem von großer Wichtigkeit in bezug auf die muskuläre Dysbalance und die gestörte Gelenksmechanik. Der Palpationsbefund ändert sich insofern, als die Irritationszone quantitativ und qualitativ vermindert wird, die Tendinosen pflegen, wenn überhaupt, mit einer größeren zeitlichen Latenz auf Probebehandlungen anzusprechen.
Bei der Wahl der Behandlung oder deren Kombinationen werden die einzelnen Kriterien weiter differenziert. In der Tab. **1** werden die Kriterien und die entsprechenden Therapiearten dargestellt. Diese Aufstellung soll als Richtlinie betrachtet werden, die

Tabelle **1** Indikation zur manuellen Therapie

	Behandlung der				
	Gelenke		Muskulatur		
	Mobilisation mit Impuls (Manipulation)	Mobilisation ohne Impuls	Neuromuskuläre Therapie (NMT)	Dehnung/Kräftigung	Heimtraining
Schmerz, akut	+ + +	+			
Schmerz, chronisch	+	+ +	+ + +	+ + +	+ + +
Schmerz, lokal	+ + +	+			
Schmerz, fortgeleitet	+ +	+ +	+	+ + +	+ +
Segmentale Hypomobilität mit hartem Stopp	+ + +	+			
Segmentale Hypomobilität mit weichem Stopp		+ + +	+ + +	+ + +	
Segmentale Hypomobilität mit Schmerz		+ + +	+ + +	+ + +	
Segmentale Hypomobilität ohne Schmerz	+ + +	+	+	+	
Segmentale Hypermobilität				+ + +	+ + +
Irritationszone, markant	+ + +	+ +			
Irritationszone, diskret		+	+ +		
Muskuläre Dysbalance, markant			+ + +	+ + +	+ + +
Muskuläre Dysbalance, diskret					+ + +

Übergänge sind häufig fließend. Jedoch, je differenzierter der Befund aufgenommen wird, um so gezielter kann die manuelle Therapie angewendet werden. Im Hinblick auf die Wahl der Behandlungsart ist es von Bedeutung, zwischen akuten (0–14 Tage) und chronischen Schmerzzuständen (mehr als 30 Tage) zu unterscheiden. Der Übergang ist wiederum fließend, der Zeitabschnitt zwischen dem 14. und 30. Tag dürfte als ein subchronisches Stadium bezeichnet werden. Einfachheitshalber wird im weiteren lediglich auf akute und chronische Stadien hingewiesen.
Der Schmerz wird vom Patienten als lokal und/oder fortgeleitet beschrieben. Diese Angaben sollen wegen den möglichen spondylogenen und/oder arthrogenen Zusammenhängen registriert und analysiert werden. Der typische, entlang den Nervenwurzeln und den peripheren Nerven ausstrahlende Schmerz ist in erster Linie Ausdruck einer radikulären Kompression.
Erfahrungsgemäß sprechen Patienten mit einem akuten und lokalen Schmerz auf eine Mobilisation mit Impuls besser an, sofern die Lagerung an der pathologischen Bewegungsgrenze problemlos ausgeführt werden kann. Patienten mit chronischen und fortgeleiteten Schmerzen (im Rahmen des spondylogenen Reflexsyndroms) sollen zunächst mit Mobilisation ohne Impuls sowie mittels neuromuskulären Therapien behandelt werden.
Bei der Prüfung des artikulären Bewegungsmusters (große anguläre Bewegungsausschläge und bei der Testung des Gelenkspiels (Joint-plays) werden die dreidimensionalen Bewegungsausschläge einschließlich der Gleitmöglichkeiten in mindestens 2 Richtungen getestet. Daneben ist die Beurteilung des Bewegungsanschlages (Stopp) ebenfalls von Bedeutung.
Ein harter Stopp wird meist durch eine Limitierung der Bewegung durch artikulär-arthrotische Veränderungen, ein weicher Stopp in der Regel durch Verkürzung tonischer Muskeln, gelegentlich auch durch das Vorhandensein eines Gelenkergusses verursacht. Ein einschießender Abwehrspasmus, wie zum Beispiel beim Lasègue-Test bei lumbaler oder bei einer zervikalen Diskushernie, kann ebenfalls einen harten Stopp der angulären Bewegung präsentieren.
Für die Wahl der Therapie ist das Auftreten oder Ausbleiben des Schmerzes bei dieser Testung entscheidend. Patienten mit segmentaler Hypomobilität mit hartem Stopp ohne Schmerz werden vorteilhafter mittels Mobilisation mit Impuls, Patienten mit segmentaler Hypomobilität mit weichem Stopp und mit Schmerz werden vorwiegend mittels Mobilisation ohne Impuls oder neuromuskulärer Therapie behandelt.
Wird eine Hypermobilität festgestellt, ist die Mobilisation mit oder ohne Impuls kontraindiziert, eine neuromuskuläre Therapie bedingt anwendbar. Diesen Patienten soll die muskuläre Dysbalance behandelt werden. Die Indikation zu stabilisierenden chirurgischen Eingriffen oder zur Abgabe von Orthesen muß in dieser Situation besonders exakt geprüft werden.
Stumme, schmerzlose Störungen an der Wirbelsäule und den Extremitätengelenken, welche als Zufallsbefund entdeckt werden, sollen nicht mittels Mobilisation behandelt werden. Wird jedoch gleichzeitig eine muskuläre Dysbalance festgestellt, so sind die Patienten zur Durchführung von Heimübungen (Muskeldehnungen, autonome Mobilisation, isometrische Muskelkräftigung) zu animieren.

3 Reaktionen der Patienten auf manuelle Therapie

Nach der Behandlung geht es dem Patienten besser:
- Fortsetzung der Behandlung bis zur Beschwerdefreiheit bzw. bis das Therapieziel erreicht wird.

Subakute Verschlechterung für Stunden, jedoch am nächsten Tage besser:
- Fortsetzung der Behandlung.

Verschlechterung unmittelbar nach der Behandlung:
- Beruhigung des Patienten.
- Leichte, achsengerechte Traktion des behandelten Wirbelsäulenabschnittes, evtl. sanfte Massage der paravertebralen Muskulatur.
- Lokale Infiltration mit Lokalanästhetika.
- Überprüfung der Untersuchungsbefunde und deren Beurteilung.
- Exakte Dokumentation der Untersuchungsbefunde, einschließlich des Neurostatus in der Krankengeschichte.

Länger andauernde Verschlechterung (Tage, Wochen bis Monate):
- Therapiestopp bzw. Wechsel auf Medikamente, lokale Infiltration etc.
- Überprüfung der Untersuchungsbefunde und deren Beurteilung.
- Konsiliarische Beurteilung durch einen Neurologen, Rheumatologen oder Orthopäden nicht unnötig hinauszögern.
- Werden Haftpflichtansprüche von dem Patienten vorgebracht, nicht zögern mit Meldung an die Berufshaftpflichtversicherung.

Auftreten von neurologischen Komplikationen:
- Sofortige Einweisung in ein medizinisches Zentrum.
- Sorgfältige Dokumentation des Vorganges und aller Befunde in der Krankengeschichte (Weiteres s. „Komplikationen“).

Dem Patienten geht es immer gleich, weder Verbesserung noch Verschlechterung der intialen Symptome (Sempre-lo-stesso-Syndrom) nach wenigen Behandlungen (drei- bis fünfmal, Maximum achtmal):
- Aufhören mit der Behandlung, die psychosoziale Situation des Patienten soll überprüft werden.

4 Kontraindikationen der manuellen Therapie

Diagnose: akute lumbale Diskushernie

Mobilisation mit Impuls	Mobilisation ohne Impuls	NMT Typ 1	NMT Typ 2	NMT Typ 3
Für das betroffene Segment in der Regel kontraindiziert; vor einem evtl. Therapieversuch sollen folgende Kriterien erfüllt sein: – schmerzarme Lagerung möglich, – Probebehandlung mittels Mobilisation ohne Impuls erfolgreich, – Versagen anderer therap. Maßnahmen, – Aufklärung des Patienten betr. erhöhtem therapeutischem Risiko.	Eine Mobilisation ohne Impuls ist nur möglich, wenn – Lagerung schmerzarm möglich, – Mobilisation nicht zu einer Zunahme der Beschwerden führt.	Meistens ungünstig, da häufig eine Schmerzzunahme auftritt. Wegen der Schmerzen ist eine optimale isometrische Anspannung über die pathologische Bewegungsgrenze hinaus meist nicht möglich.	Dehnung der verkürzten tonischen Muskeln oft günstig. Zu beachten ist, daß die Dehnungstechnik nicht zu einem Zug an der Nervenwurzel führt.	Im akuten Stadium oft einzige manualtherapeutische Möglichkeit. Der exakten Fixation kommt eine überragende Bedeutung zu.

Bei der Behandlung der akuten und der subakuten lumbalen Diskushernie kommt der medikamentösen und passiven physikalischen Therapie ein größerer Stellenwert als der manuellen Therapie zu. Betreffend der Indikation zur Operation oder Chemonukleolyse verweisen wir auf die entsprechende Literatur.

Diagnose: akute zervikale Diskushernie

Mobilisation mit Impuls	Mobilisation ohne Impuls	NMT Typ 1	NMT Typ 2	NMT Typ 3
Für die betroffene HWS-Region absolut kontraindiziert; wegen großer Gefahr der Rückenmarkskompression zufolge Massenprolaps.	Für die betroffene HWS-Region kontraindiziert. In der chronischen Phase kann ein Therapieversuch vorgenommen werden, sofern – schmerzarme Lagerung möglich, – Mobilisation nicht zu einer Schmerzzunahme führt.	Meistens ungünstig, da wegen der Schmerzen eine optimale isometrische Anspannung über die Bewegungsgrenze hinaus nicht möglich ist.	Dehnung der verkürzten Muskeln (insbes. der subokzipitalen Muskulatur) wirkt sich häufig günstig aus. Zu beachten ist, daß die Dehnung nicht zu einem Zug an der Nervenwurzel führt.	Im akuten Zustand oft einzige manualtherapeutische Möglichkeit. Der exakten Fixation und der optimalen isometrischen Anspannung kommt überragende Bedeutung zu.

Bei der Behandlung der akuten zervikalen Diskushernie kommt der medikamentösen und passiven physikalischen Therapie oft ein größerer Stellenwert als der manuellen Therapie zu. Grundsätzlich sollte die Therapie mit NMT Typ 3 eingeleitet werden. Es soll mit der Mobilisation ohne Impuls große Zurückhaltung geübt werden und die mobilisierende Kraft besonders sorgfältig dosiert werden. Betreffend Operationsindikation verweisen wir auf die entsprechende Literatur.

Diagnose: frische Weichteilverletzung der Halswirbelsäule

- ohne radiologisch nachweisbare Instabilität,
- ohne neurologische Ausfälle

<table>
<tr><th>Mobilisation mit Impuls</th><th>Mobilisation ohne Impuls</th><th>NMT Typ 1</th><th>NMT Typ 2</th><th>NMT Typ 3</th></tr>
<tr><td colspan="2">Bei relativ massiven mechanischen Einwirkungen anläßlich eines Unfalles sollen in den ersten 4–6 Wochen keine Mobilisationen durchgeführt werden.</td><td rowspan="2">Nach Ablauf der akuten Phase (in der Regel 4–6 Wochen) stellt die NMT-Typ-1-Technik eine gute Indikation zur Behandlung der Weichteilverletzung der Halswirbelsäule dar, sofern
– keine segmentale Instabilität vorliegt,
– nicht innerhalb von Stunden nach der Behandlung Rezidive auftreten.</td><td rowspan="2">In der akuten Phase ist eine NMT-Typ-2-Behandlung der betroffenen Region kontraindiziert, außer wenn die gewählte Technik gleichzeitig eine optimale Fixation der betroffenen Wirbelsäulenregion beinhaltet.</td><td rowspan="2">Die NMT-Typ-3-Behandlung kann bei exakter Fixation schon früh nach dem Trauma durchgeführt werden.</td></tr>
<tr><td>Mobilisationen mit Impuls können durchgeführt werden, wenn
– Mobilisation ohne Impuls erfolgreich,
– Manualtherapeut geübt.</td><td>Bei Mobilisationen ohne Impuls sollen folgende Punkte berücksichtigt werden
– erfolgreiche NMT-Typ-1-Behandlung,
– vorsichtige Dosierung der mobilisierenden Kraft.</td></tr>
</table>

Bei durch massive Krafteinwirkung verursachten HWS-Verletzungen stehen in den ersten 4–6 Wochen eindeutig die Ruhigstellung neben medikamentösen und passiv physikalischen Behandlungsmaßnahmen im Vordergrund.

Subjektiv und objektiv erfolgreiche Mobilisationsbehandlungen mit nur kurz anhaltendem Erfolg weisen sehr häufig in Richtung segmentaler Instabilität und stellen eine Kontraindikation für weitere Mobilisationsbehandlungen dar.

Diagnose: chronische Phase der Weichteilverletzung der Halswirbelsäule

- ohne segmentale Instabilität,
- ohne neurologische Ausfälle

<table>
<tr><th>Mobilisation mit Impuls</th><th>Mobilisation ohne Impuls</th><th>NMT Typ 1</th><th>NMT Typ 2</th><th>NMT Typ 3</th></tr>
<tr><td colspan="2">Häufig günstige Wirkung von Mobilisationsbehandlungen, sofern
– Probebehandlung mittels NMT Typ 1 erfolgreich,
– eindeutiger segmentaler/regionaler Befund (!),
– Lagerung ohne wesentliche Probleme möglich.</td><td>Günstig zur Einleitung von Mobilisationsbehandlungen mit und ohne Impuls sowie als Vorbereitung für Heimübungen.</td><td>NMT-Typ-2-Techniken können in Fällen mit ausgeprägter muskulärer Dysbalance von größter Bedeutung sein.</td><td>In der chronischen Phase meist nur bei akut auftretenden Schmerzrezidivien notwendig.</td></tr>
</table>

Rasch auftretende Rezidive nach erfolgreicher Mobilisationsbehandlung weisen in Richtung Instabilität. Funktionelle Röntgenaufnahmen sind bei pathologischen Bewegungsgrenzen muskulären Ursprungs gelegentlich fälschlicherweise normal und können Instabilitäten verdecken.

Im Anschluß an eine Weichteilverletzung der Halswirbelsäule entwickeln sich nicht allzu selten Befunde und Beschwerden, welche in den Formenkreis des Weichteilrheumatismus (Fibrositissyndrom) gehören. In diesen Situationen ist mit der Indikation zur Manualtherapie größte Zurückhaltung zu üben, da dadurch die Gefahr der neurotischen Fehlentwicklung zusätzlich verstärkt werden kann.

Diagnose: zervikaler Schwindel (einschließlich Migraine cervicale)

Mobilisation mit Impuls	Mobilisation ohne Impuls	NMT Typ 1	NMT Typ 2	NMT Typ 3
Mobilisationsbehandlungen mit und ohne Impuls sind indiziert, sofern – eindeutige segmentale, – regionale Befunde vorliegen, – keine neurologischen Zeichen mittels Provokationsteste (Lagerung, Druck) auftreten, – Probebehandlungen mittels NMT Typ 1 erfolgreich sind.		Günstig im Sinne von Probebehandlungen und zur Einleitung von Heimübungen.	In chronischen Fällen mit ausgeprägter muskulärer Dysbalance oft wesentliche Behandlungstechnik.	In Fällen mit Zunahme des Schwindels durch Lagerung ist häufig eine Behandlungstechnik unter Ausnützung der reziproken Hemmung möglich, wobei eine gute Fixation eine unabdingbare Voraussetzung darstellt.

Die Beurteilung von Schwindelzuständen ist oft schwierig. Eine fachärztliche Abklärung ist häufig angezeigt, wobei Kenntnisse der funktionellen Pathologie der Halswirbelsäule neben neurologischen und otologischen Kenntnissen vom Spezialisten verlangt sind.

Schwindelzustände zufolge Durchblutungsstörungen im Vertebralis-Basilaris-Bereich sind für Mobilisationsbehandlungen und NMT-Typ-1-Techniken eine absolute Kontraindikation.

Diagnose: Spondylolisthesis bei Spondylolyse im Lendenwirbelsäulenbereich

Mobilisation mit Impuls	Mobilisation ohne Impuls	NMT Typ 1	NMT Typ 2	NMT Typ 3
Eine Mobilisation des betreffenden Segmentes ist kontraindiziert. Häufig ergibt sich aber die Situation, daß benachbarte Segmente und/oder die Iliosakralgelenke mobilisiert werden sollen und müssen.		Häufig für die benachbarten Wirbelsäulensegmente und ISG günstig. Exakte Fixation des befallenen Segmentes notwendig.	Der Muskeldehnung kommt bei der Behandlung der Spondylolisthesis oft ein großer Stellenwert zu.	Günstig für das betroffene Segment in akuten Phasen, sofern im Bewegungstest ein weicher Stopp vorhanden ist.

Die manuelle Therapie konzentriert sich häufig auf die der Spondylolisthesis benachbarten Segmente oder Ileosakralgelenke und ergänzt andere Behandlungsmaßnahmen wie Orthesen, stabilisierende Operationen usw. Wir verweisen auf entsprechende orthopädische Literatur.

Diagnose: ossäre Mißbildungen im Bereiche der Wirbelsäule, Mißbildungen des Rückenmarks

Mobilisation mit Impuls	Mobilisation ohne Impuls	NMT Typ 1	NMT Typ 2	NMT Typ 3

Die Beurteilung der Mißbildungen der Wirbelsäule und des Rückenmarkes bedarf adäquater orthopädischer-neurologischer Kenntnisse. Diese werden zusammen mit dem funktionell-pathologischen Befund zur Indikation oder Kontraindikation der einzelnen manualtherapeutischen Techniken führen.

Diagnose: Osteoporose oder andere metabolische Osteopathien (mit pathologischen Wirbelfrakturen)

<table>
<tr><th>Mobilisation mit Impuls</th><th>Mobilisation ohne Impuls</th><th>NMT Typ 1</th><th>NMT Typ 2</th><th>NMT Typ 3</th></tr>
<tr><td colspan="2">Absolute Kontraindikation, solange nicht mit medikamentösen Maßnahmen eine eindeutige Normalisierung des Mineralgehaltes des Knochens erreicht ist.</td><td rowspan="2">In der akuten Phase kontraindiziert für die befallene Wirbelsäulenregion.
Günstig als Probebehandlung vor einer Mobilisation ohne Impuls.</td><td rowspan="2">Die Dehnung der verkürzten tonischen Muskulatur ist oft eine wesentliche Voraussetzung zur Durchführung einer erfolgreichen Haltungsgymnastik.</td><td rowspan="2">Im frischen Frakturstadium oft die einzige aktive Therapiemöglichkeit für die betroffene Wirbelsäulenregion.</td></tr>
<tr><td>Eine Mobilisation mit Impuls ist erst erlaubt, wenn
– Mineralgehalt des Knochens genügend,
– Mobilisation ohne Impuls erfolgreich durchgeführt,
– Patient betreffend erhöhtem Risiko orientiert: Gefahr der Wirbel- und Rippenfraktur.</td><td></td></tr>
</table>

Der medikamentösen Therapie kommt vorrangige Bedeutung zu, neben passiven physikalischen Maßnahmen und Orthesen mindestens so lange, wie das akute Frakturstadium besteht. Im chronischen Stadium muß die manuelle Therapie unbedingt durch Haltungsgymnastik ergänzt werden. (Für fortgeschrittene Osteoporosen ohne pathologische Frakturen gelten analoge Überlegungen.)

Diagnose: Spondylitis ankylosans (Morbus Bechterew) im Stadium der akuten Entzündung

<table>
<tr><th>Mobilisation mit Impuls</th><th>Mobilisation ohne Impuls</th><th>NMT Typ 1</th><th>NMT Typ 2</th><th>NMT Typ 3</th></tr>
<tr><td>Absolute Kontraindikation für diejenigen Wirbelsäulenabschnitte:
– Iliosakralgelenk und Thoraxregionen, welche Zeichen der akuten Entzündung aufweisen.</td><td colspan="2">Sofern eine schmerzarme Lagerung möglich und die Mobilisation nicht zu einer sofortigen oder protrahierten Schmerzzunahme führt, kann eine Mobilisation ohne Impuls ebenso wie eine NMT-Typ-1-Technik eine gute beweglichkeitsfördernde Maßnahme darstellen.</td><td>Bei eindeutigen funktionell-pathologischen Befunden soll auch in der akuten Entzündungsphase eine muskuläre Dysbalance mit NMT-Typ-2-Technik behandelt werden, um die Fixierung der Fehlhaltung möglichst zu vermeiden.</td><td>Günstig als Entspannungsbehandlung unter Ausnützung der reziproken Hemmung.</td></tr>
</table>

Bei entzündlichem Befall der Halswirbelsäule muß die Indikation zur Manualtherapie sehr zurückhaltend gestellt werden. Segmentale und regionale Instabilitäten auch im Atlantookzipitalgelenk müssen zur Sicherheit ausgeschlossen sein.

Analoge Überlegungen gelten auch für die Spondylopathie bei Psoriasis.

Diagnose: Spondylitis ankylosans (Morbus Bechterew) ohne klinische Zeichen der akuten Entzündung

Mobilisation mit Impuls	Mobilisation ohne Impuls	NMT Typ 1	NMT Typ 2	NMT Typ 3
Eine Mobilisationsbehandlung mit Impuls soll nur dann durchgeführt werden, wenn eine erfolgreiche Probebehandlung mittels Mobilisation ohne Impuls vorausgegangen ist.	Eine erfolgreiche Probebehandlung mittels NMT Typ 1 stellt eine günstige Voraussetzung für eine Mobilisation ohne Impuls dar.	Äußerst effektive gezielte Mobilisationstechnik, geeignet zur Einleitung entsprechender Heimübungen.	Sehr wesentlich bei muskulärer Dysbalance der tonischen HWS-Schultergürtel-Muskulatur in Fällen mit zunehmender Versteifung des Thorax.	Nur geringe Bedeutung.

Absolute Kontraindikation für diejenigen Wirbelsäulensegmente und ISG, bei denen ein ossärer Durchbau vorliegt. (Dies gilt natürlich auch für die Spondylosis hyperostotica Forrestier sowie die Spondylopathie bei Psoriasis.)

Diagnose: Entzündlicher Befall der Wirbelsäule bei rheumatoider Arthritis (PCP)

Mobilisation mit Impuls	Mobilisation ohne Impuls	NMT Typ 1	NMT Typ 2	NMT Typ 3

Beim Befall der Halswirbelsäule muß mit mobilisierenden Techniken äußerste Zurückhaltung geübt werden. In Fällen mit klinischem und/oder radiologischem Verdacht oder gar Nachweis einer atlantoaxialen Instabilität ist jegliche manualtherapeutische Technik in dieser Region kontraindiziert.

Diagnose: Abnorme segmentale und/oder regionale globale Überbeweglichkeit der Wirbelsäule (angeboren und/oder erworben)

Mobilisation mit Impuls	Mobilisation ohne Impuls	NMT Typ 1	NMT Typ 2	NMT Typ 3
Mobilisationsbehandlungen und NMT-Typ-1-Techniken sind kontraindiziert. Gelegentliche Mobilisationen können bei akut auftretenden segmentalen und regionalen Bewegungsverminderungen (mit weichem Stopp) angezeigt sein, wobei sowohl in bezug auf angewandte mobilisierende Kraft als auch in bezug auf die Anzahl der Behandlungen große Zurückhaltung angezeigt ist.			Die Behandlung der muskulären Dysbalance mittels NMT-Typ-2-Techniken ist oft eine Voraussetzung, um eine stabilisierende Gymnastik durchführen zu können.	NMT-Typ-3-Techniken sind sehr geeignet zur regionalen Entspannungstherapie unter Ausnützung der reziproken Hemmung. Sie sollen immer ergänzt werden durch eine stabilisierende Gymnastik.

5 Manuelle Therapie

Dokumentation der Untersuchungsbefunde

Im folgenden werden die pathologischen Befunde schematisch festgehalten. Dabei werden dargestellt:

- Bewegungsrichtung
- Bewegungseinschränkungen
- Muskelverkürzungen
- Muskelabschwächungen
- Schmerz

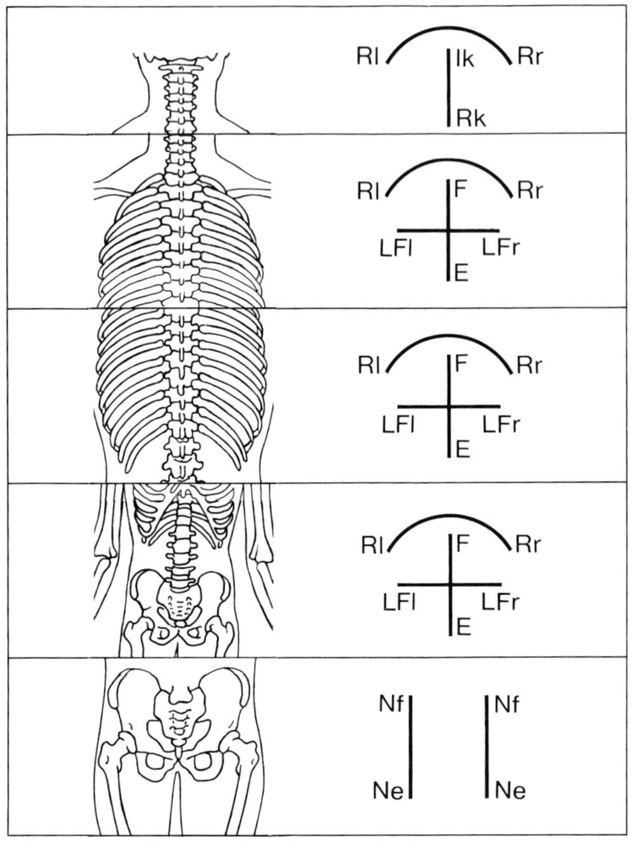

Ik	Inklination	El	Elevation
Rk	Reklination	IR	Innenrotation
F	Flexion	AR	Außenrotation
E	Extension	Ab	Abduktion
LF	Lateralflexion	Ad	Adduktion
R	Rotation		
r	nach rechts	UD	Ulnarduktion
l	nach links	RD	Radialduktion
		S	Supination
N	Nutation	P	Pronation
f	Richtung Flexion		
e	Richtung Extension		

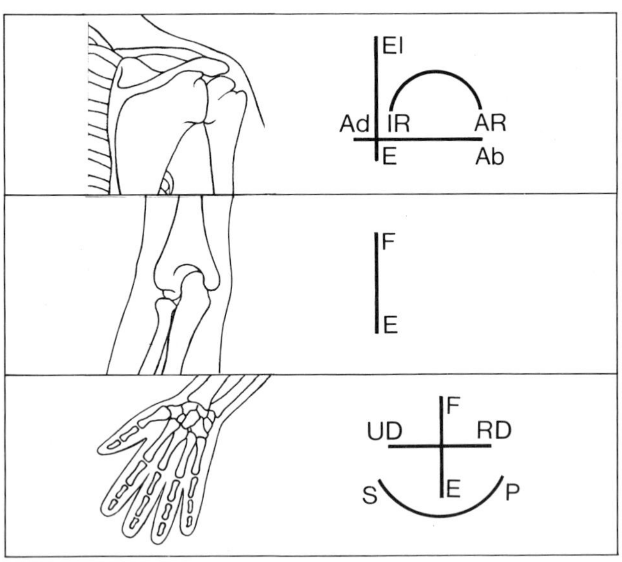

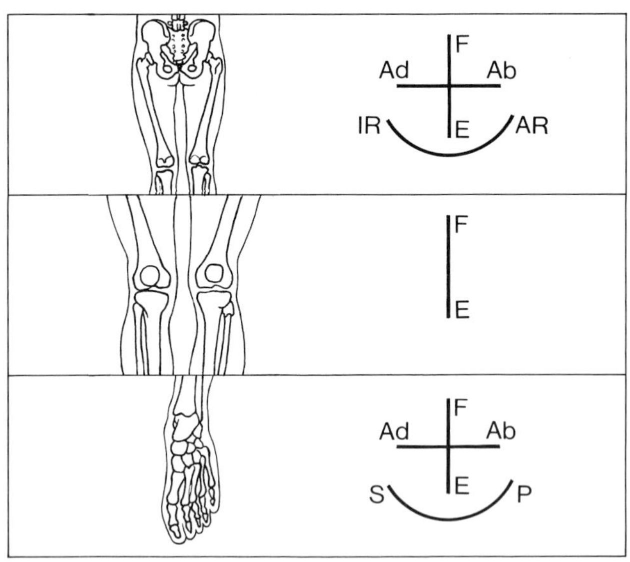

Signaturen der Bewegungseinschränkung:	
normale Beweglichkeit	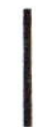
Beweglichkeit etwas eingeschränkt	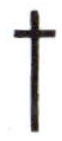
Beweglichkeit stark eingeschränkt	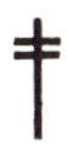
Beweglichkeit praktisch völlig eingeschränkt (und Ankylose)	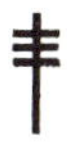
Schmerz am Ende der Bewegung	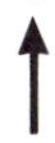
Signaturen für verkürzte Muskeln: (Linie vom Ursprung zum Ansatz)	
Muskel etwas verkürzt	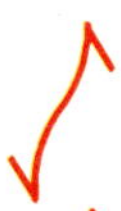
Muskel stark verkürzt	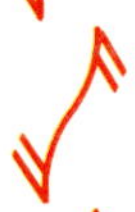
Muskel sehr stark verkürzt	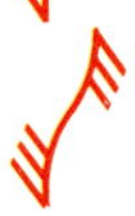
Signaturen für abgeschwächte Muskeln: (Linie vom Ursprung zum Ansatz)	
Muskel etwas abgeschwächt	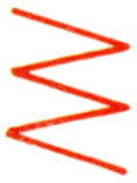
Muskel stark abgeschwächt	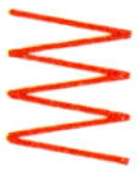
Muskel sehr stark abgeschwächt	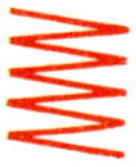
Signaturen für Schmerz:	
lokaler Schmerz	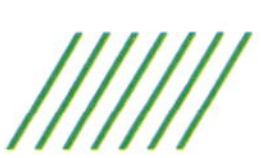
fortgeleiteter Schmerz	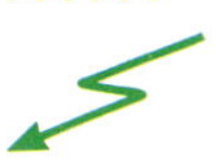
Irritationszone	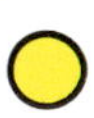

NMT 1	– isometrische Anspannung – Mobilisationsrichtung	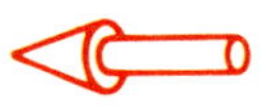
NMT 2	– isometrische Anspannung	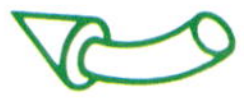
	– Dehnungsrichtung	
NMT 3	– isometrische Anspannung	
	– Mobilisationsrichtung	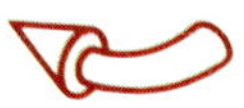
Mobilisation ohne Impuls	– Mobilisationsrichtung	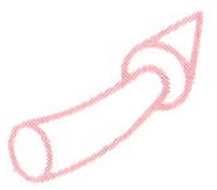
Mobilisation mit Impuls	– Mobilisationsrichtung	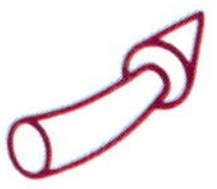
Fixation	– durch Therapeut	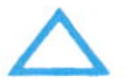
Fixation	– durch Patient	
Widerstand	– gegen isometrische Anspannung	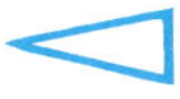

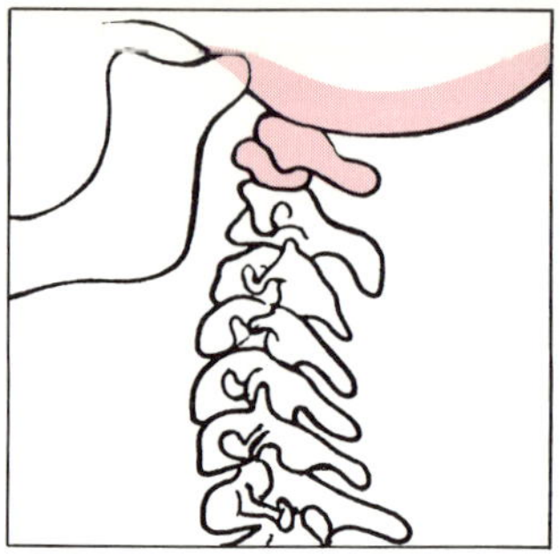

Mobilisation ohne Impuls: Inklination/Reklination

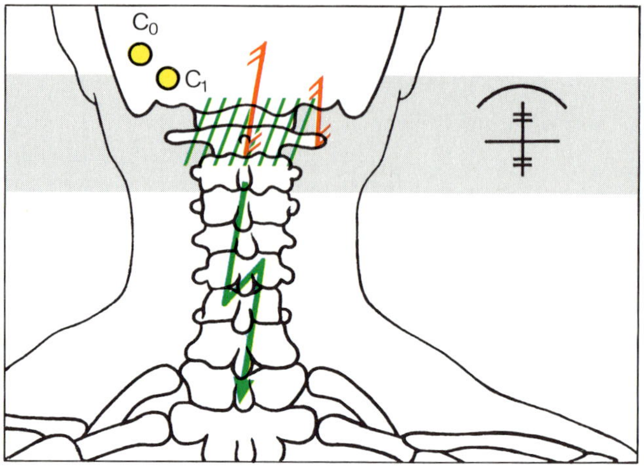

a

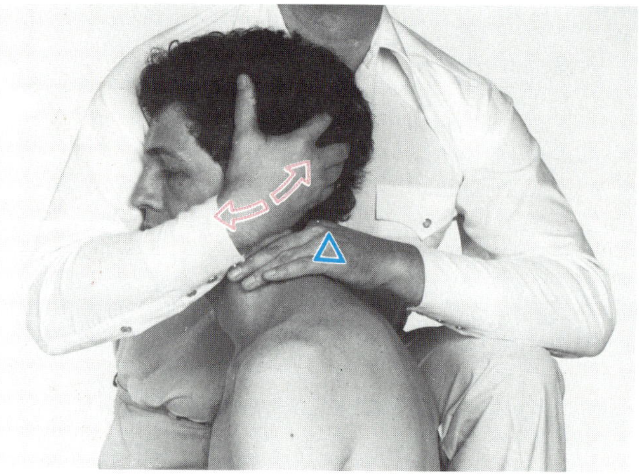
b

Indikation (a)

Irritationszone: C_0/C_1.
Bewegungstest: Segmentale Hypomobilität für Inklination/Reklination mit hartem Stopp.
Schmerz: Akut/chronisch, subokzipital, evtl. ausstrahlend gegen das Okziput und die Interskapulärregion.
Muskeltest: Verkürzung der subokzipitalen Muskulatur.
Vegetative Symptome: Unsystematischer Schwindel, akzentuiert bei Druckprovokation.

Lagerung

- Patient sitzend.
- Einstellen der HWS in Neutral- bzw. in aktueller Ruhestellung.
- Einstellen des Segmentes an die pathologische Bewegungsgrenze.
- Fixation durch weichen Gabelgriff an den Gelenkfortsätzen C_2.
- Bitemporale Fixation des Schädels (**b**).

Therapeutische Maßnahme

- Passive Mobilisation für Inklination/Reklination (**b**).

Bemerkung: Zu beachten: Bei Reklination Gleitbewegung nach ventral, bei Inklination Gleitbewegung nach dorsal.

Hinweise

Diese Mobilisationstechnik eignet sich ausgezeichnet zur Bahnung der Inklinations/Reklinations-Bewegung für entsprechende NMT sowie weiterführend als Instruktion für die entsprechende autonome Mobilisation. Tritt während und/oder nach der Mobilisation Schwindel auf, sind als mögliche Ursachen auszuschließen:
- zu starke Mobilisation,
- zu harter Griff im Bereich der Irritationszone,
- atlantoaxiale Instabilität (PCP, posttraumatisch).

Bei Problemen mit dieser Technik empfiehlt es sich, mit NMT 2 oder einer Mobilisation mit Impuls zu beginnen.
Letzteres unter Beachtung der in diesem Bereich besonders wichtigen Kriterien für Kontraindikation.

C_0 bis C_3

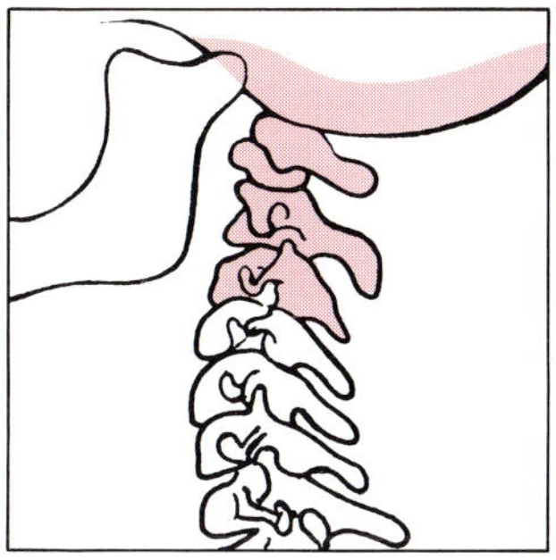

Mobilisation ohne Impuls: Traktion axial

Indikation (a)

Irritationszone: C_0, C_1, C_2, C_3, akzentuiert bei Druckprovokation.

Bewegungstest: Schmerzhafte Bewegungsverminderung, segmentale Hypomobilität mit hart reflektorischem Stopp.

Schmerz: Akut im Nacken, ausgeprägter Bewegungsschmerz.

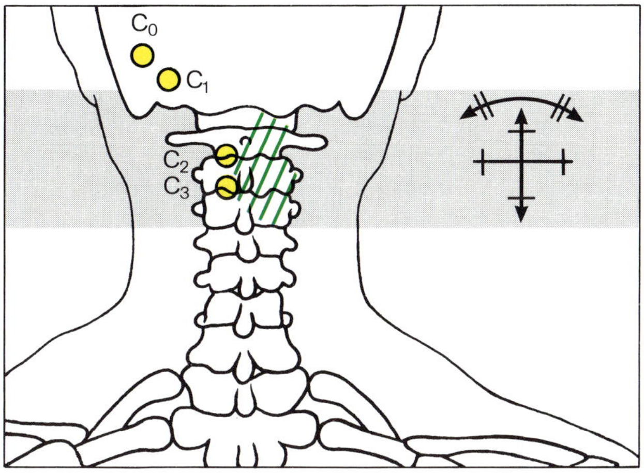

a

Lagerung

- Patient sitzend.
- Einstellen der Segmente C_0 bis C_3 in die aktuelle Ruhestellung.
- C_3 bis Th_3 werden durch Flexion verriegelt.
- Mit beiden Händen flächige Griffassung am Kopf, die Ellbogen sind auf den Schultern des Patienten abgestützt.

Bemerkung: Wichtig ist das Einstellen der oberen HWS in die aktuelle Ruhestellung.

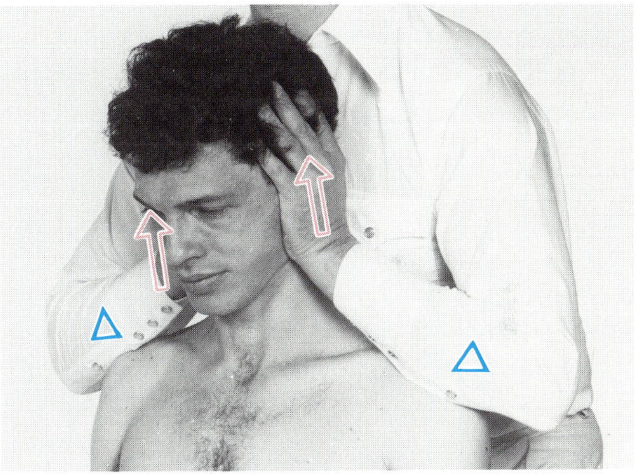
b

Therapeutische Maßnahme

- Passive Traktion.
- Der Beginn der Traktion liegt am Anfang einer tiefen Expiration.
- Während der Patient ruhig und tief weiteratmet, wird die Traktion langsam gesteigert.
- Vorsichtiges Nachlassen der Traktion (**b**).

Bemerkung: Eine Preßatmung ist zu vermeiden.

Hinweise

Bei richtiger Indikation und Durchführung nehmen während bzw. nach der Behandlung die Schmerzen deutlich ab. Die Traktionsbehandlung ist sehr risikoarm.

Mobilisation ohne Impuls: Rotation

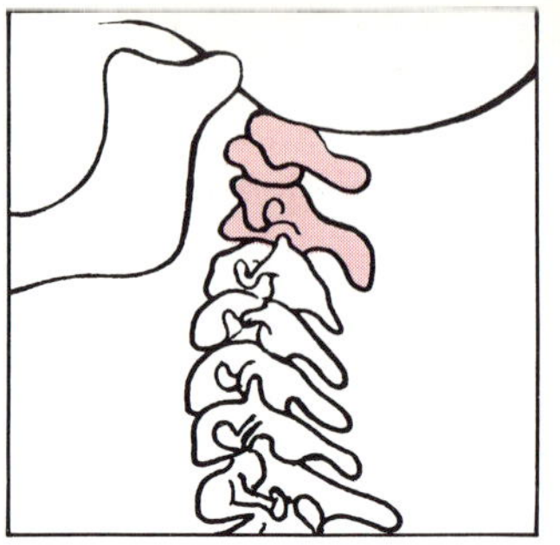

Indikation (a)

Irritationszone: C_1/C_2.

Bewegungstest: Segmentale Hypomobilität C_1/C_2 für Rotation, evtl. auch für Inklination/Reklination mit hartem/weichem Stopp.

Schmerz: Akut/chronisch. Im Nackenbereich, evtl. ausstrahlend in die Temporal- sowie in die Interskapulärregion.

Muskeltest: Eine Verkürzung des M. levator scapulae und/oder des M. trapezius pars descendens ist fakultativ.

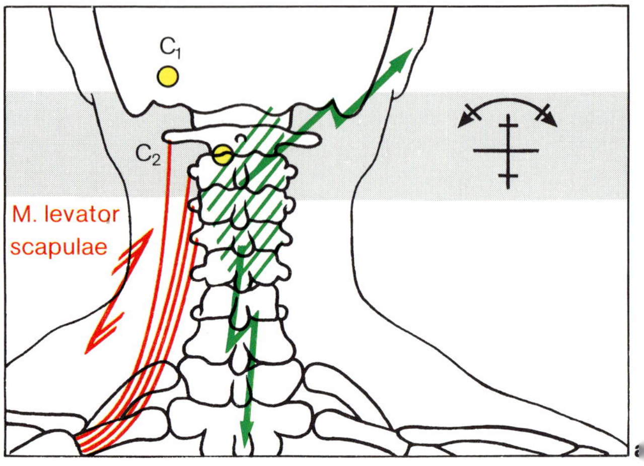

Lagerung

- Patient sitzend.
- Fixation durch weichen Gabelgriff an den Gelenkfortsätzen C_2 (**b**).
- Zangenartiges Umfassen des Kopfes, wobei mit dem Kleinfinger und dem Metakrapale V Tiefenkontakt mit dem Okziput und C_1 aufgenommen wird.
- Einstellen der HWS in Neutral- bzw. in aktueller Ruhestellung.
- Einstellen des Segmentes an die pathologische Bewegungsgrenze.

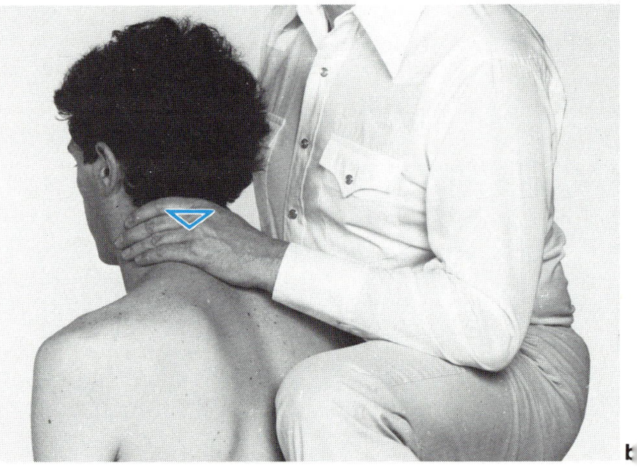

Therapeutische Maßnahme

- Passive Mobilisation für Rotation, wobei der Patient seinen Blick in Richtung Rotation wendet (**c**).

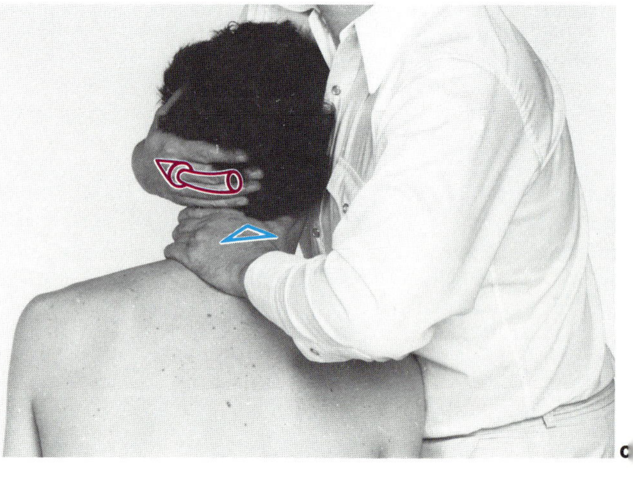

Hinweise

Die einzelnen Mobilisationsschritte sind klein. Während der Mobilisation soll eine leichte Traktion auf die HWS ausgeübt werden.

Wegen einer möglichen Kompression der A. vertebralis darf nicht forciert werden. Tritt Schwindel auf, ist die Behandlung unverzüglich abzubrechen.

Tritt während der Lagerungsphase Schwindel auf, soll mit NMT 2 des M. levator scapulae und/oder des M. trapezius pars descendens begonnen werden.

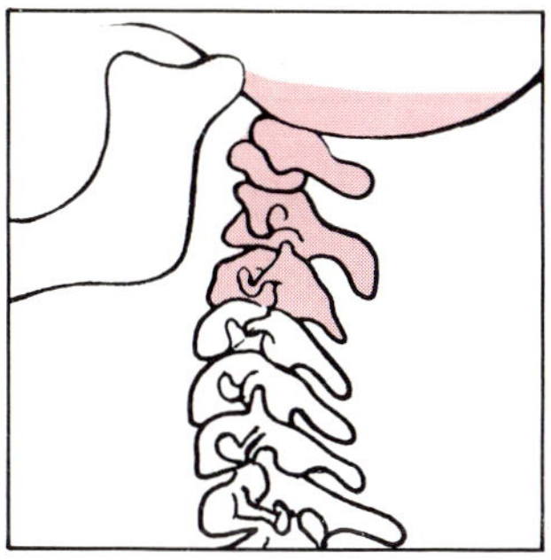

Mobilisation mit Impuls: Traktion/Reklination

Indikation (a)

Irritationszone: C_0, C_1, C_2, C_3.
Bewegungstest: Segmentale Hypomobilität für Reklination mit hartem Stopp.
Schmerz: Subokzipital.

Lagerung

- Patient in Rückenlage. Der Therapeut legt die Grundphalanx des Zeigefingers der einen Hand auf das Mastoid der zu mobilisierenden Seite.
- Mit der anderen Hand umfaßt er flächig das Kinn, wobei der Vorderarm im Bereich der Schläfen liegt (**b**).
- Die Halswirbelsäule wird leicht rekliniert und lateral flektiert. Die dabei zustande kommende Rotation ist physiologisch (Zwangsrotation der Axis, gekoppelte Bewegung der Halswirbelsäule, s. Dvořák u. Dvořák: Manuelle Medizin–Diagnostik, 2. Aufl., S. 6).

Therapeutische Maßnahme

- Die passive Mobilisation erfolgt durch einen kranialwärts gerichteten Impuls, entsprechend dem saggitalen Gelenkachsenwinkel. Der Impuls ist gegen das Mastoid gerichtet (**b**).

Hinweise

Eine die Zwangsrotation überschreitende Rotation der Axis ist zu vermeiden, da diese ein Risiko für die A. vertebralis im Bereiche des kraniozervikalen Übergangs darstellen würde.

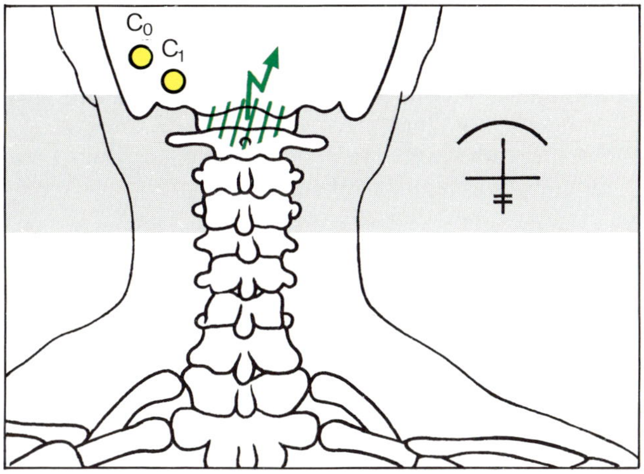

a

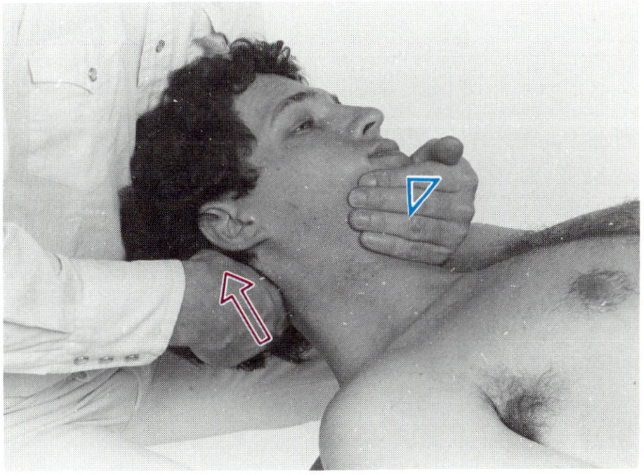

b

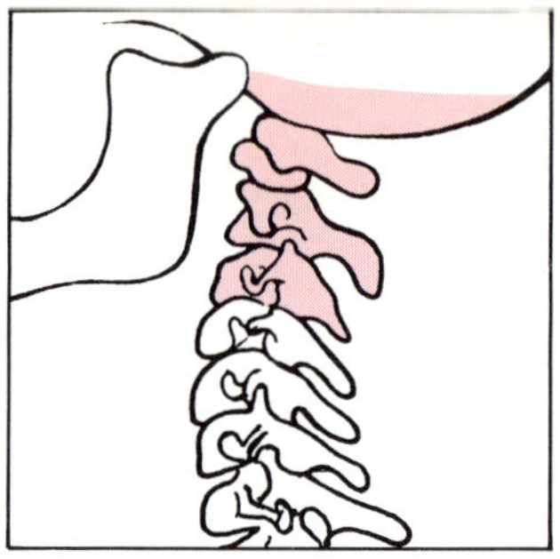

Mobilisation mit Impuls: Traktion

Indikation (a)

Irritationszone: C_0, C_1, C_2, C_3.
Bewegungstest: Segmentale Hypomobilität mit hartem/weichem Stopp.
Schmerz: Lokal, ausstrahlend gegen das Okziput und in die Interskapulärregion.

Lagerung

- Der hinter dem sitzenden Patienten stehende Therapeut legt den Daumen der einen Hand als Hypomochlion über den Atlasbogen (**b**).
- Mit dem anderen Arm umgreift er zangenartig den Kopf, wobei Nase–Kinn des Patienten und Ellbogen des Therapeuten eine Linie bilden sollen, mit freiem Raum in der Ellenbeuge (**c**).
- Passive Rotation und axiale Traktion durch Zurückdrehen des Rumpfes des Therapeuten, wodurch die HWS an die pathologische Bewegungsgrenze eingestellt wird.

Therapeutische Maßnahme

- Mit dem zangenartig greifenden Arm wird ein kranialwärts gerichteter Impuls gesetzt, wobei eine Extension der HWS zu vermeiden ist (**d**).

Hinweise

Da die passive maximale Rotation im kraniozervikalen Übergang ein Risiko für die A. vertebralis darstellt, ist zu beachten:
- Der Patient muß entspannt sein,
- der Therapeut muß diese Technik einwandfrei beherrschen (s. a. Komplikationen der manuellen Therapie).

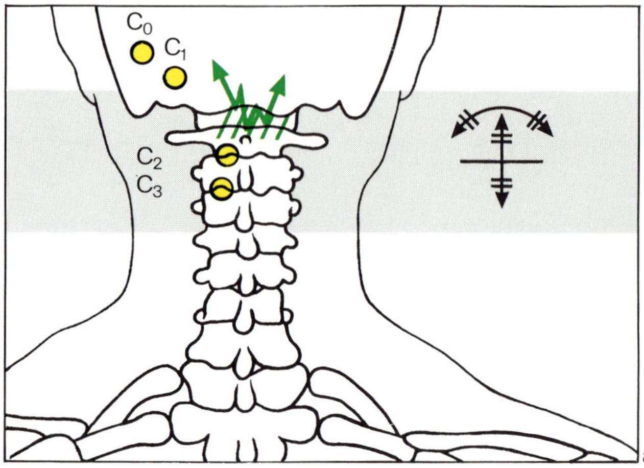

a

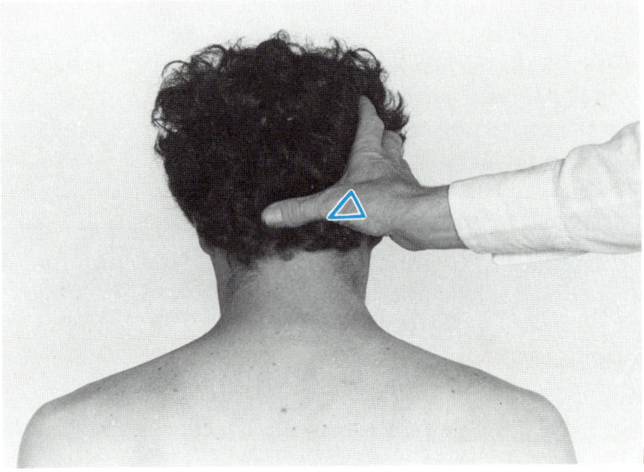
b

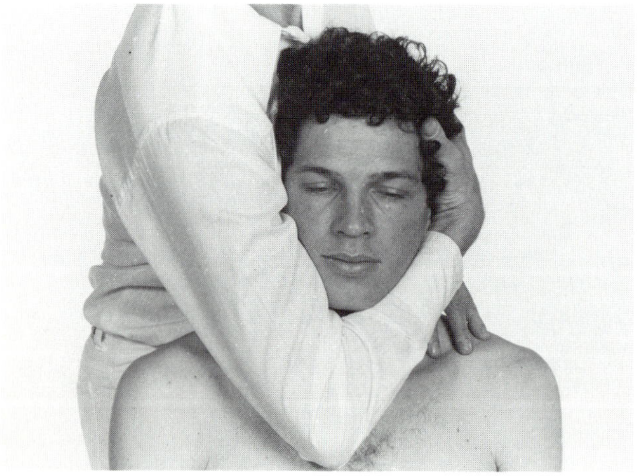
d

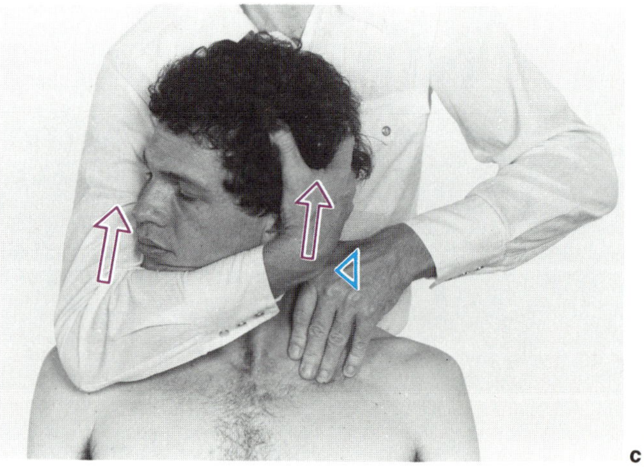
c

C_0 bis C_3

Mobilisation mit Impuls: Traktion

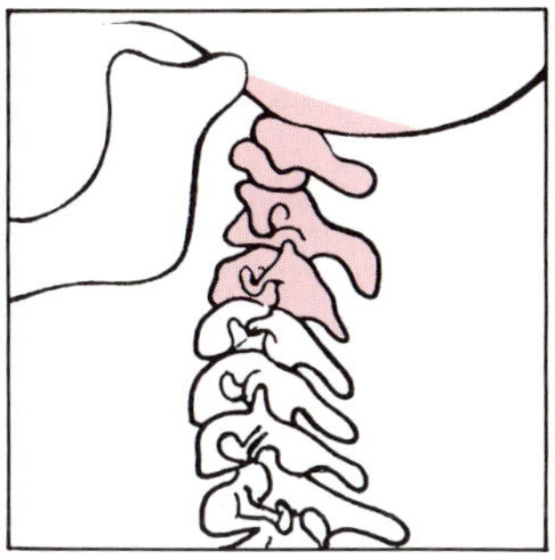

Indikation (a)

Irritationszone: C_0, C_1, C_2, C_3.
Bewegungstest: Regionale Hypomobilität mit hartem Stopp.
Schmerz: Akut, ausstrahlend gegen das Okziput oder lokal.

Lagerung

- Der hinter dem sitzenden Patienten stehende Therapeut umfaßt flächenartig den seitlichen Gesichtsschädel.
- Die Unterarme stützt er weich auf die Schultern des Patienten ab (**b**).
- Passive Inklination C_0 bis C_2.

Therapeutische Maßnahme

- Achsengerechte Traktion.
- Beim entspannten Patienten ist aus dieser Stellung ein kranialwärts gerichteter Impuls möglich (**b**).

Hinweise

Siehe Mobilisation mit Impuls: Traktion im Liegen (S. 27).

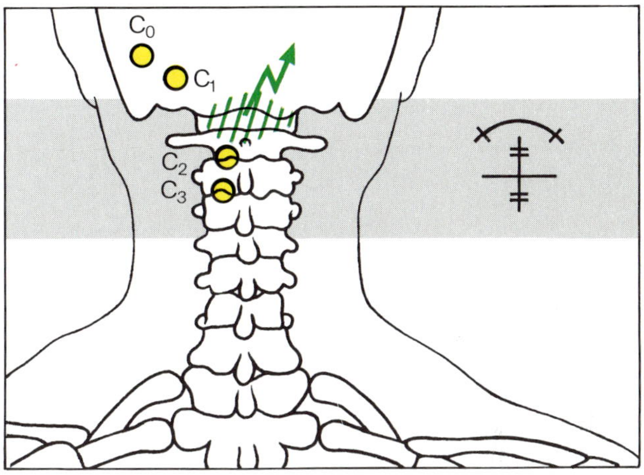

a

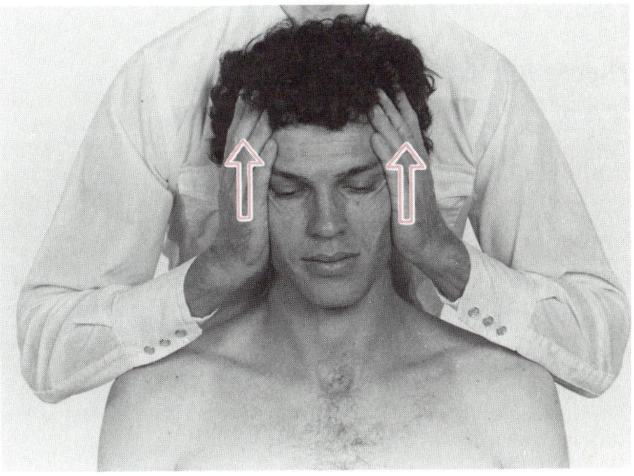
b

C_0 bis C_3

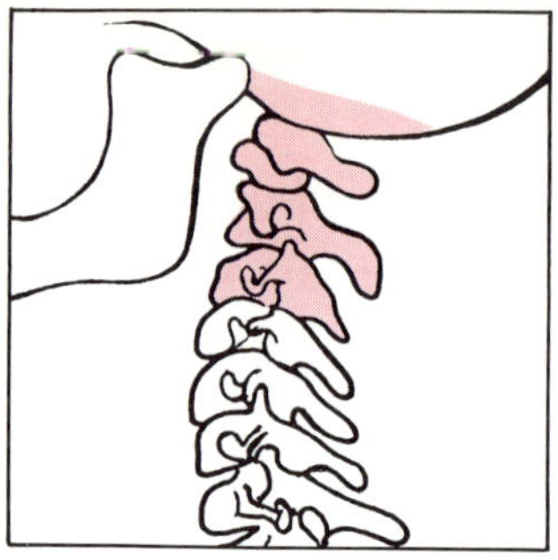

Mobilisation mit Impuls: Traktion

Indikation (a)

Irritationszone: C_0, C_1, C_2, C_3.
Bewegungstest: Regionale Hypomobilität mit hartem Stopp.
Schmerz: Akut, ausstrahlend gegen das Okziput oder lokal.

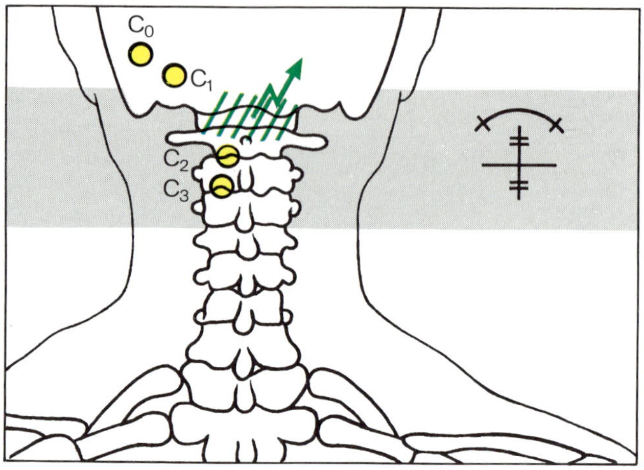

a

Lagerung

- Patient in Rückenlage.
- Der Kopf überragt die Unterlage und ist in aktueller Ruhestellung auf den Oberschenkeln des sitzenden Therapeuten gelagert.
- Mit Daumen und Zeigefinger der einen Hand wird das Hinterhaupt klammerartig, mit der anderen Hand das Kinn umfaßt.
- Passive Inklination C_0 bis C_2 (**b**).

Therapeutische Maßnahme

- Achsengerechte Traktion.
- Aus dieser Stellung ist beim entspannten Patienten ein kranialwärts gerichteter Impuls möglich (**b**).

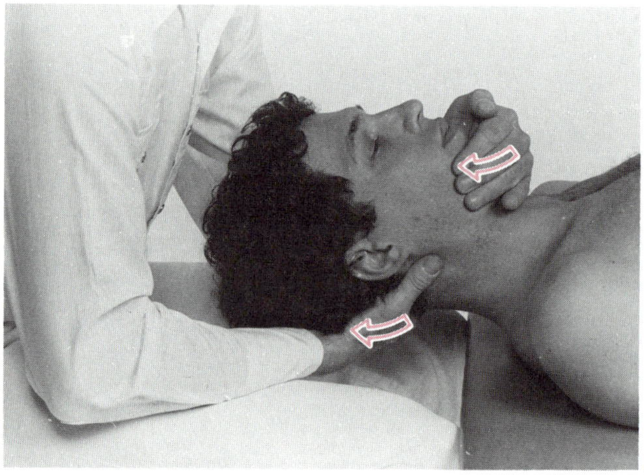

b

Hinweise

Die Traktion findet vorwiegend in den Segmenten C_0 bis C_3 statt, wird aber auch auf die Segmente der unteren Halswirbelsäule übertragen.
Diese Technik ist besonders geeignet: bei ängstlichen Patienten und /oder bei Patienten mit akuten Nackenschmerzen.
Bei einem Tortikollis ist die exakte Einstellung der aktuellen Ruhestellung von entscheidender Bedeutung.

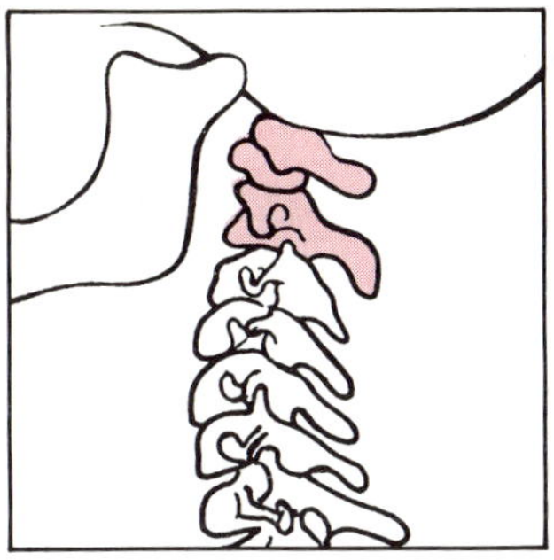

Mobilisation mit Impuls: Rotation

Indikation (a)

Irritationszone: C_1/C_2.
Bewegungstest: Hypomobilität für Rotation mit hartem Stopp.
Schmerz: Subokzipital, evtl. ausstrahlend in die Interskapulärregion.

Lagerung

- Patient in Rückenlage, der Kopf wird auf den Oberschenkeln des sitzenden Therapeuten gelagert.
- Der Therapeut legt die Grundphalanx des Zeigefingers der Mobilisationshand auf den Atlasquerfortsatz der zu mobilisierenden Seite, mit der anderen Hand fixiert er das Kinn des Patienten (**b**).
- Einstellen des Segmentes an die pathologische Bewegungsgrenze durch passive Rotation und Inklination.

Therapeutische Maßnahme

- Der auf den Atlasquerfortsatz gerichtete Impuls erfolgt in Richtung Rotation (**b**).

Hinweise

Der Impuls soll keine zusätzliche Komponente in Richtung Reklination enthalten, da dies ein Risiko für die A. vertebralis darstellen würde.

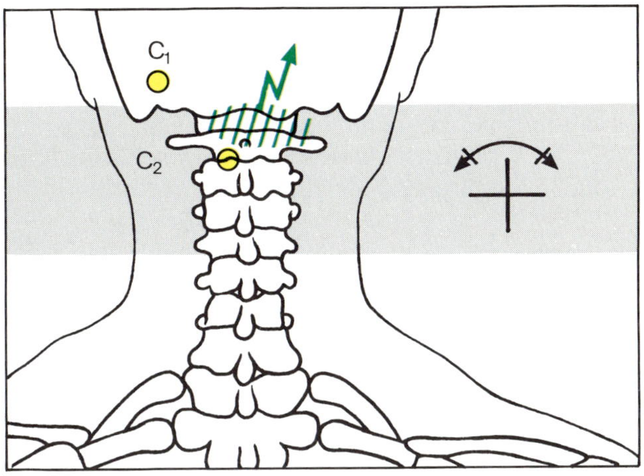

a

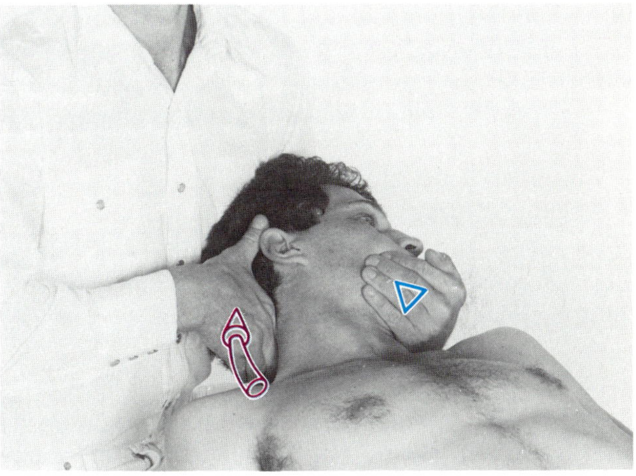
b

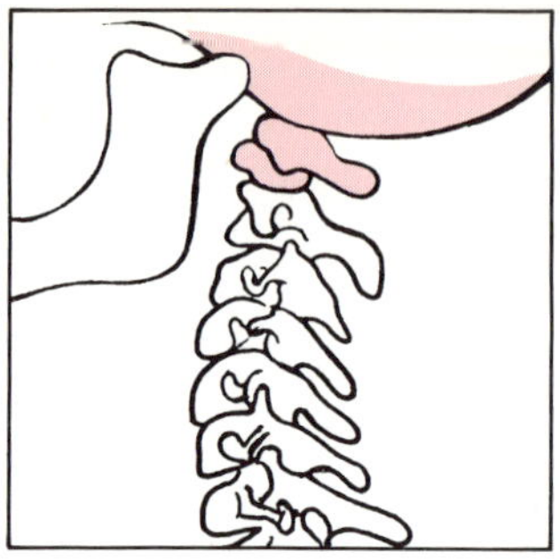

NMT 1 und autonome Mobilisation: Inklination/Reklination

Indikation (a)

Irritationszone: C_0/C_1.
Bewegungstest: Segmentale Hypomobilität für Inklination/Reklination mit hartem/weichem Stopp.
Schmerz: Chronisch, ausstrahlend gegen das Okziput und in die Interskapulärregion.

Lagerung

- Patient sitzend.
- Einstellen der HWS in Neutral- bzw. in akute Ruhestellung.
- NMT 1: Fixation durch weichen Gabelgriff an den Gelenkfortsätzen C_1 (**b**).

Autonome Mobilisation: Fixation von C_1 mit den Kleinfingern. Die übrigen HWS-Anteile werden durch die flach aufgelegten Finger I–IV stabilisiert. Um einen übermäßigen ventralen Zug auf die Halswirbelsäule zu vermeiden, werden die Finger im Nacken *nicht* gefaltet, sondern nur übereinandergelegt (**c**).

- Einstellen des Segmentes an die pathologische Bewegungsgrenze.

Bemerkung: Die Fixation muß unbedingt weich sein. Bei autonomer Fixation soll nur ein sehr geringer, ventral gerichteter Zug ausgeübt werden.

Therapeutische Maßnahme

- Aktive Mobilisation für Inklination/Reklination.
- Die Inklination wird synchron zur Exspiration mit Blick des Patienten bodenwärts, die Reklination synchron zur Inspiration mit Blick des Patienten deckenwärts durchgeführt (**b**).

Hinweise

Tritt während und/oder nach der Mobilisation Schwindel auf, sind als mögliche Ursachen auszuschließen:

- zu harter Griff im Bereich der Irritationszone,
- zu starker ventral gerichteter Druck bei der Fixation,
- zu hastige Durchführung (Hyperventilation?),
- atlantoaxiale Instabilität (PCP, posttraumatisch).

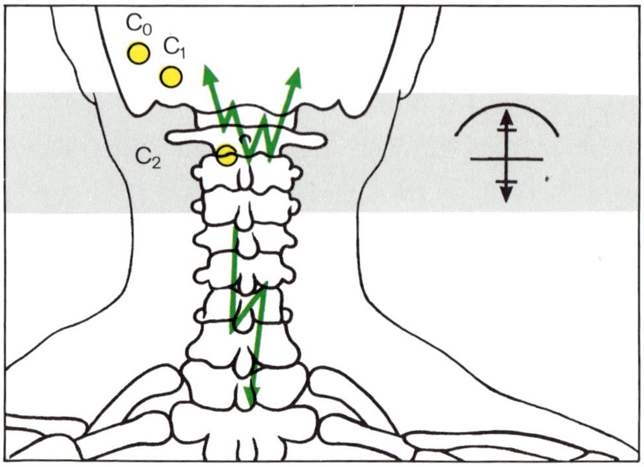

a

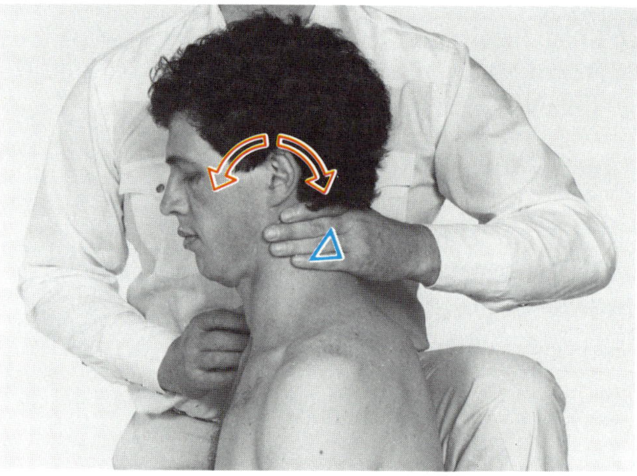

b

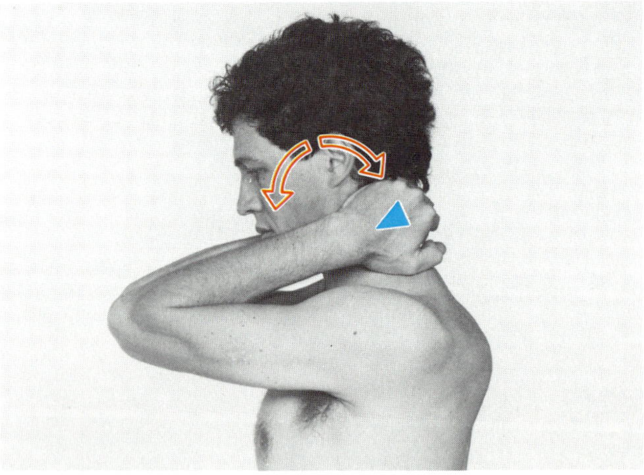

c

C_1/C_2

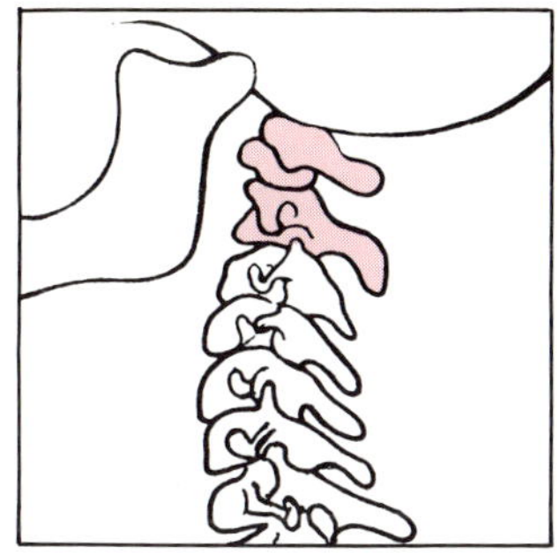

NMT 1 und autonome Mobilisation: Rotation

Indikation (a)

Irritationszone: C_1/C_2.
Bewegungstest: Segmentale Hypomobilität für Rotation mit hartem/weichem Stopp.
Schmerz: Akut/chronisch, ausstrahlend okzipital und temporal sowie in die Interskapulärregion.

Lagerung

- Patient sitzend.
- Einstellen der Halswirbelsäule in Neutral- bzw. in aktueller Ruhestellung.
- NMT 1: Fixation durch weichen Gabelgriff an den Gelenkfortsätzen C_2 (**b**).

Autonome Mobilisation: Mit dem Hypothenar wird der Gelenkfortsatz C_2 auf der Seite fixiert, in welche mobilisiert werden soll (**c**).
- Einstellen des Segmentes an die pathologische Bewegungsgrenze.

Bemerkung: Weiche Griffassung, um Schwindel und Schmerzen zu vermeiden.

Therapeutische Maßnahme

- Aktive Mobilisation für Rotation.
- Schrittweise überwindet der Patient die pathologische Bewegungsgrenze, mit Blick in Richtung Rotation.

Bemerkung: Ruckartige sowie schnelle, rhythmische Bewegungen sind zu unterlassen.

Hinweise

Der Weggewinn pro Mobilisation ist gering.
Tritt während der Mobilisation Schwindel auf, soll auf NMT 3, bei der autonomen Mobilisation auf NMT 2 für den M. trapezius pars descendens gewechselt werden.
Allerdings müssen vorher als mögliche Ursachen ausgeschlossen werden:
- zu starke Mobilisation,
- Instabilität,
- zu harter Griff im Bereich der Irritationszone.

Bei Problemen mit dieser Technik empfiehlt es sich weiter, mit einer Mobilisation mit Impuls zu beginnen. Dabei ist eine exakte Indikationsstellung zu beachten.

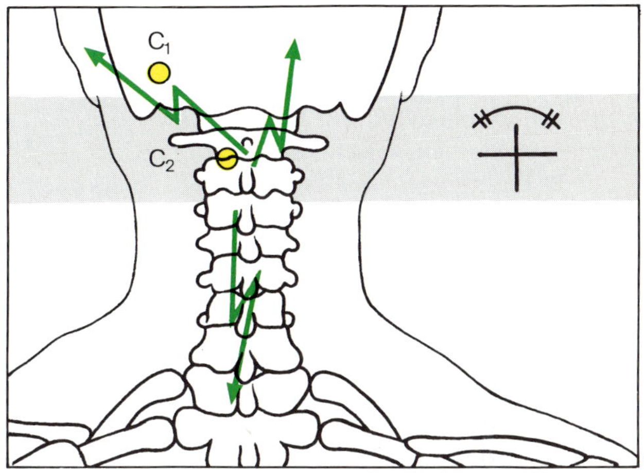

a

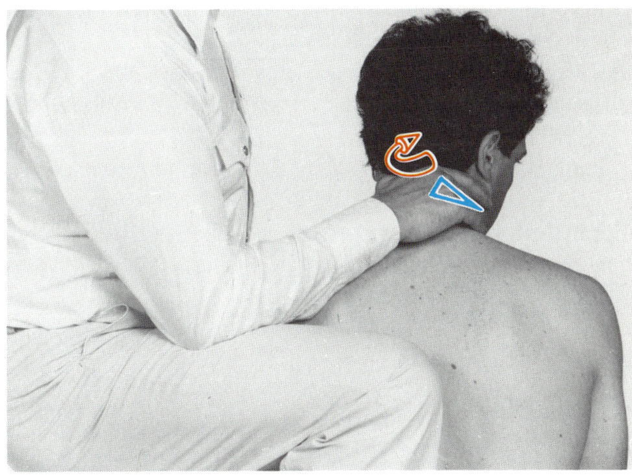
b

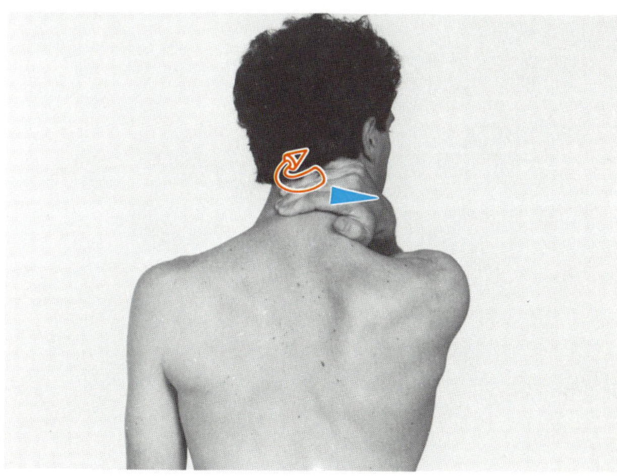
c

NMT 2: Rotation

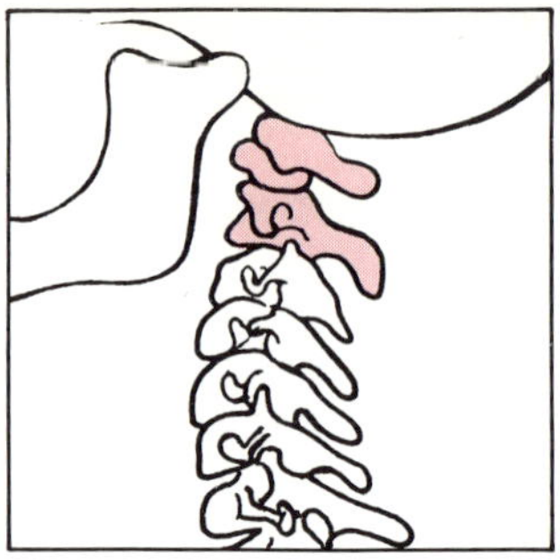

Indikation (a)

Irritationszone: C_1/C_2.
Bewegungstest: Segmentale Hypomobilität für Rotation mit weichem Stopp.
Schmerz: Akut/chronisch. Im Nackengebiet oder ausstrahlend gegen das Okziput, die Temporalgegend sowie die Interskapulärregion.
Muskeltest: Verkürzung der subokzipitalen Muskulatur.
Vegetative Symptome: Unsystematischer Schwindel, akzentuiert bei Druckprovokation.

Lagerung

- Patient sitzend. Einstellen der HWS in Neutral- bzw. in aktueller Ruhestellung.
- Fixation durch weichen Gabelgriff an den Gelenkfortsätzen C_2.
- Zangenartiges Umfassen des Kopfes, wobei der Therapeut auf der Seite steht, in die mobilisiert werden soll (**b**).
- Eine Stauchung der Halswirbelsäule ist ebenso wie eine Seitflexion zu vermeiden.
- Einstellen des Segmentes an die pathologische Bewegungsgrenze (**c**).

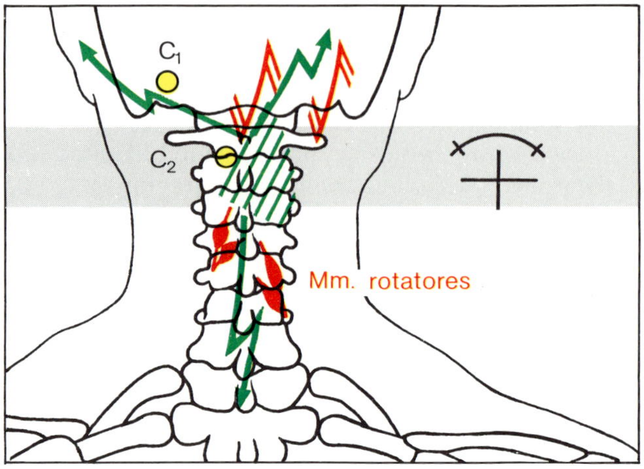

a

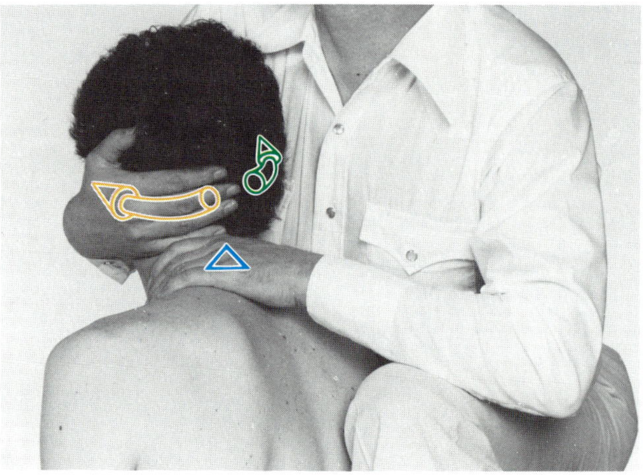
b

NMT 2: Rotation

Therapeutische Maßnahme

- Optimale isometrische Anspannung von der pathologischen Bewegungsgrenze weg (**b, d**).
- In der postisometrischen Relaxationsphase vorsichtige, passive Rotation über die pathologische Bewegungsgrenze hinaus, ohne Nachlassen des Gabelgriffes (Dehnung der verkürzten Mm. rotatores (**b, e**).

Hinweise

Der Weggewinn pro Dehnschritt ist klein. Diese Technik eignet sich vor allem in Fällen mit weichem Stopp bei der Bewegungstestung.
Tritt während oder nach der Therapie Schwindel auf, so sind als mögliche Ursachen auszuschließen:
- zu harter Griff im Bereich der Irritationszone,
- zu starke Mobilisation in der postisometrischen Relaxationsphase.

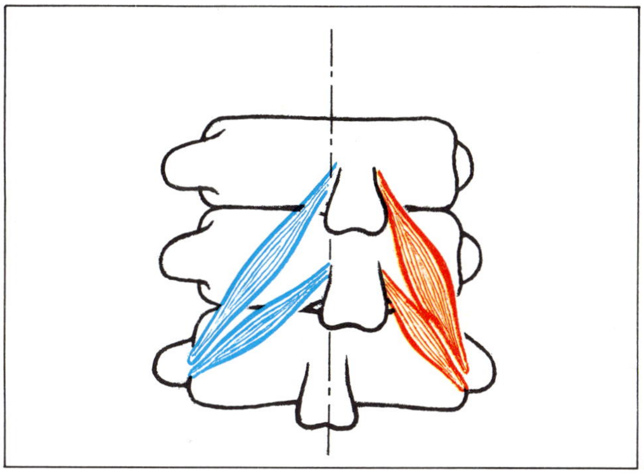
c

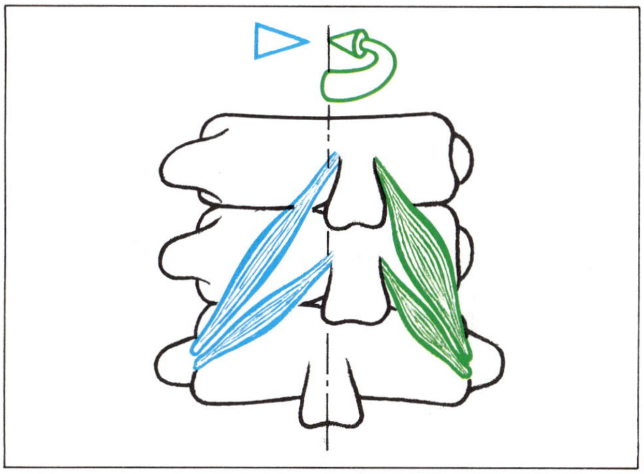
d

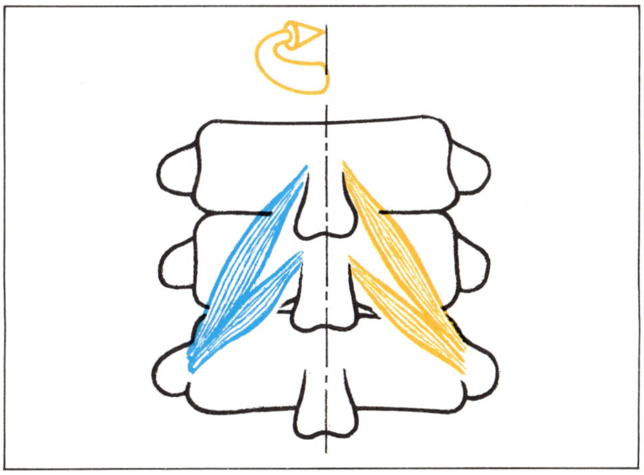
e

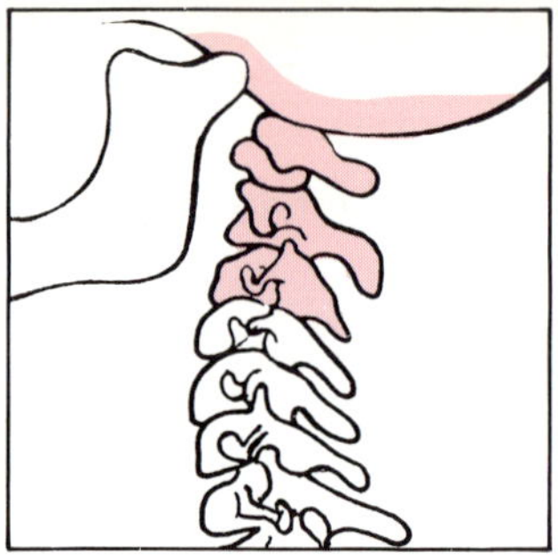

NMT 2: Inklination

Indikation (a)

Irritationszone: C_0, C_1, C_2, C_3.
Bewegungstest: Hypomobilität für Inklination mit weichem Stopp.
Schmerz: Chronisch, ausstrahlend gegen das Okziput und in die Interskapulärregion.
Muskeltest: Verkürzung des M. rectus capitis, M. obliqus capitis und des M. semispinalis capitis. Häufig kombiniert mit einer Verkürzung des M. trapezius pars descendens, des M. levator scapulae sowie mit einer Abschwächung der Schulterblattfixatoren.

Lagerung

- Patient in Rückenlage.
- Der Schultergürtel ist auf der Unterlage abgestützt, die Halswirbelsäule flektiert bis C_3.
- Fixation durch weichen Gabelgriff an den Gelenkfortsätzen sowie dem Dornfortsatz C_3.
- Zangenartiges Umfassen des Kopfes: Der laterale Pektoralisanteil des Therapeuten hat Kontakt mit der Stirne des Patienten.
- Flächige Griffassung am Okziput (**b**).
- Einstellen der Segmente C_0 bis C_3 an die pathologische Bewegungsgrenze (**b**).

Therapeutische Maßnahme

- Isometrische Reklination bei tiefer Inspiration und Blick nach oben.
- Bei Exspiration und Blick nach unten passive Inklination, welche durch die Hand und die Schulter des Therapeuten geführt wird (**b**).

Hinweise

Zu beachten ist die korrekte Atmung.
Bei eingeschränkter Inklination mit hartem Stopp ist diese Technik nicht geeignet.

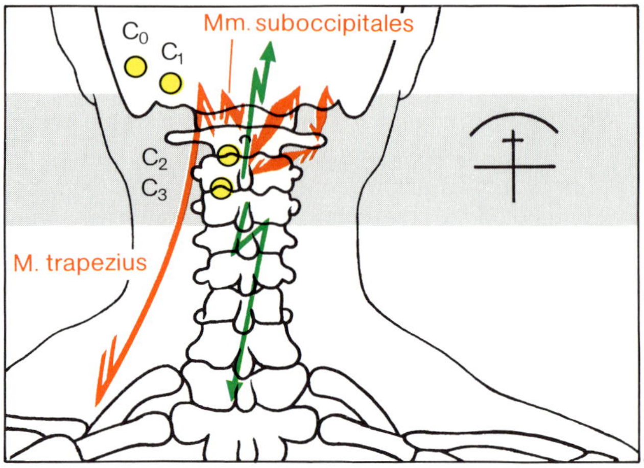

a

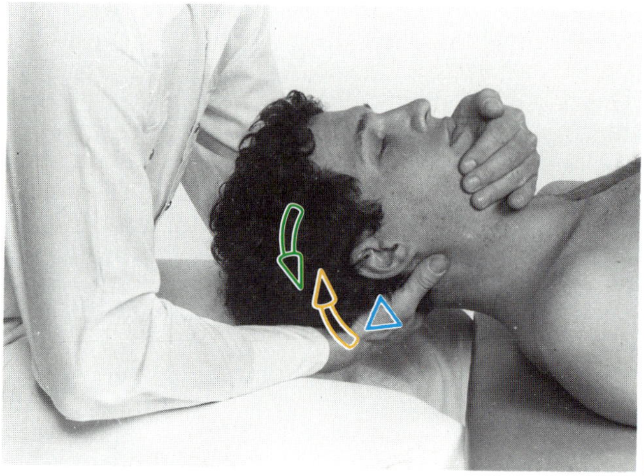

b

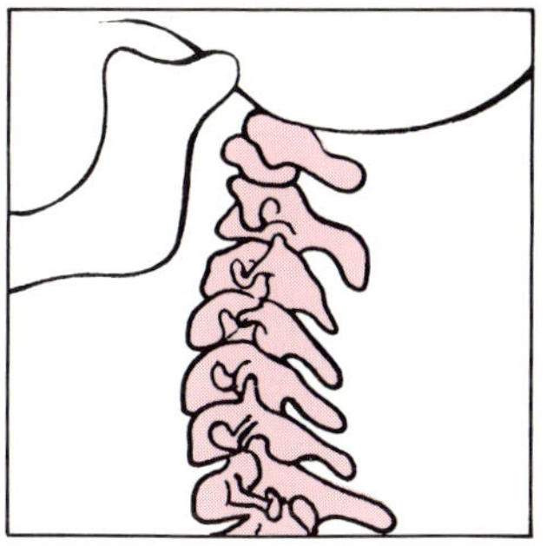

Mobilisation ohne Impuls: Rotation

Indikation (a)

Irritationszone: C_2, C_3, C_4, C_5, C_6, C_7, Th_1, Th_2, Th_3.

Bewegungstest: Segmentale oder regionale Hypomobilität für Rotation und/oder Lateralflexion mit hartem Stopp.

Schmerz: Chronisch im Nackenbereich. Evtl. ausstrahlend in die Schultern und die Arme sowie gegen das Okziput und die Interskapulärregion.

Muskeltest: Verkürzung des M. trapezius pars descendens, M. levator scapulae sowie Abschwächung der Schulterblattfixatoren.

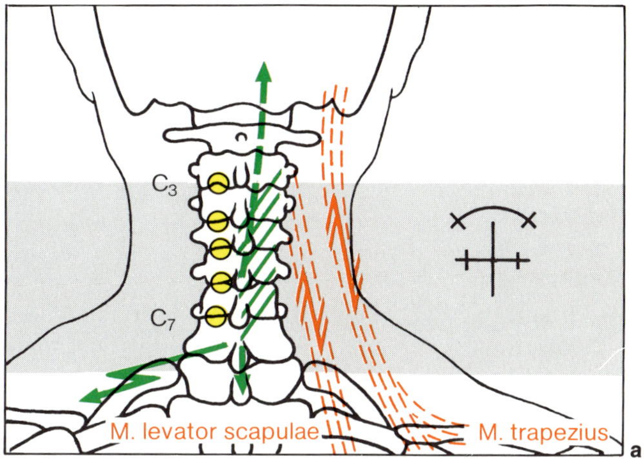

a

Lagerung

- Patient sitzend.
- Einstellen der Halswirbelsäule in Neutral- bzw. in aktuelle Ruhestellung.
- Der kaudale Wirbel des zu behandelnden Segmentes wird durch einen weichen Gabelgriff an den Gelenkfortsätzen fixiert (**b**).
- Einstellen des zu behandelnden Segmentes an die pathologische Bewegungsgrenze.

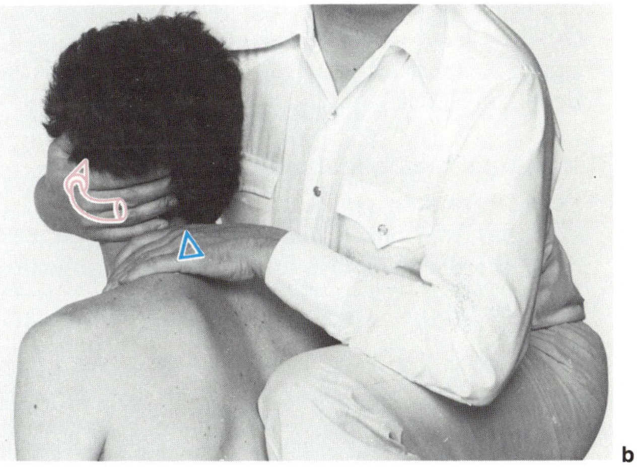

b

Therapeutische Maßnahme:

- Passive Mobilisation durch Zug des Kleinfingers am Gelenkfortsatz des kranialen Wirbels in Richtung Rotation, welche sich in die kranial gelegenen Halswirbelsäulenabschnitte fortsetzt.
- Mit der mobilisierenden Hand wird gleichzeitig eine leichte Traktion ausgeführt (**b**).

Bemerkung: Die Mobilisationsschritte sind klein.

Hinweise

Bei radikulären Zervikalsyndromen kann diese Technik vorsichtig angewendet werden, wobei die kranialwärts gerichtete Komponente im Sinne der Traktion verstärkt werden soll. Während der Mobilisation darf der radikuläre Schmerz nicht zunehmen.

Treten während der Therapie lokale Schmerzen auf, so sind als mögliche Ursachen auszuschließen:

- zu starke Mobilisation,
- zu harter Griff im Bereich der Irritationszone.

Mobilisation mit Impuls: Rotation

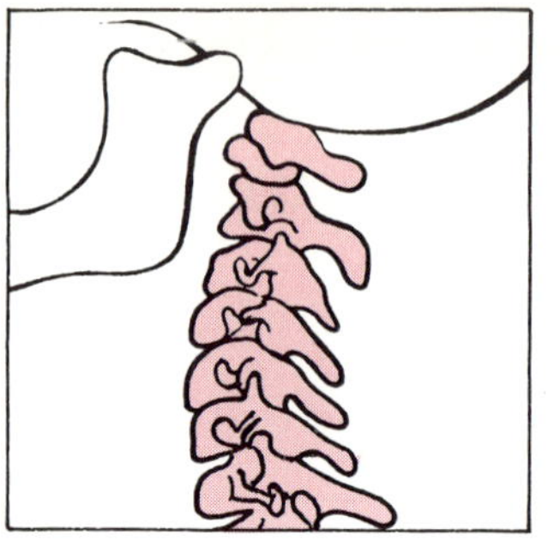

Indikation (a)

Irritationszone: C_2, C_3, C_4, C_5, C_6, C_7, Th_1, Th_2, Th_3.
Bewegungstest: Segmentale oder regionale Hypomobilität mit hartem Stopp.
Schmerz: Diffus im Nackenbereich, evtl. ausstrahlend pseudoradikulär in die Arme und die Interskapulärregion.

Lagerung

- Patient in Rückenlage. Mit der Grundphalanx des Zeigefingers der einen Hand nimmt der Therapeut Tiefenkontakt mit dem Querfortsatz des kranial zum mobilisierenden Segment liegenden Wirbels auf.
- Mit der anderen Hand faßt er am Kinn, während der Kopf des Patienten auf dem Unterarm liegt (**b**).
- Einstellen des Segmentes an die pathologische Bewegungsgrenze durch passive Rotation.

Therapeutische Maßnahme

- Leichte Traktion auf die gesamte HWS.
- Der Impuls erfolgt entsprechend der Bewegungsbahn im Segment: Rotation und Lateralflexion (**b**).

Hinweise

Der mobilisierende Impuls wird von den kranialen auf die kaudalen HWS-Segmente übertragen, wobei er an Intensität abnimmt.
Da diese Technik eine Beanspruchung für die A. vertebralis darstellt, sind Vorsichtsmaßnahmen zu treffen.

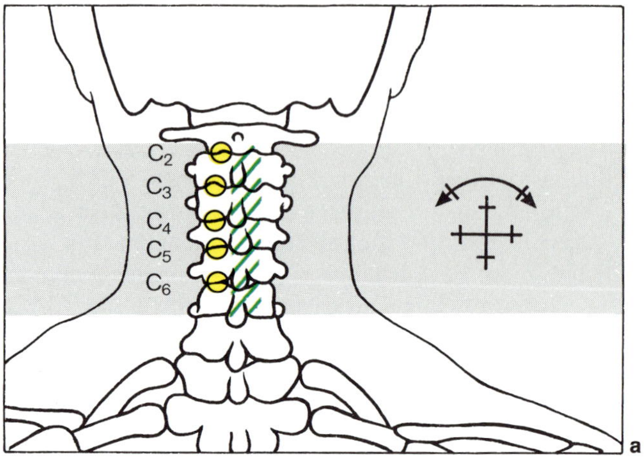

a

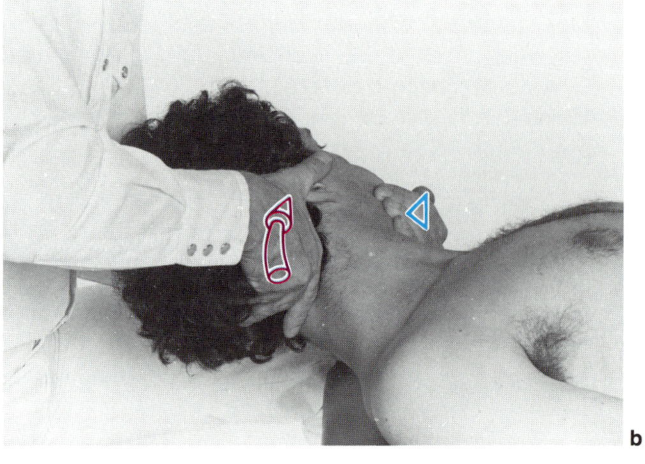

b

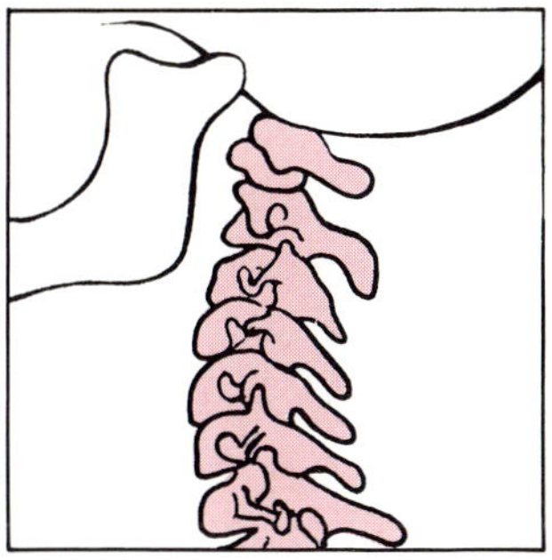

Mobilisation mit Impuls: Rotation

Indikation (a)

Irritationszone: C_2, C_3, C_4, C_5, C_6, C_7, Th_1, Th_2, Th_3.
Bewegungstest: Segmentale Hypomobilität mit hartem Stopp.
Schmerz: Lokal, evtl. ausstrahlend in die Arme und in die Interskapulärregion.

Lagerung

- Patient sitzend.
- Der Therapeut nimmt mit dem Metakarpale II der einen Hand Tiefenkontakt mit dem Gelenkfortsatz des kaudal zum mobilisierenden Segment liegenden Wirbels auf.
- Mit dem anderen Arm umfaßt er den Kopf temporookzipital, wobei Hypothenar und Kleinfinger Tiefenkontakt mit dem kranial zum mobilisierenden Segment liegenden Wirbel aufnehmen.
- Von kranial her Einstellen des Segmentes an die pathologische Bewegungsgrenze durch passive Rotation (**b**).

Therapeutische Maßnahme

- Der Impuls erfolgt in Richtung Rotation, 15° kranialwärts auf den kaudal zum mobilisierenden Segment liegenden Wirbel.
  Dies geschieht während einer Exspirationsphase (**b**).

Hinweise

Im Bereich der mittleren HWS ist dies die effizienteste Technik.
Zu beachten ist:
- Der Patient muß entspannt sein,
- der Therapeut muß die Technik beherrschen.

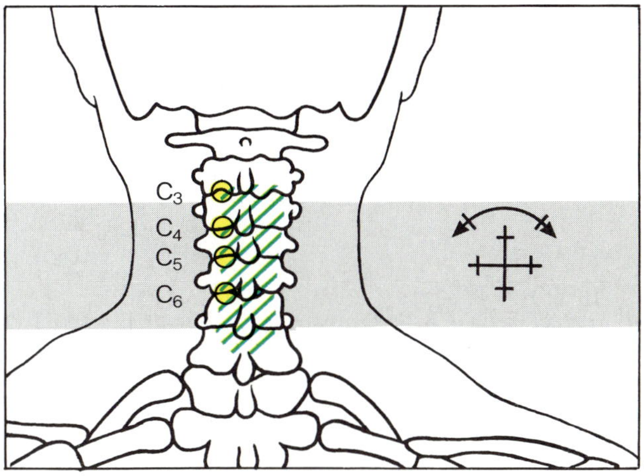

a

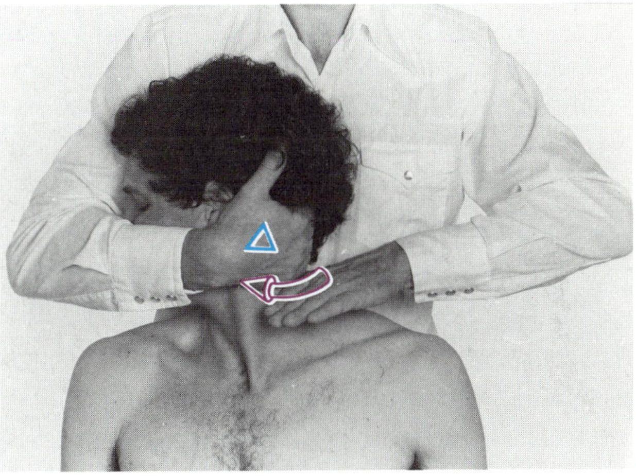
b

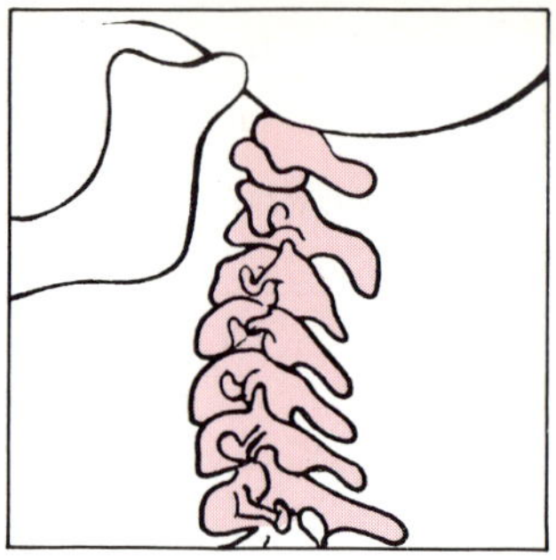

Mobilisation mit Impuls: Rotation

Indikation (a)

Irritationszone: C_2, C_3, C_4, C_5, C_6, C_7, Th_1, Th_2, Th_3.
Bewegungstest: Segmentale Hypomobilität mit hartem Stopp.
Schmerz: Lokal, evtl. ausstrahlend in die Arme und in die Interskapulärregion.

Lagerung

- Patient sitzend.
- Der Therapeut umfaßt mit der Hand und dem Unterarm den Patientenkopf. Dabei nimmt der Hypothenar und Kleinfinger Tiefenkontakt mit dem Gelenkfortsatz des kranial zum mobilisierenden Segment liegenden Wirbels auf.
- Mit dem Metakarpale II und dem Daumen der anderen Hand nimmt er Tiefenkontakt mit dem Gelenkfortsatz des kaudal zum mobilisierenden Segment liegenden Wirbels auf.
- Durch passive Rotation des Kopfes Einstellen des Segmentes an die pathologische Bewegungsgrenze (**b**).

Therapeutische Maßnahme

- Der Impuls erfolgt in Richtung Rotation während einer Exspirationspause auf den kranial zum mobilisierenden Segment liegenden Wirbel (**b**).

Hinweise

Im Bereich der mittleren HWS ist dies eine sehr effiziente Technik. Sie gehört jedoch nur in die Hände eines erfahrenen Therapeuten.

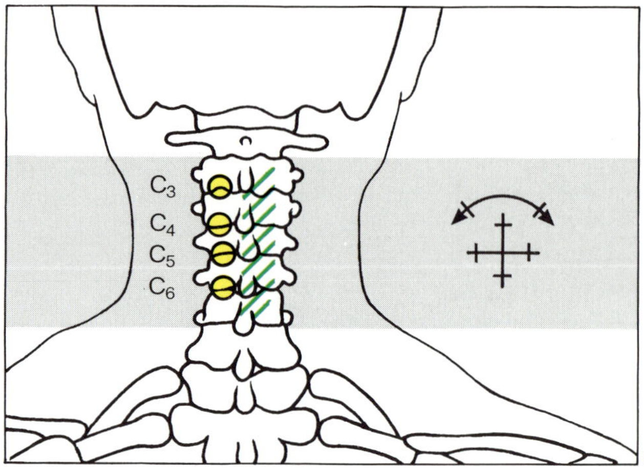

a

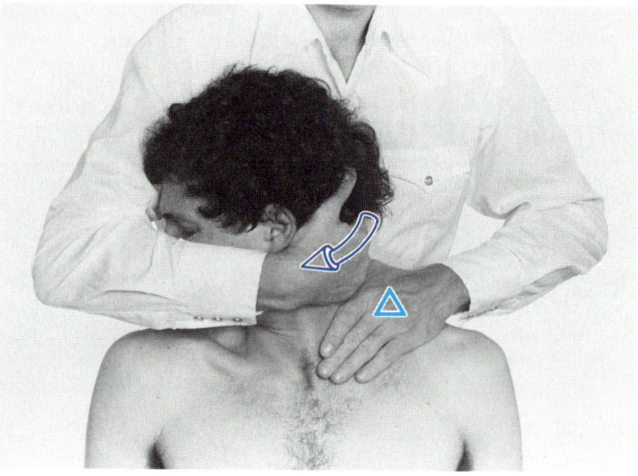

b

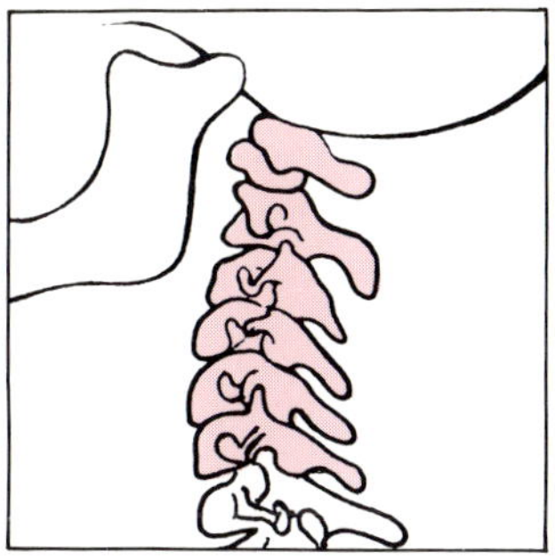

Mobilisation mit Impuls: Rotation/Lateralflexion

Indikation (a)

Irritationszone: C_2, C_3, C_4, C_5, C_6, C_7, Th_1, Th_2, Th_3.
Bewegungstest: Segmentale oder regionale Hypomobilität mit hartem Stopp.
Schmerz: Lokal, evtl. pseudoradikulär ausstrahlend in die Arme und in die Interskapulärregion.

Lagerung

- Patient sitzend, der Therapeut steht seitlich.
- Mit einer Hand fixiert der Therapeut im Bereich der Schläfen, während er mit dem Mittelfinger (unterstützt durch den Zeigefinger) der anderen Hand Tiefenkontakt mit dem Gelenkfortsatz des kranial zum mobilisierenden Segment liegenden Wirbels aufnimmt (**b**).
- Einstellen des Segmentes an die pathologische Bewegungsgrenze durch passive Lateralflexion/Rotation, bei gleichzeitig leichter Traktion (**c**).

Therapeutische Maßnahme

- Der Impuls erfolgt über den Querfortsatz in ventral-kraniale Richtung, unter Berücksichtigung der Gelenkflächenneigung (**d**).

Bemerkung: Ein Impuls mit der Fixationshand ist in jedem Falle zu vermeiden.

Hinweise

Diese, für die HWS schonende Technik eignet sich gut bei ängstlichen oder verspannten Patienten.

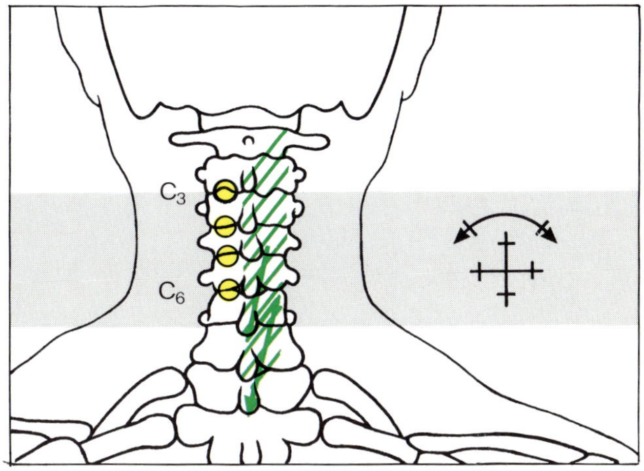

a

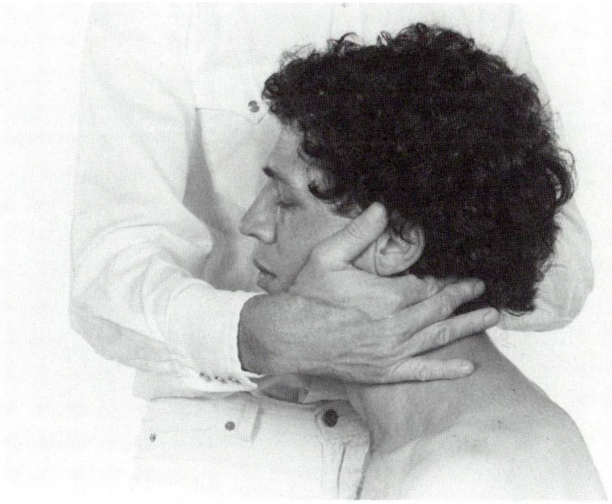
b

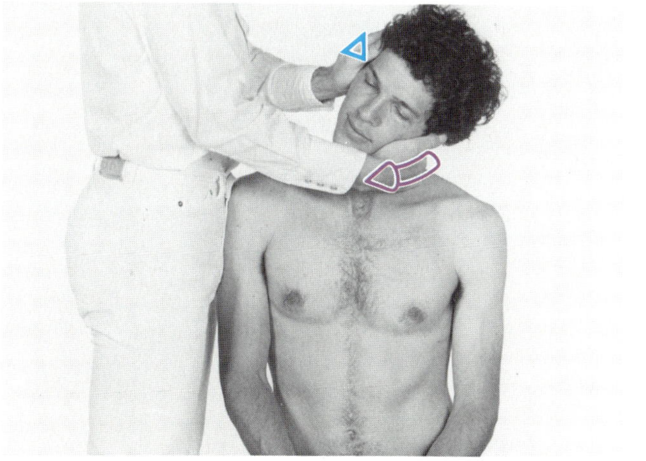
d

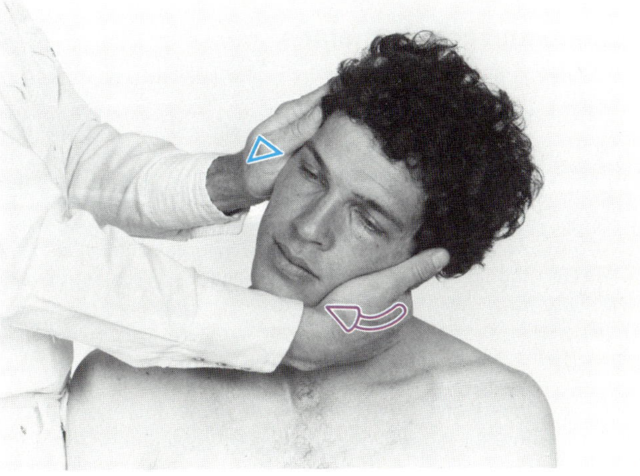
c

NMT 1 und autonome Mobilisation: Rotation

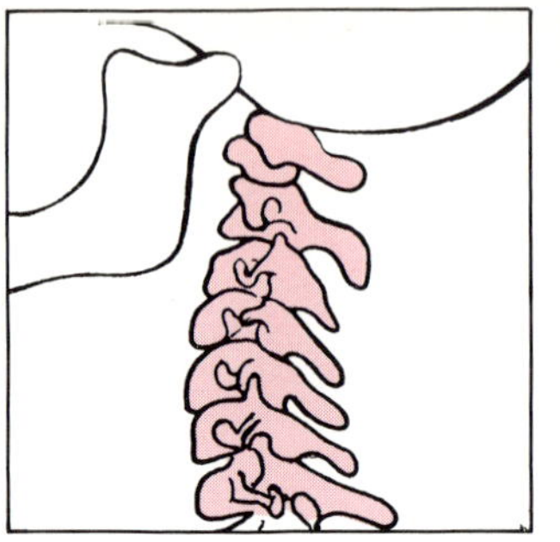

Indikation (a)

Irritationszone: C_2, C_3, C_4, C_5, C_6, C_7, Th_1, Th_2, Th_3.

Bewegungstest: Segmentale oder regionale Hypomobilität für Rotation und Lateralflexion mit hartem Stopp.

Schmerz: Chronisch im Nackenbereich oder ausstrahlend in die Schultern und die Arme, evtl. auch gegen das Okziput und die Interskapulärregion.

Muskeltest: Eine Verkürzung des M. trapezius pars descendens, des M. levator scapulae sowie eine Abschwächung der Schulterblattfixatoren ist fakultativ.

Lagerung

- Patient sitzend.
- Der kaudale Wirbel des zu behandelnden Segmentes wird durch einen weichen Gabelgriff an den Gelenkfortsätzen fixiert und die kaudalen Halswirbelsäulenabschnitte mit der flachen Hand geschient.
- Einstellung der kranialen Halswirbelsäulenabschnitte in Inklination/Flexion bis an das zu behandelnde Segment (**b**).
- Autonome Mobilisation: Der kaudale Wirbel des zu behandelnden Segmentes wird mit Metakarpale V und Kleinfinger am Gelenkfortsatz fixiert. Die Fixation liegt auf der Seite, in deren Richtung die Mobilisation stattfinden soll. Einstellung der kranialen HWS-Abschnitte in Inklination/Flexion bis an das zu behandelnde Segment (**c**).

Bemerkung: Treten bei der Einstellung der kranialen HWS-Abschnitte Schmerzen auf, so sind die Segmente C_0 bis C_3 zu untersuchen und zuerst zu behandeln.

Therapeutische Maßnahme

- Aktive Mobilisation durch Rotation, wobei der Blick der Bewegung folgt.

Hinweise

Die autonome Mobilisation eignet sich sehr gut für Patienten, bei welchen durch stereotype Belastungen (z. B. Maschinenschreiben) immer wieder Blockierungen und Schmerzen auftreten.

Meistens muß die Mobilisation vor der Dehnung des M. trapezius durchgeführt werden.

Treten Schmerzen während der Mobilisation auf, so ist als mögliche Ursache auszuschließen:

- zu harte Griffassung im Bereiche der Irritationszone.

Tritt eine kurzfristige Besserung, anschließend aber eine massive Verschlechterung auf, weist dies auf eine (posttraumatische) Instabilität hin.

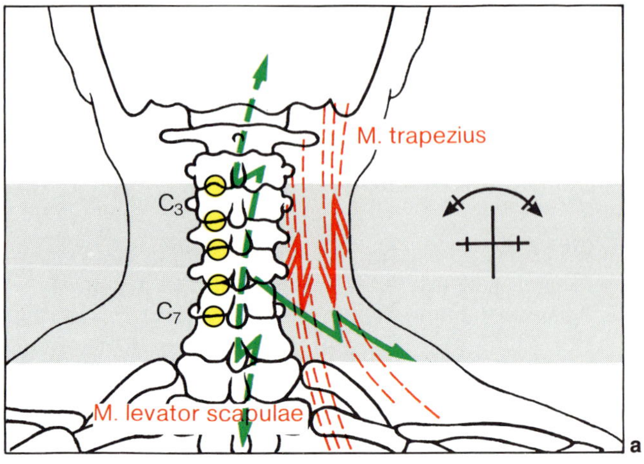

a

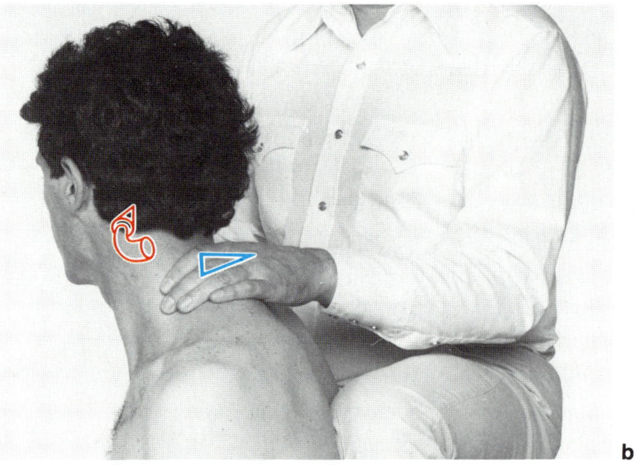

b

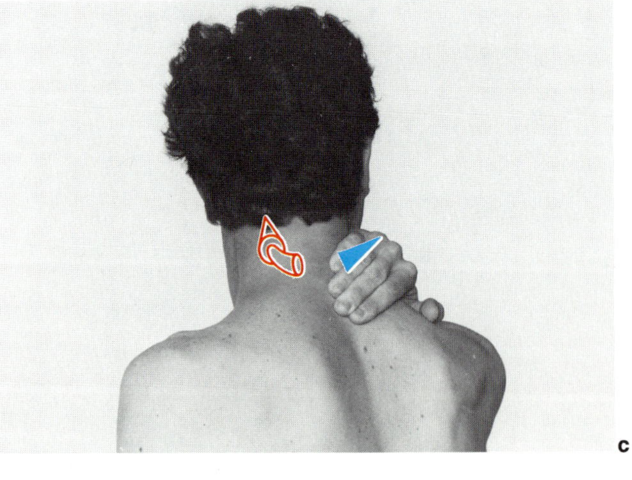

c

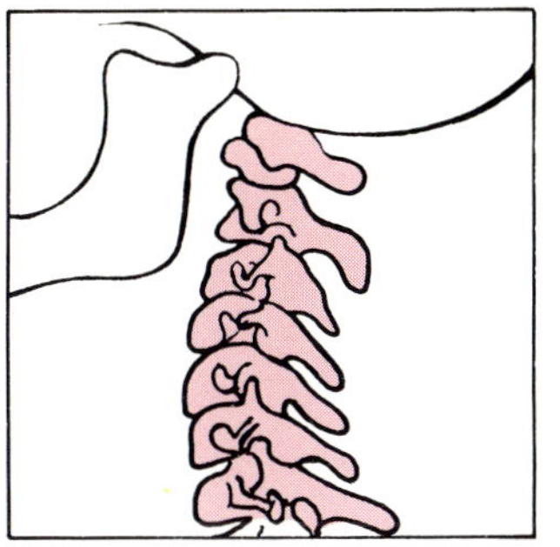

NMT 2: Rotation

Indikation (a)

Irritationszone: C_3, C_4, C_5, C_6, C_7, Th_1, Th_2, Th_3.

Bewegungstest: Segmentale Hypomobilität für Rotation mit weichem Stopp.

Schmerz: Chronisch im Nackenbereich, evtl. ausstrahlend in die Arme.

Muskeltest: Eine Verkürzung des M. trapezius pars descendens, des M. levator scapulae sowie eine Abschwächung der medialen Schulterblattfixatoren und des M. erector spinae im mittleren Thorakalbereich ist fakultativ.

Lagerung

- Patient sitzend.
- Einstellen der Halswirbelsäule in Neutral- bzw. in aktueller Ruhestellung.
- Der kaudale Wirbel der zu behandelnden Segmente wird durch einen weichen Gabelgriff an den Gelenkfortsätzen fixiert.
- Der Kopf und die oberen Halswirbelsäulenabschnitte werden zangenartig umfaßt. Gleichzeitig nehmen Metakarpale V/Kleinfinger Tiefenkontakt mit dem Gelenkfortsatz des kranial zum mobilisierenden Segment liegenden Wirbels auf (**b**).
- Einstellen des Segmentes an die pathologische Bewegungsgrenze.

Therapeutische Maßnahme

- Isometrische Anspannung von der pathologischen Bewegungsgrenze weg mit Blickrichtung Rotation (**b**).
- In der postisometrischen Relaxationsphase passive Mobilisation bei gleichzeitiger axialer Traktion über die pathologische Bewegungsgrenze hinaus.

Hinweis

Die einzelnen Dehnschritte sind klein.

Sind mehrere Segmente zu mobilisieren, soll mit dem Segment begonnen werden, welches die ausgeprägteste Irritationszone aufweist.

Tritt ein radikulär ausstrahlender Schmerz auf, muß die Mobilisation sofort abgebrochen und auf schonendere Techniken gewechselt werden:

- Mobilisation ohne Impuls,
- NMT 1,
- evtl. Mobilisation mit Impuls.

Eine zu harte Griffassung im Bereiche der Irritationszone kann einen heftigen lokalen Schmerz auslösen.

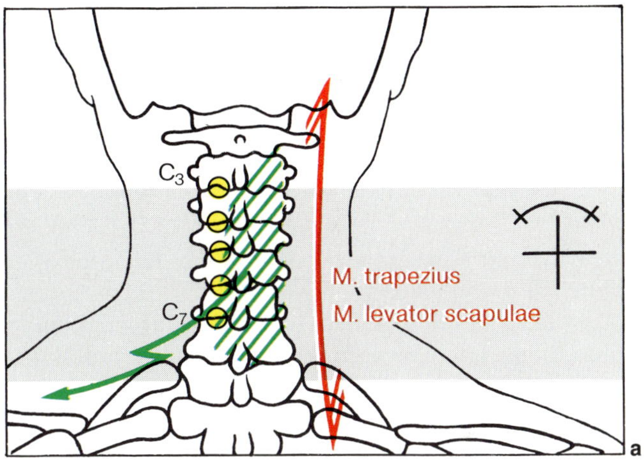

a

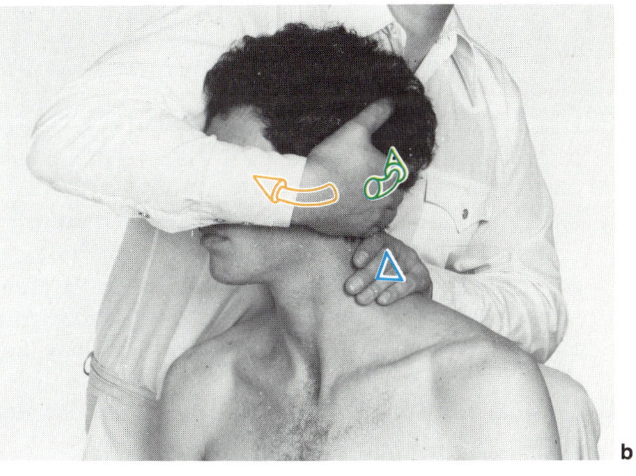

b

NMT 2 und NMT 3: Lateralflexion

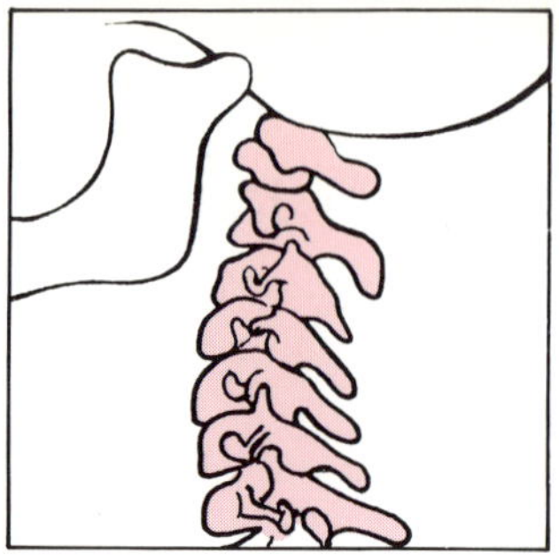

Indikation (a)

Irritationszone: C_2, C_3, C_4, C_5, C_6, C_7, Th_1, Th_2, Th_3.
Bewegungstest: Segmentale Hypomobilität für Lateralflexion mit weichem Stopp.
Schmerz: Lokal und/oder ausstrahlend in die Arme.
Vegetative Symptome: Stellungsabhängiger unsystematischer Schwindel. Nächtliches Einschlafen der Arme.

Bemerkung: Eine isoliert eingeschränkte Lateralflexion weist auf eine spondylotische Randzackenbildung der lateralen Anteile der Wirbelkörperkanten hin (Regio uncinata). Durch die unmittelbare Nachbarschaft der A. vertebralis und des Spinalnervs spielt ein lokal-mechanischer Faktor häufig eine wesentliche Rolle.

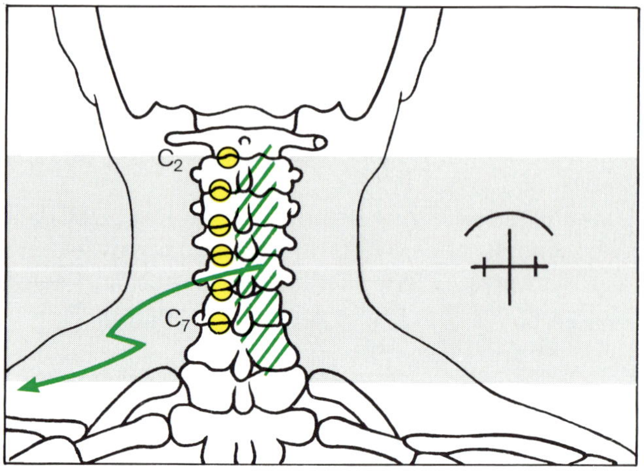

a

Lagerung

- Patient sitzend.
- Einstellen der Halswirbelsäule in Neutral- bzw. in aktueller Ruhestellung.
- Der kaudale Wirbel des zu behandelnden Segmentes wird durch einen weichen Gabelgriff an den Gelenkfortsätzen fixiert.
- Der Kopf und die oberen Halswirbelsäulenabschnitte werden zangengriffartig umfaßt. Gleichzeitig nehmen Metakarpale V/Kleinfinger Tiefenkontakt mit dem Gelenkfortsatz des kranial zum mobilisierenden Segment liegenden Wirbels auf (**b**).
- Einstellen des Segmentes an die pathologische Bewegungsgrenze.

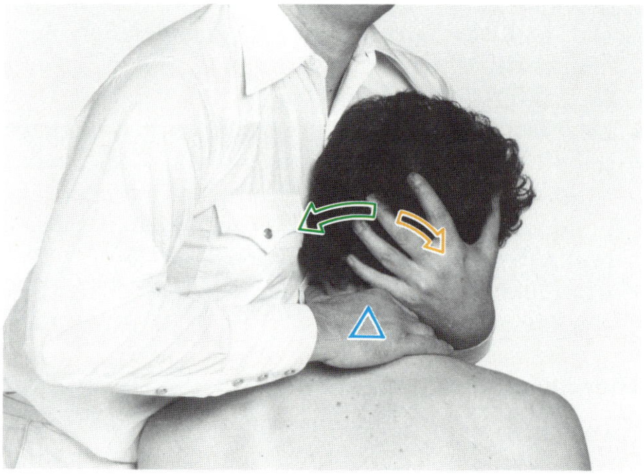
b

Therapeutische Maßnahme

- NMT 2: Isometrische Anspannung weg von der pathologischen Bewegungsgrenze.
- In der postisometrischen Relaxationsphase passive Lateralflexion. Die Bewegung wird mit dem Thorax und der kranial gelegenen Hand geführt, bei gleichzeitig sanfter Traktion (**b**).
- NMT 3: Isometrische Anspannung in Richtung der pathologischen Bewegungsgrenze.
  In der Relaxationsphase passive Lateralflexion (**c**).

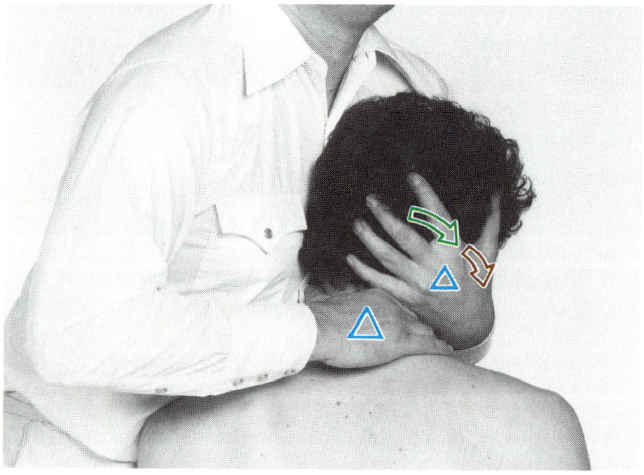
c

Hinweise

Treten Schwindel während der Therapie auf, soll die Mobilisation abgebrochen und auf schonendere Techniken gewechselt werden:
- Traktion,
- Mobilisation mit und ohne Impuls,
- NMT 1.

Mobilisation mit Impuls: Rotation und Lateralflexion

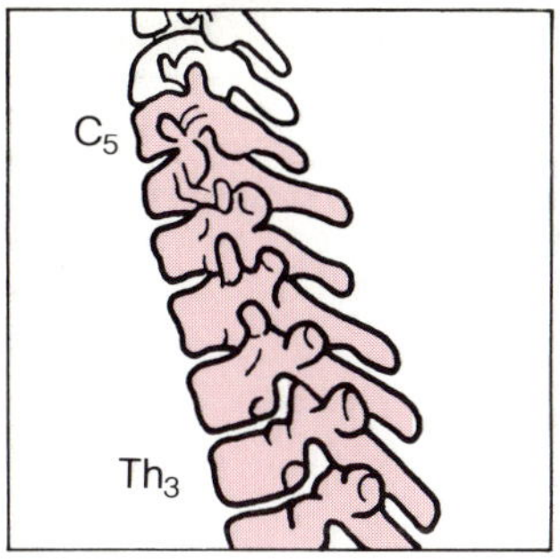

Indikation (a)

Irritationszone: C_5, C_6, C_7, Th_1, Th_2, Th_3, Th_4.
Bewegungstest: Segmentale Hypomobilität mit hartem Stopp.
Schmerz: Zervikothorakal, evtl. ausstrahlend in die Arme/Hände und in die Interskapulärregion.

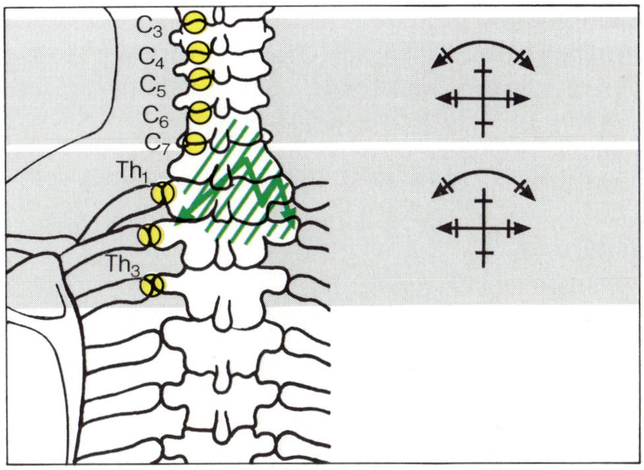

a

Lagerung

- Der Patient sitzt entspannt, leicht kyphosiert, die HWS ist flektiert.
- Der Therapeut steht hinter dem Patienten und legt den Daumen der einen Hand von lateral her auf den Dornfortsatz des kaudal zum mobilisierenden Segment liegenden Wirbels. Die übrigen Finger dürfen das laterale Halsdreieck unter keinen Umständen komprimieren.
- Mit dem anderen Arm greift er zangenartig um den Kopf, wobei der Hypothenar der Hand Tiefenkontakt mit dem Gelenkfortsatz des kranial zum mobilisierenden Segment liegenden Wirbels aufnimmt (**b**).
- Mit dem zangenartig greifenden Arm Einstellen des Segmentes an die pathologische Bewegungsgrenze durch passive Rotation.

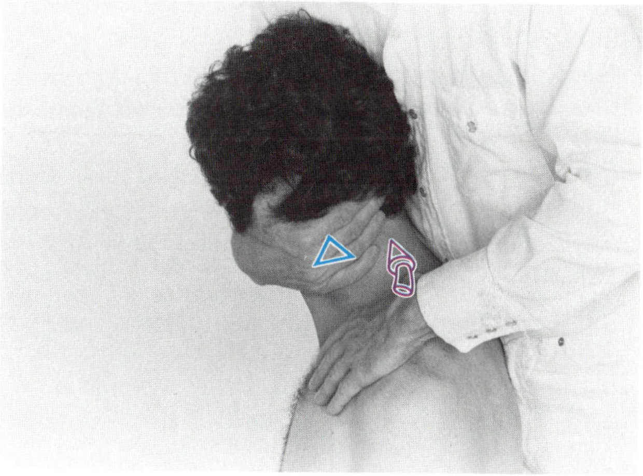
b

Therapeutische Maßnahme

- Während einer Exspirationsphase gibt der Daumen den Impuls gegen den Dornfortsatz (**b, c**).

Hinweise

Es darf unter keinen Umständen zu einer Kompression des lateralen Halsdreieckes kommen.

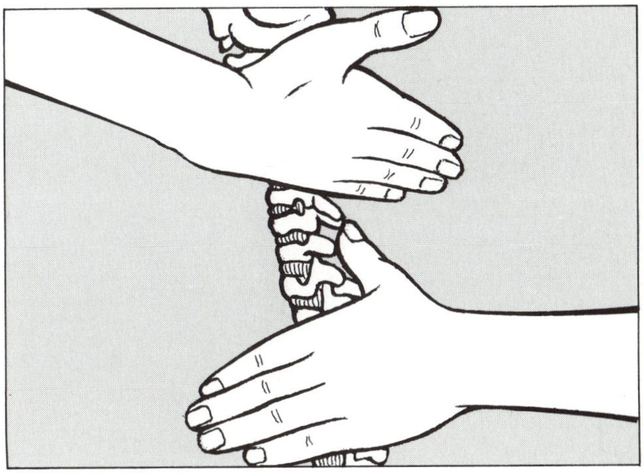
c

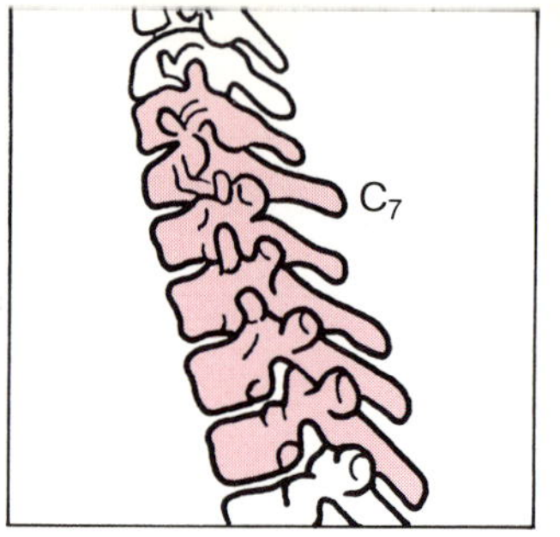

NMT 1, autonome Mobilisation, Mobilisation ohne Impuls: Extension

Indikation (a)

Irritationszone: C_6, C_7, Th_1, Th_2, Th_3, Th_4.
Bewegungstest: Segmentale Hypomobilität für Extension mit hartem/weichem Stopp.
Schmerz: Lokal.
Muskeltest: Verkürzung des M. levator scapulae.

Lagerung

- Patient in Rückenlage, Beine flektiert.
- Der kaudale Wirbel des zu behandelnden Segmentes wird durch die Hand des Therapeuten bzw. einen Sandsack an Dornfortsatz fixiert (**b, c**).
- Unterstützung der kranialen Wirbelsäulenabschnitte durch die im Nacken verschränkten Hände des Patienten.

Therapeutische Maßnahme

- NMT 1, autonome Mobilisation: aktive Mobilisation der Extension während der Exspirationsphase (**b**).
- Mobilisation ohne Impuls: passive Mobilisation mit Hilfe der Schwerkraft. Eine Unterstützung durch den Therapeuten mittels Druck auf die Ellbogen des Patienten ist möglich (**c**).

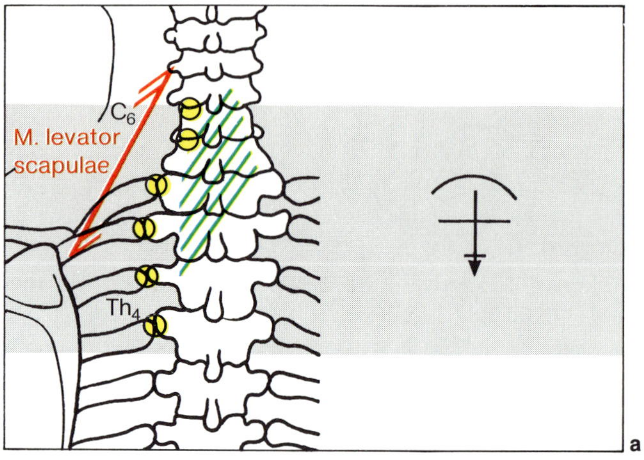

a

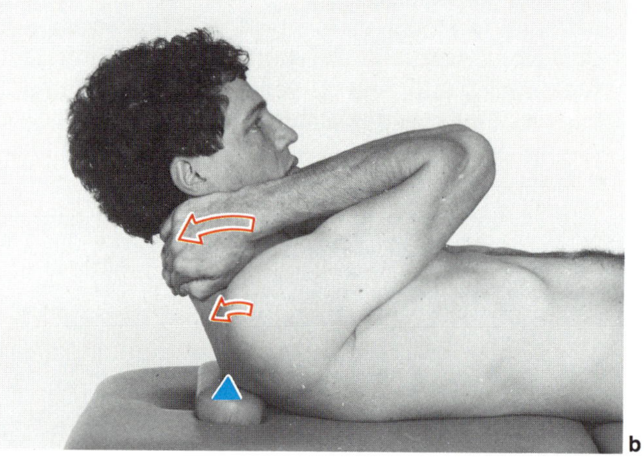
b

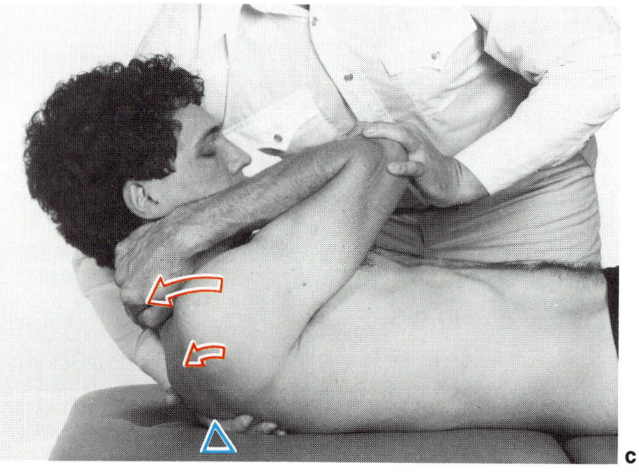
c

Mobilisation mit Impuls: Rotation

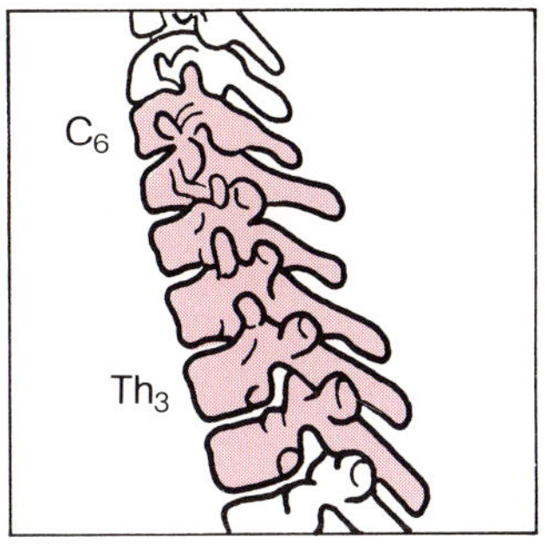

Indikation (a)

Irritationszone: C_6, C_7, Th_1, Th_2, Th_3, Th_4.
Bewegungstest: Segmentale Hypomobilität mit hartem Stopp.
Schmerz: Zervikothorakal, ausstrahlend in die Interskapulärregion und in die Arme.

Lagerung

- Patient sitzend, die Hände im Nacken verschränkt, ohne daß ein ventral gerichteter Zug auf die HWS ausgeübt wird.
- Der Therapeut steht seitlich und umgreift mit einer Hand von unten die Arme des Patienten (**b**).
- Den Daumen der anderen Hand legt er von lateral her auf den Dornfortsatz des kaudal zum mobilisierenden Segment liegenden Wirbels (**c**).
- Einstellen des Segmentes an die pathologische Bewegungsgrenze durch passive Rotation (über die Arme).
- Verstärkung der BWS-Kyphose.

Therapeutische Maßnahme

- Der Impuls erfolgt gegen den Dornfortsatz während einer Exspirationsphase (**c**).

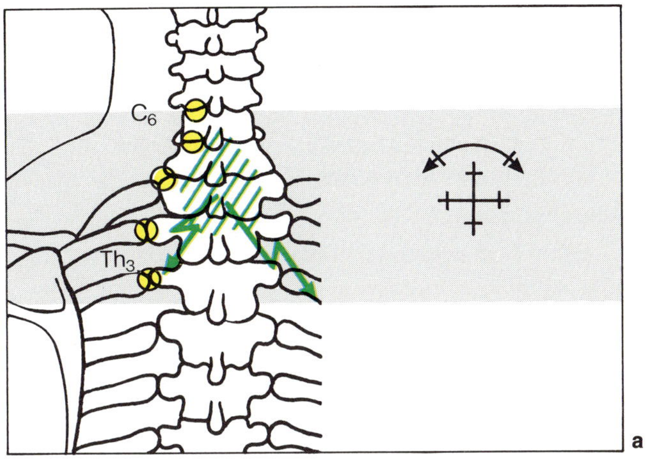

a

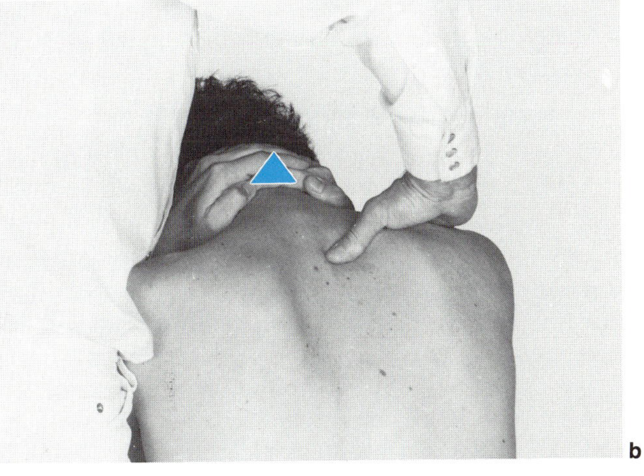
b

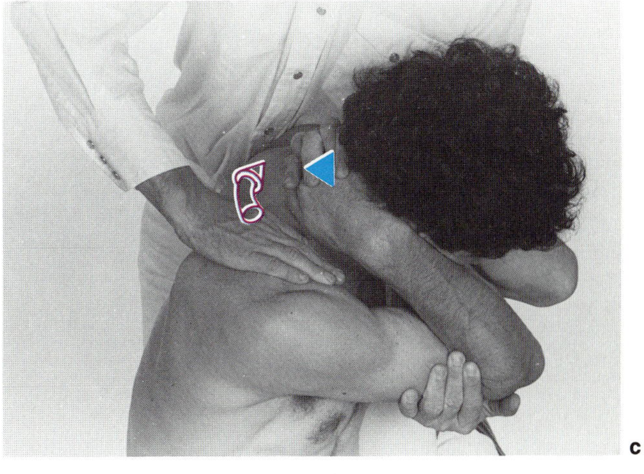
c

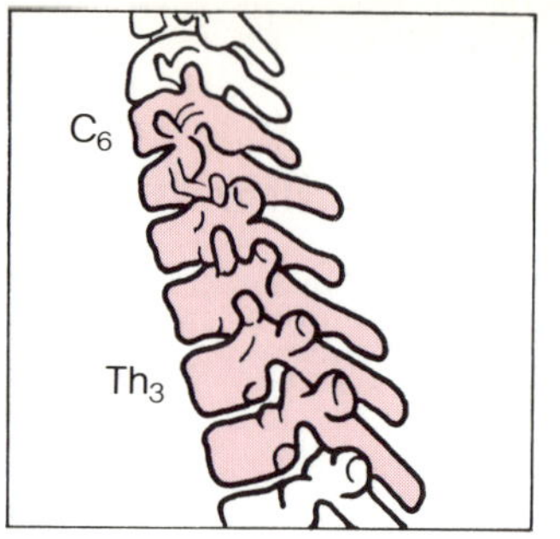

Mobilisation mit Impuls: Rotation, Lateralflexion und Extension

Indikation (a)

Irritationszone: C_6, C_7, Th_1, Th_2, Th_3, Th_4.

Bewegungstest: Segmentale oder regionale Hypomobilität mit hartem Stopp.

Schmerz: Zervikothorakal, ausstrahlend in die Interskapulärregion und in die Arme.

Lagerung

- Patient in Bauchlage. BWS und HWS leicht flektiert.
- Der seitlich stehende Therapeut umfaßt den Kopf flächig mit beiden Händen und führt eine maximale, passive Lateralflexion und Rotation der HWS zu sich durch (**b**).
- Griffwechsel: Nun wird eine Hand flächig am Schultergürtel angelegt, während die andere den Kontakt mit dem Kopf behält. Die Arme sind dabei gekreuzt, die Unterarme liegen parallel zueinander (**c**).

Therapeutische Maßnahme

- Während einer Exspirationsphase wird mit der am Schultergürtel liegenden Hand ein lateral-kaudal gerichteter Impuls ausgeführt (**c**).

Bemerkung: Eine gezielte Mobilisation ist möglich, wenn der Daumen der Impulshand von lateral her auf den Dornfortsatz des kaudal zum mobilisierenden Segment liegenden Wirbels gelegt wird (**d**).
Dabei ist es von Vorteil, wenn durch Herunterklappen des Kopfteiles der Behandlungsliege der zervikothorakale Übergang verstärkt flektiert wird.

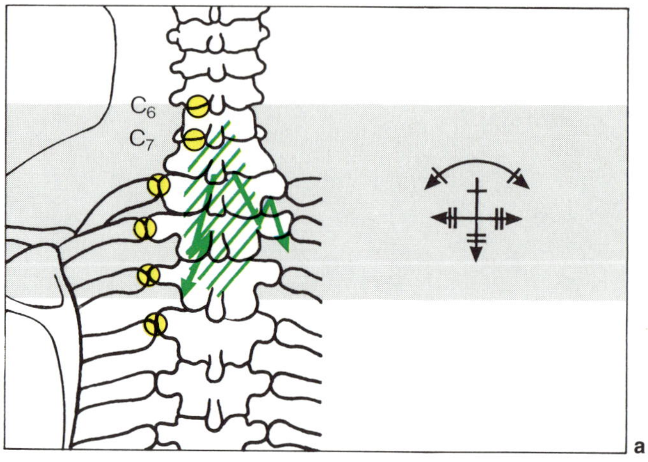

a

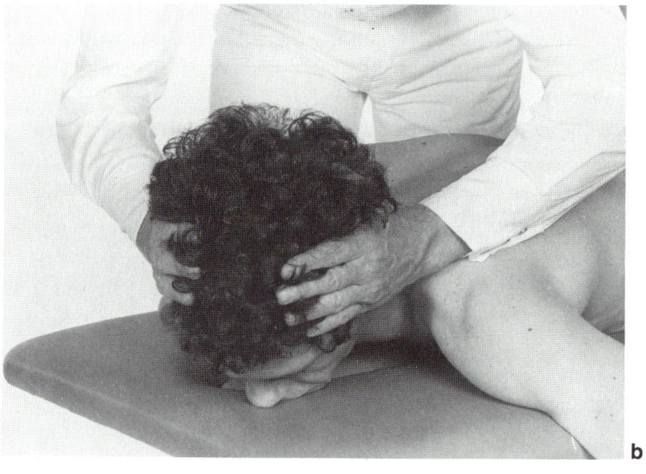
b

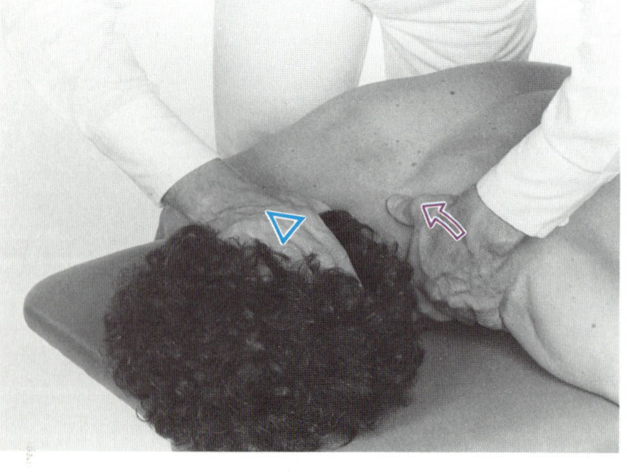
d

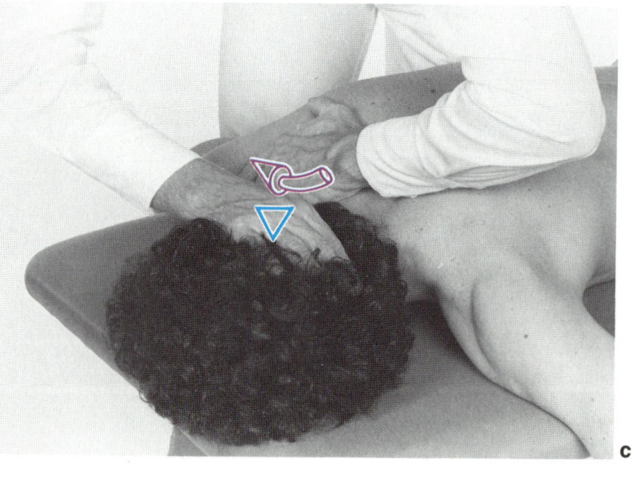
c

Th_3 bis Th_{10}

Mobilisation ohne Impuls: Rotation

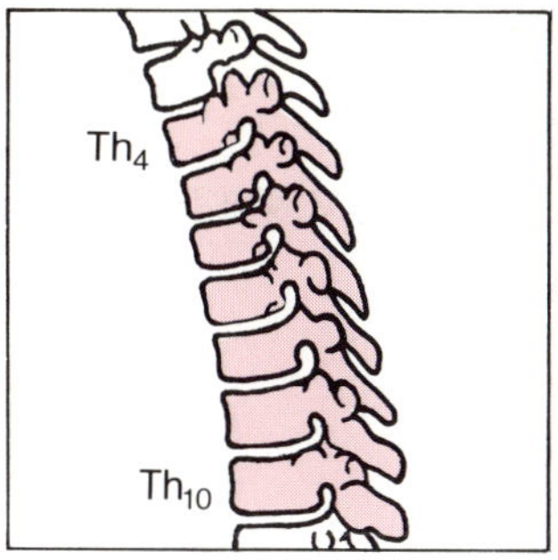

Indikation (a)

Irritationszone: Th_3, Th_4, Th_5, Th_6, Th_7, Th_8, Th_9, Th_{10}.
Bewegungstest: Segmentale Hypomobilität für Rotation mit hartem/weichem Stopp.
Schmerz: Lokal, evtl. segmental ausstrahlend gegen das Sternum.

Lagerung

- Patient sitzend, die Arme über der Brust gekreuzt, die Hände auf dem Schultergürtel aufgelegt.
- Mit einem Arm greift der Therapeut von vorne um den Schultergürtel.
- Einstellen der pathologischen Bewegungsgrenze im zu mobilisierenden Segment durch Rotation.
- Mit der anderen Hand nimmt der Therapeut Tiefenkontakt im Bereiche des Processus spinosus des kranialen Wirbels im zu mobilisierenden Segment auf (**b**).

Therapeutische Maßnahme

- Passive Mobilisation durch Steigerung des Druckes am Processus transversus des kaudalen Wirbels, unterstützt durch vorsichtiges Weiterführen der BWS-Rotation (**b**).

Hinweise

Diese Technik eignet sich nur bei isolierten Blockierungen.
Bestehen zusätzlich Probleme im Bereich
- der Iliosakralgelenke,
- der Lendenwirbelsäule
- oder komplexe Beschwerden im Bereiche der Brustwirbelsäule

soll diese Technik nicht angewendet werden.

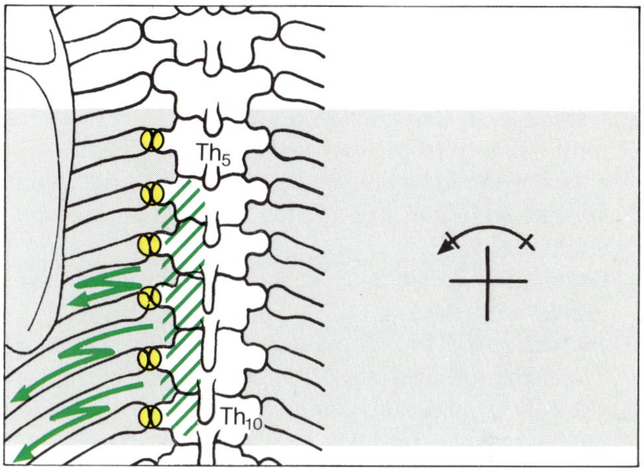

a

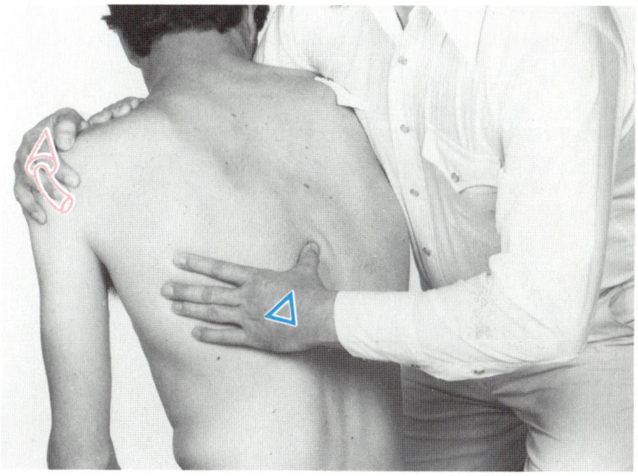

b

Mobilisation ohne Impuls und NMT 2: Extension

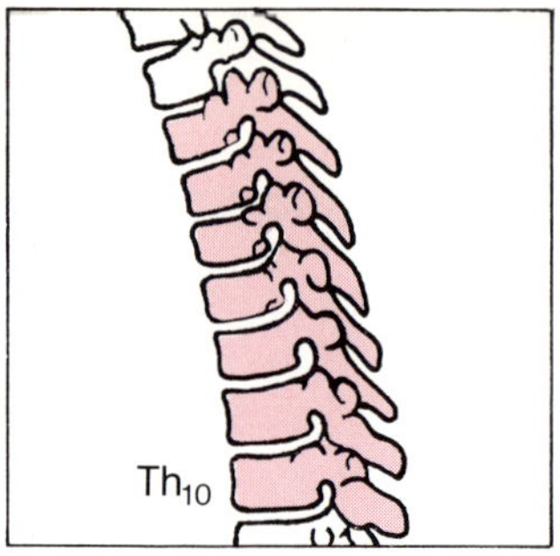

Indikation (a)

Irritationszone: Th_3, Th_4, Th_5, Th_6, Th_7, Th_8, Th_9, Th_{10}.

Bewegungstest: Segmentale oder regionale Hypomobilität für Extension, evtl. auch für Lateralflexion mit eher hartem Stopp.

Schmerz: Akut/chronisch, möglicherweise atmungsabhängig.
Segmental hinziehend gegen das Sternum oder lokal.

Muskeltest: Abschwächung des M. erector spinae im Thorakalbereich sowie der medialen Schulterblattfixatoren. Häufig verbunden mit einer Verkürzung des M. levator scapulae.

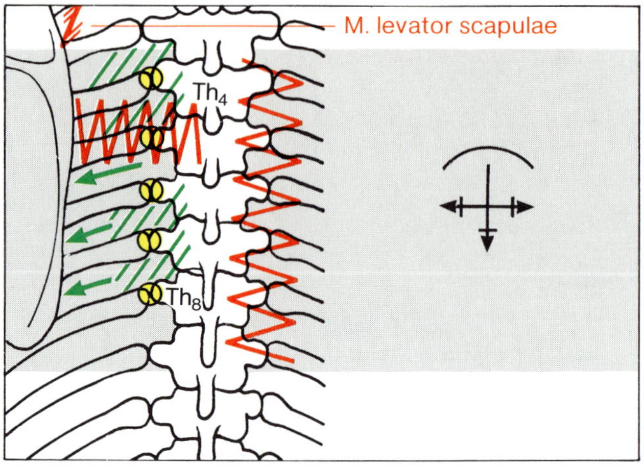

a

Lagerung

- Patient in Rückenlage, Beine flektiert, Arme über der Brust gekreuzt.
- Der Therapeut rotiert den Patienten passiv zu sich und fixiert den kaudalen Wirbel des zu behandelnden Segmentes mit dem Thenar und dem gebeugten Mittelfinger an den Processi transversi (**b**).

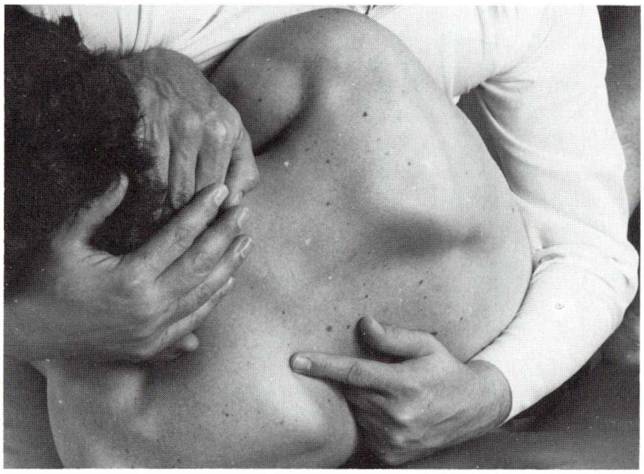
b

Mobilisation ohne Impuls und NMT 2: Extension

Therapeutische Maßnahme

- Mobilisation ohne Impuls: Der Patient wird zurückgedreht. Die Mobilisation erfolgt mittels Schwerkraft und wird unterstützt durch Druck auf die Ellbogen des Patienten in Richtung Extension (**c**).
- NMT 2: Einstellen des Segmentes an die pathologische Bewegungsgrenze durch Extension. Optimale isometrische Anspannung in Richtung Flexion.
- In der postisometrischen Relaxationsphase passive Mobilisation Richtung Extension über die pathologische Bewegungsgrenze hinaus (**d**).

Bemerkung: Die isometrische Anspannung verläuft synchron zur Inspirationsphase, die Mobilisation synchron zur Exspirationsphase.

Hinweise

Der kaudale Wirbel kann auch durch einen Sandsack fixiert werden.

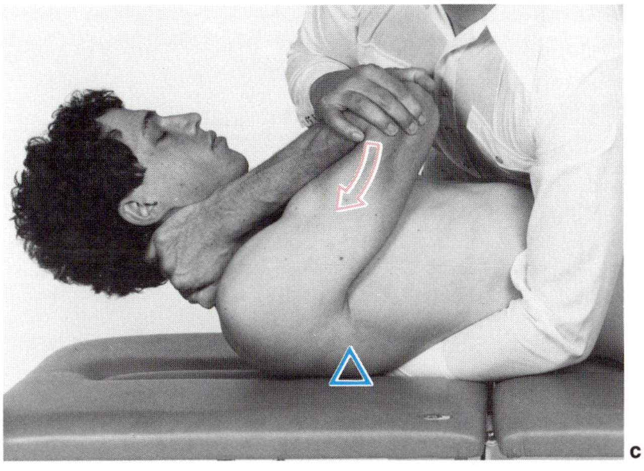

c

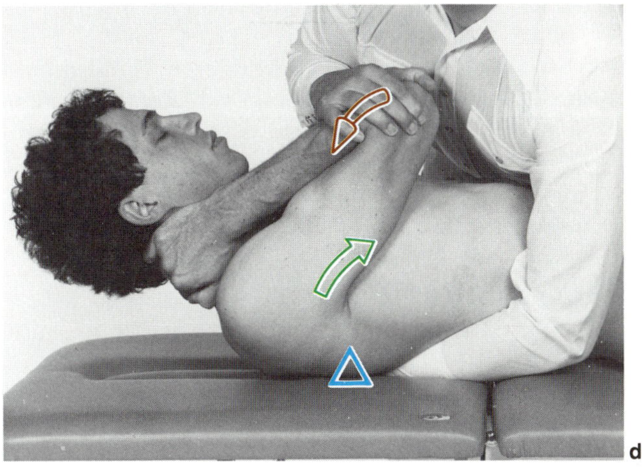

d

Mobilisation ohne Impuls und NMT 2: Rotation

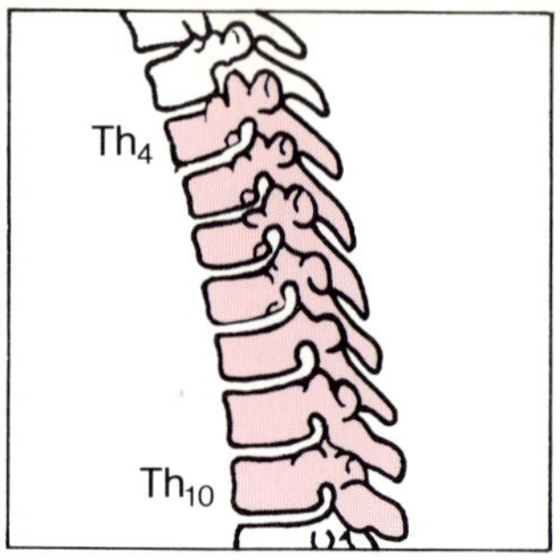

Indikation (a)

Irritationszone: Th_3, Th_4, Th_5, Th_6, Th_7, Th_8, Th_9, Th_{10}.

Bewegungstest: Segmentale Hypomobilität für Rotation mit hartem Stopp.

Schmerz: Akut/chronisch, segmental ausstrahlend gegen das Sternum oder lokal.

Lagerung

- Patient in Seitenlage.
- In einer ersten Phase werden die kaudal gelegenen, in einer zweiten Phase die kranial gelegenen Wirbelsäulenabschnitte durch Rotation bis an das zu mobilisierende Segment eingestellt.
- Der kraniale Wirbel des zu behandelnden Segmentes wird mit der Daumenkuppe an der tischfernen Seite des Dornfortsatzes fixiert.
- Mit den Fingerspitzen der anderen Hand nimmt der Therapeut Tiefenkontakt mit der tischnahen Seite des Dornfortsatzes des kaudalen Wirbels auf (**b**).
- Einstellen des Segmentes an die pathologische Bewegungsgrenze.

Therapeutische Maßnahme

- Mobilisation ohne Impuls: Passive Mobilisation der Rotation im Segment durch direkten Zug am kaudalen Dornfortsatz, unterstützt durch Weiterführung der Rotation der kaudal gelegenen Wirbelsäulenabschnitte (**b**).
- NMT 2: Isometrische Rotation von der Bewegungsgrenze weg (Inspiration).
- Während der postisometrischen Relaxation Mobilisation über die pathologische Bewegungsgrenze hinaus (Exspiration) (**c**).

Hinweise

Ein zu starkes Abstützen des Therapeuten auf dem Körper des Patienten ist zu vermeiden.

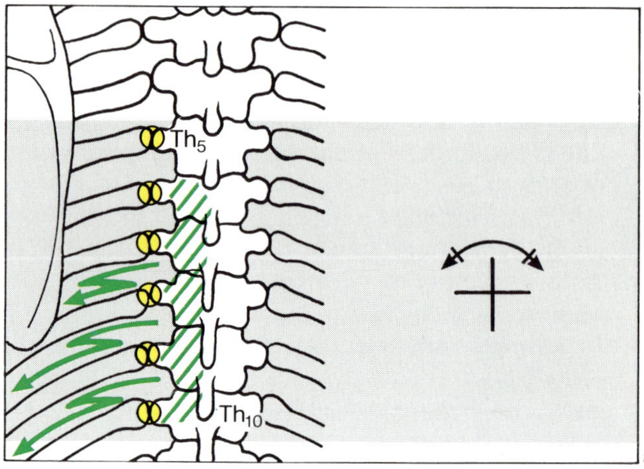

a

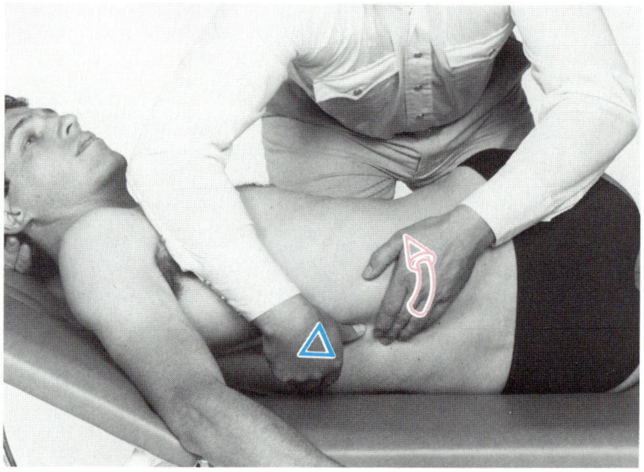
b

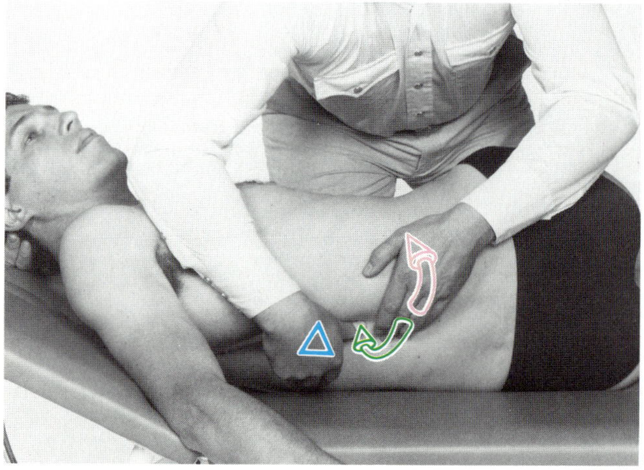
c

Th_3 bis Th_{10}

Mobilisation mit Impuls: Traktion/Flexion

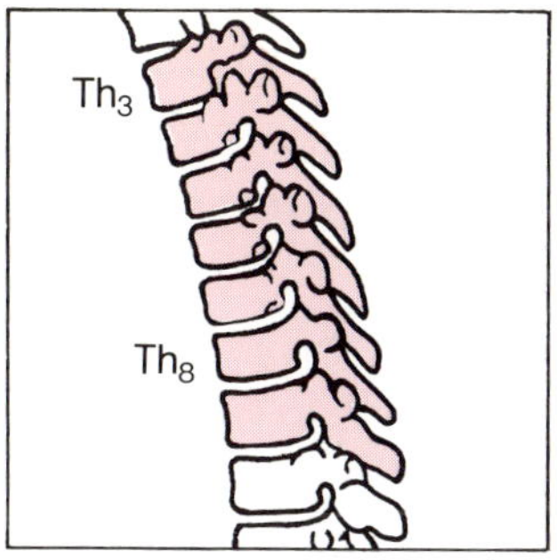

Indikation (a)

Irritationszone: Th_3, Th_4, Th_5, Th_6, Th_7, Th_8, Th_9, Th_{10}.
Bewegungstest: Segmentale oder regionale Hypomobilität mit hartem Stopp.
Schmerz: Im Bereich der mittleren BWS, gürtelförmig ausstrahlend.

Lagerung

- Patient in Bauchlage.
- Exakte Einstellung der BWS in Kyphose, mit Scheitelpunkt auf Höhe des zu mobilisierenden Segmentes bzw. der zu mobilisierenden Region.
- Der Therapeut legt die Hände flächig über beide Querfortsätze (Thenar) sowie die dazugehörende Rippe (Palma manus und Hypothenar).
- Die Unterarme des Therapeuten stehen nahezu tangential zu der entsprechenden Wirbelsäulenregion (**b**).

Therapeutische Maßnahme

- Passive Mobilisation durch einen kranial und leicht ventral gerichteten Impuls mit beiden Händen (**c**).

Hinweise

Verschiebt der Therapeut eine Hand um ein Segment, so erhält der Impuls eine zusätzliche Rotationskomponente.

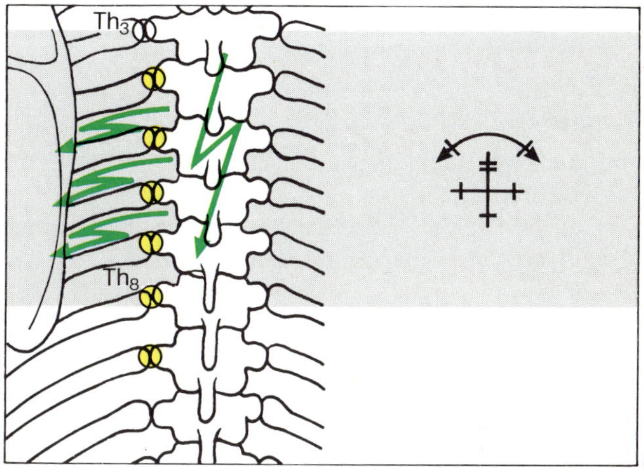

a

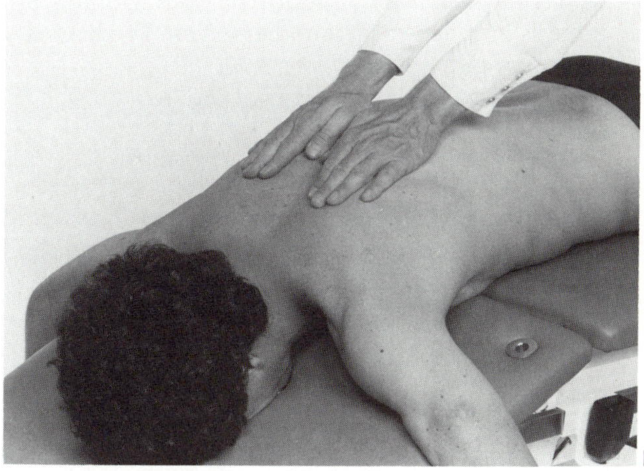

b

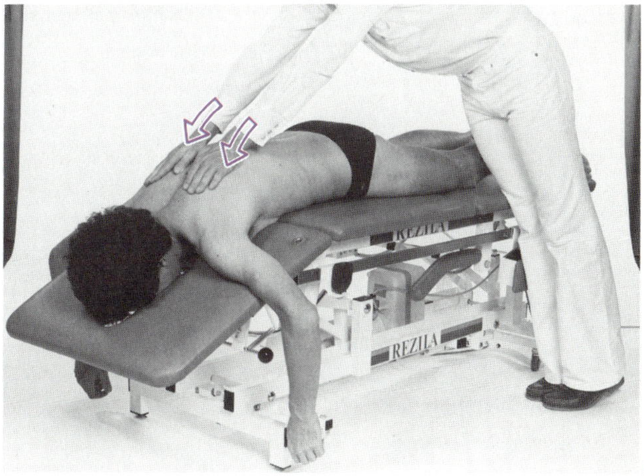

c

Th_3 bis Th_{10}

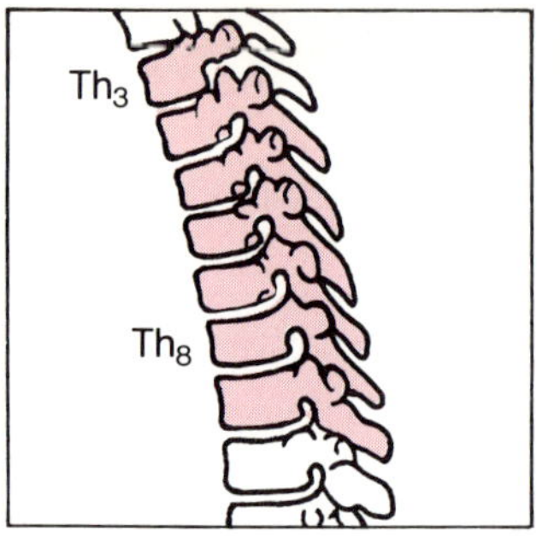

Mobilisation mit Impuls: Extension/Rotation

Indikation (a)

Irritationszone: Th_3, Th_4, Th_5, Th_6, Th_7, Th_8, Th_9, Th_{10}.

Bewegungstest: Segmentale Hypomobilität mit hartem Stopp.

Schmerz: Im Bereich der BWS.

Lagerung

- Patient in Rückenlage, die Hände über der Brust verschränkt.
- Der Therapeut dreht den Patienten passiv zu sich und faßt mit einer Hand den Hinterkopf und die obere HWS, um die Flexion des zervikothorakalen Überganges zu kontrollieren (**b**).
- Daumen und Zeigefinger der anderen Hand hat er gestreckt, die Finger III bis V gebeugt.
- Der Thenar dieser Hand wird auf den Querfortsatz des kaudal zum mobilisierenden Segment liegenden Wirbels der einen Seite gelegt, der gebeugte Mittelfinger auf den Querfortsatz des kranial zum mobilisierenden Segment liegenden Wirbels der anderen Seite (**c**).
- Der Patient wird in die Rückenlage zurückgedreht.

Therapeutische Maßnahme

- Über die Arme des Patienten übt der Therapeut einen zunehmenden Druck aus und gibt während einer Exspirationsphase den Impuls (**d**).
- Durch die Griffanlage hat der Impuls eine rotatorische Extensionswirkung.

Hinweise

Anstatt die Hände über der Brust zu verschränken, kann der Patient die Arme auch über dem Nacken gekreuzt halten.

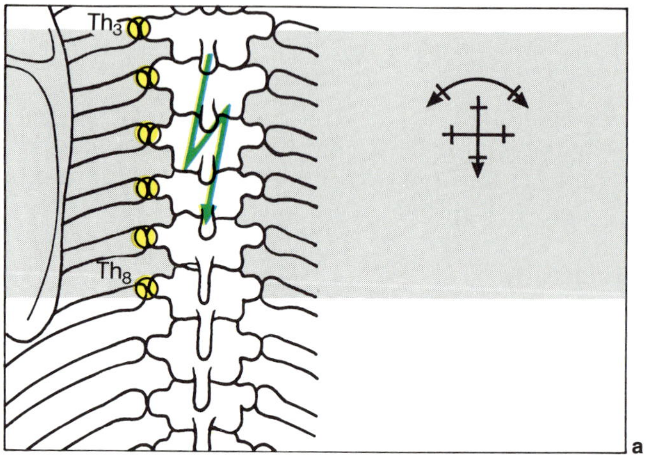

a

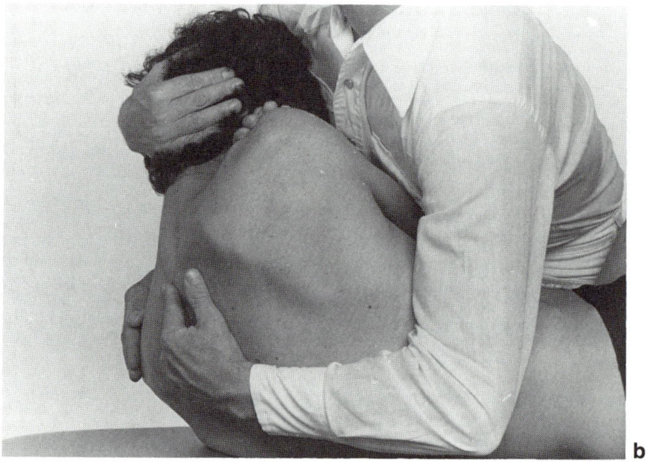

b

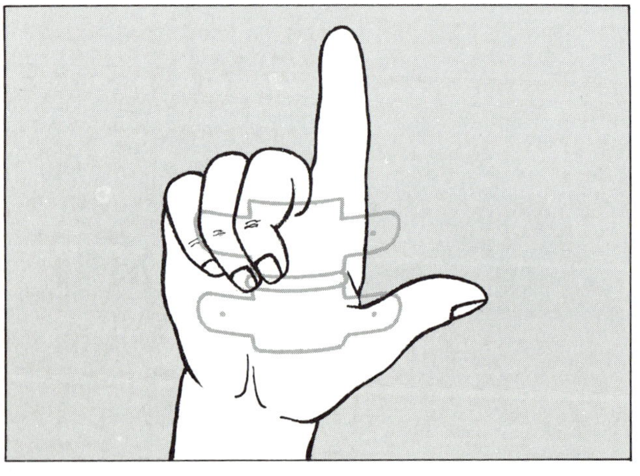

d

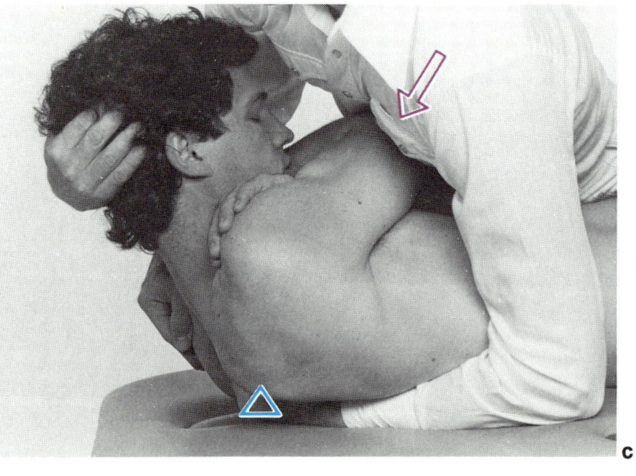

c

Th_3 bis Th_{10}

Mobilisation mit Impuls: Rotation

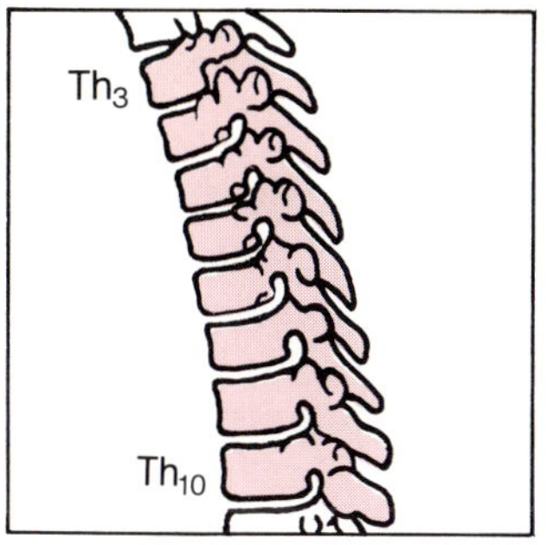

Indikation (a)

Irritationszone: Th_3, Th_4, Th_5, Th_6, Th_7, Th_8, Th_9, Th_{10}.
Bewegungstest: Segmentale Hypomobilität mit hartem Stopp.
Schmerz: Im Bereich der BWS, gürtelförmig ausstrahlend.

Lagerung

- Patient in Bauchlage.
- Einstellung der BWS in Kyphose mit Scheitelpunkt auf Höhe des zu mobilisierenden Segmentes.
- Der Therapeut steht seitlich und nimmt je mit dem Os pisiforme einer Hand Tiefenkontakt mit dem jeweiligen Querfortsatz des kaudal bzw. kranial zum mobilisierenden Segment liegenden Wirbels auf.
  Dabei sind die Arme gekreuzt, die Unterarme stehen in einem Winkel von ca. 45° zur Wirbelsäule (**b**).
- Einstellen des Segmentes an die pathologische Bewegungsgrenze durch zunehmenden Druck auf die Querfortsätze während einer Exspirationsphase.

Therapeutische Maßnahme

- Aus dieser Stellung erfolgt am Ende einer Exspirationsphase der Impuls mit beiden Händen in ventraler Richtung (**b**).

Hinweise

Zu beachten ist:
- Das Os pisiforme soll nicht an den Rippen angelegt werden, da dies zu einer Verstärkung der Symptome führen kann.

Tritt bei ventralisierendem Druck auf das zu mobilisierende Segment ein Provokationsschmerz auf, muß die Behandlung abgebrochen werden.

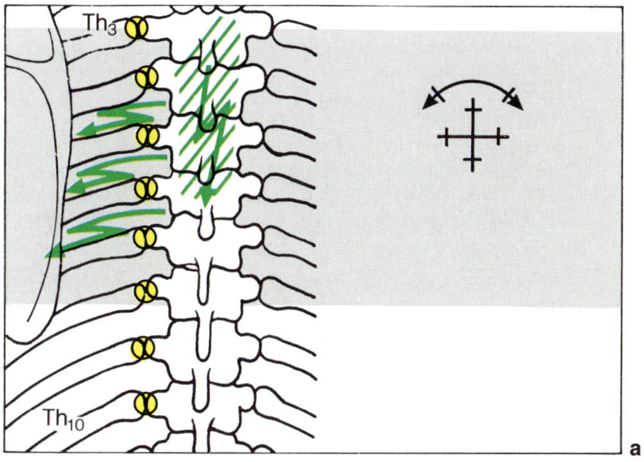

a

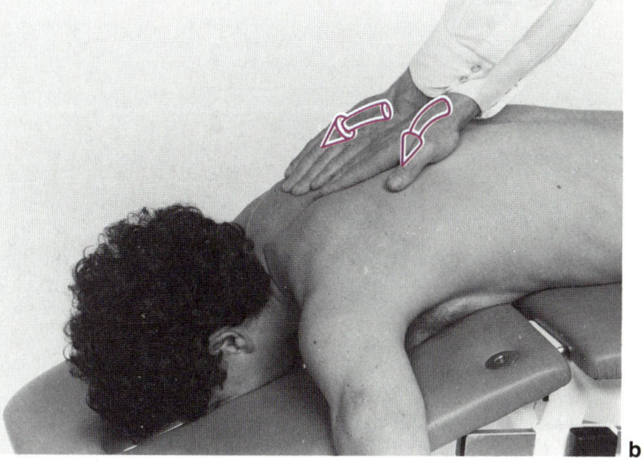
b

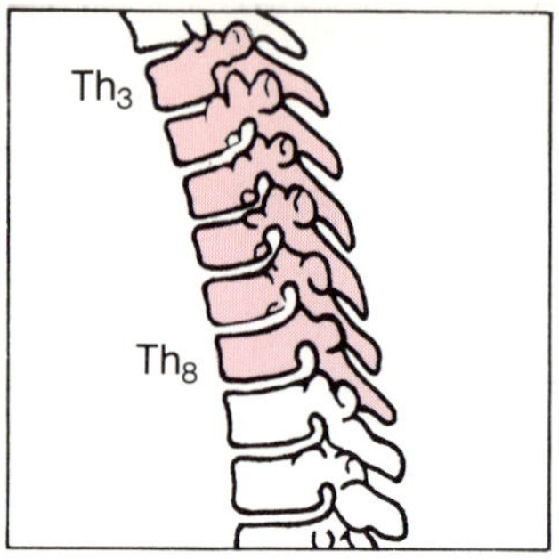

Mobilisation mit Impuls: Rotation

Indikation (a)

Irritationszone: Th_3, Th_4, Th_5, Th_6, Th_7, Th_8, Th_9, Th_{10}.

Bewegungstest: Segmentale Hypomobilität mit hartem Stopp.

Schmerz: Im Bereich der BWS, gürtelförmig ausstrahlend.

Lagerung

- Patient in der Bauchlage mit kyphosierter BWS mit Scheitelpunkt in der Region des behandelten Segmentes.
- Die Hände des Therapeuten werden so kreuzweise übereinandergelegt, daß die Fossa tabatière der linken Hand den Processus styloideus ulnae der rechten Hand berührt. Die ulnare linke Handkante ist die Führungshand. Sie wird der Dornfortsatzreihe entlang auf der rechten Seite angelegt (**b**). Die Finger zeigen nach kranial.
- Das Os pisiforme der rechten Hand kommt auf der Gegenseite auf den nächsthöheren Querfortsatz eines Brustwirbels zu liegen (**c, d**).

Therapeutische Maßnahme

- Der Impuls erfolgt über das Os pisiforme, die Arme des Therapeuten sind im Ellbogen leicht gebeugt.
- Auch bei diesem Griff wird der Impuls in der maximalen Exspirationslage appliziert (**c, d**).

Hinweise

Mit diesem Griff darf keineswegs ein ventralisierter Wirbel bzw. Bewegungssegment behandelt werden. Ebenfalls bei älteren Patienten ist Vorsicht am Platz.

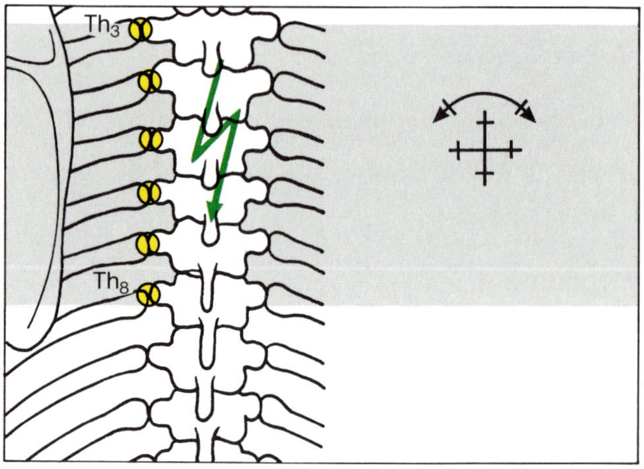

a

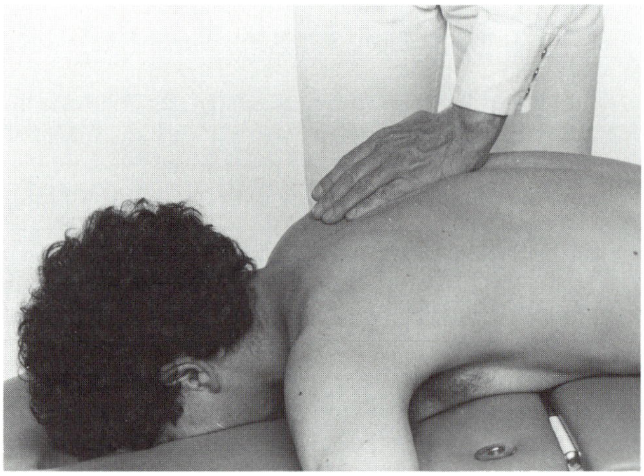
b

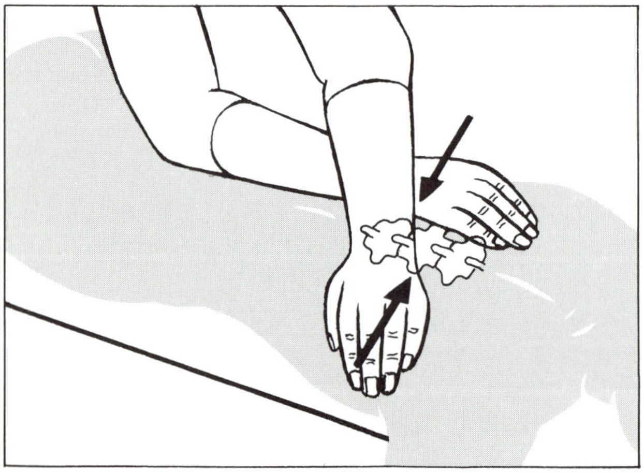
d

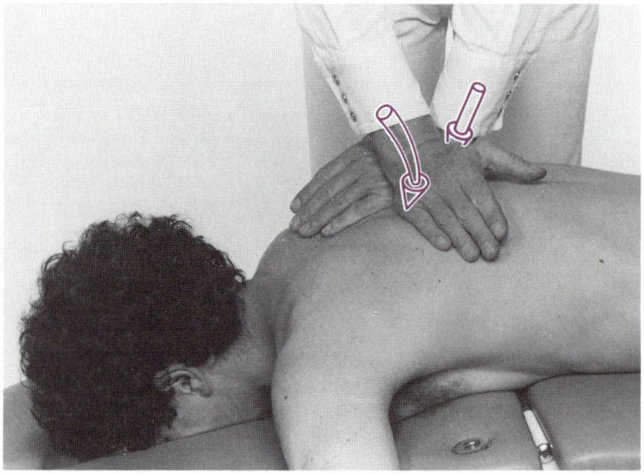
c

Th_8 bis Th_{12}

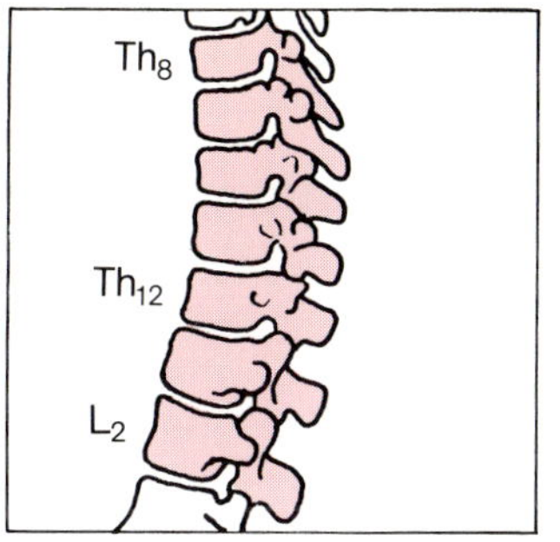

Mobilisation mit Impuls: Rotation

Indikation (a)

Irritationszone: Th_8, Th_9, Th_{10}, Th_{11}, Th_{12}.
Bewegungstest: Segmentale Hypomobilität mit hartem Stopp.
Schmerz: Lokal, evtl. ausstrahlend in die Flanken.

Lagerung

- Patient in Seitlage, relativ nahe am Tischrand.
- Der Therapeut fixiert mit einer Hand das Becken, während er mit der anderen Hand den unteren Arm des Patienten umfaßt und die tischnahe Seite des Schultergürtels zu sich zieht.
  Gleichzeitig rotiert die tischferne Seite des Schultergürtels nach hinten, und es kommt zu einer Rotation in der BWS.
- Die BWS wird soweit rotiert, bis die pathologische Bewegungsgrenze im zu mobilisierenden Segment erreicht ist.
- Diese Einstellung wird dann vom Therapeuten durch Griff an der Schulter oder durch Abstützen des Ellbogens in der Axilla fixiert.
- Nun wird die Wirbelsäule von kaudal her eingestellt: Mit der am Becken liegenden Hand stellt der Therapeut durch zunehmende, passive Hüftflexion des tischfernen Beines die LWS in bezug auf Flexion ein. Der Fuß wird dann in die Kniekehle des tischnahen Beines gelegt. Der Therapeut legt sein Knie in den lateralen Anteil der Poplitea des flektierten Beines des Patienten, um die Stellung zu kontrollieren.
- Mit den Fingerspitzen der Hand des kranial liegenden Armes fixiert der Therapeut die tischferne Seite des Dornfortsatzes des kranial zum mobilisierenden Segment liegenden Wirbels.
- Mit den Fingerspitzen der Hand des kaudalen Armes nimmt er Tiefenkontakt mit der tischnahen Seite des Dornfortsatzes des kaudal zum mobilisierenden Segment liegenden Wirbels auf. Der Unterarm ist am Becken abgestützt (**b**).

Therapeutische Maßnahme

- Mit der Hand des kaudal liegenden Armes erfolgt der Impuls gegen den Dornfortsatz nach ventral/kaudal (**c**).

Hinweise

Zu beachten ist eine gute Fixation bei exakter Lagerung des Patienten.
Treten während der Lagerung Schmerzen auf, ist dies meistens ein Zeichen einer ungenügenden LWS-Flexion.

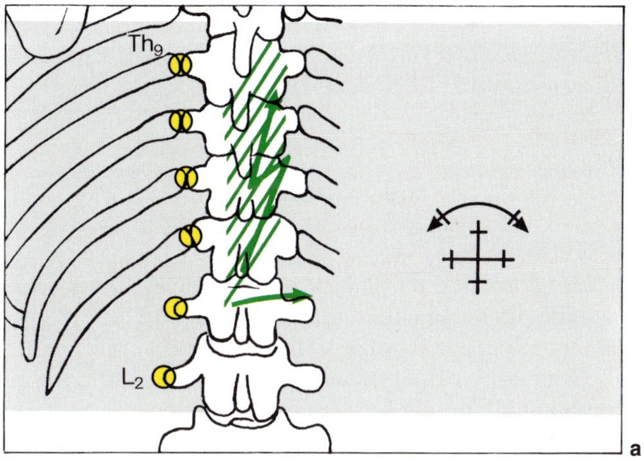

a

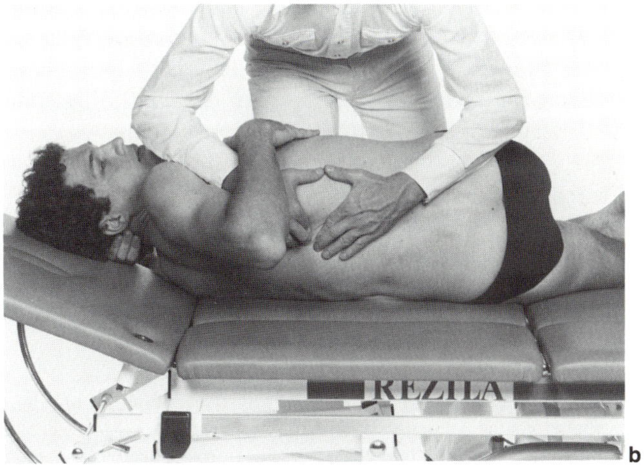

b

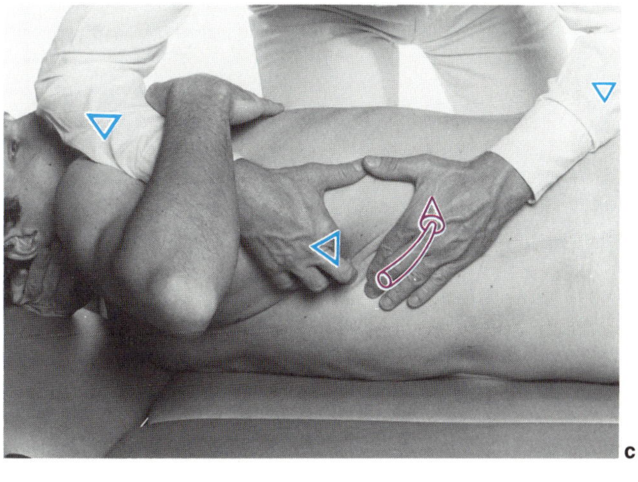
c

Th_8 bis Th_{12}

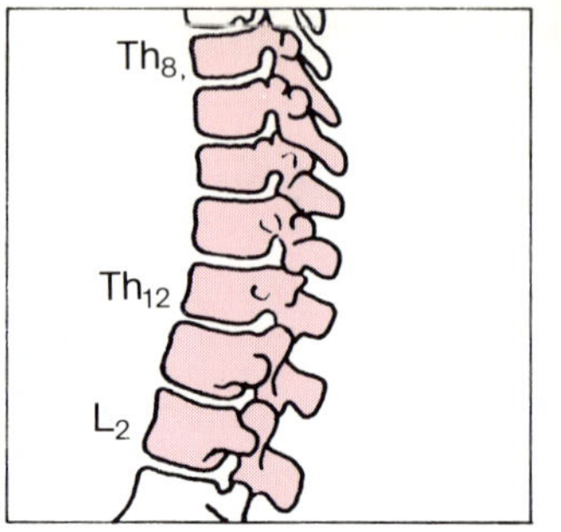

Mobilisation mit Impuls: Rotation

Indikation (a)

Irritationszone: Th_8, Th_9, Th_{10}, Th_{11}, Th_{12}.
Bewegungstest: Regionale Hypomobilität mit hartem Stopp.
Schmerz: Lokal und/oder ausstrahlend in die Flanken.

Lagerung

- Der Patient sitzt „rittlings" auf der Behandlungsliege, die Arme über der Brust gekreuzt.
- Der Therapeut sitzt dahinter, greift mit einem Arm von vorne um den Patienten und führt eine passive Rotation bei gleichzeitig leichter Extension der BWS durch.
- Mit dem Os pisiforme der anderen Hand nimmt er Tiefenkontakt mit dem Querfortsatz des kranial zum mobilisierenden Segment liegenden Wirbels auf (**b, c**).
- Einstellen des Segmentes an die pathologische Bewegungsgrenze durch Rotation.

Therapeutische Maßnahme

- Während einer Exspirationsphase erfolgt der Impuls gegen den Querfortsatz entsprechend der Gelenkflächenneigung in Richtung Rotation (**c**).

Hinweise

Modifikation: Wird mit dem Os pisiforme Tiefenkontakt mit dem Angulus costae aufgenommen, kommt es zu einer Mobilisation der Rippe und indirekt zu einer Mobilisation des dazugehörenden BWS-Abschnittes.

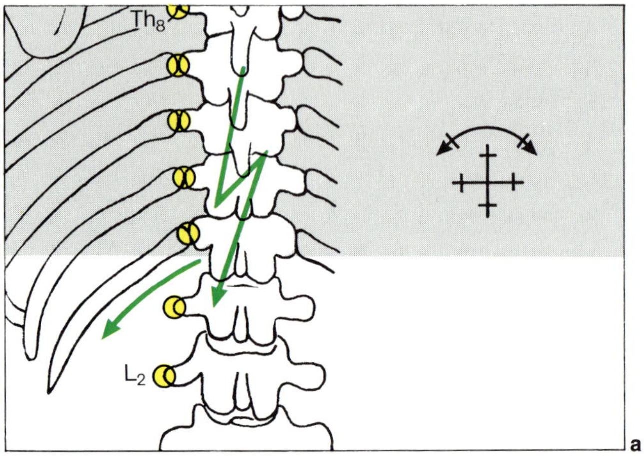

a

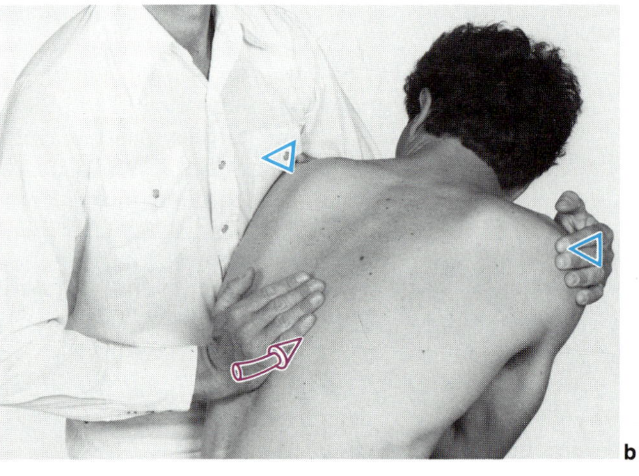
b

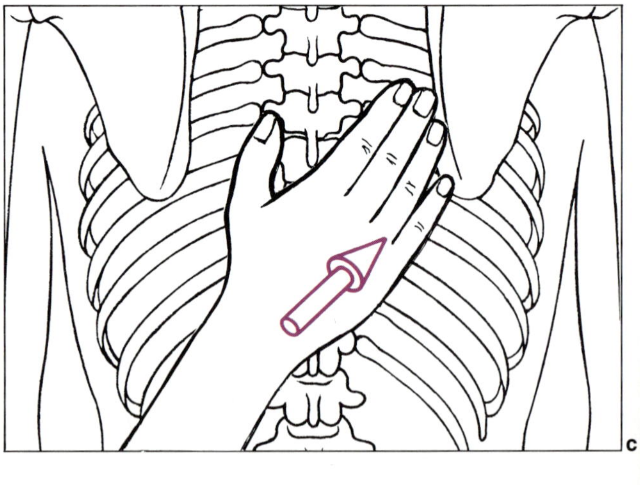
c

Th_{10} bis S

Mobilisation ohne Impuls: Rotation

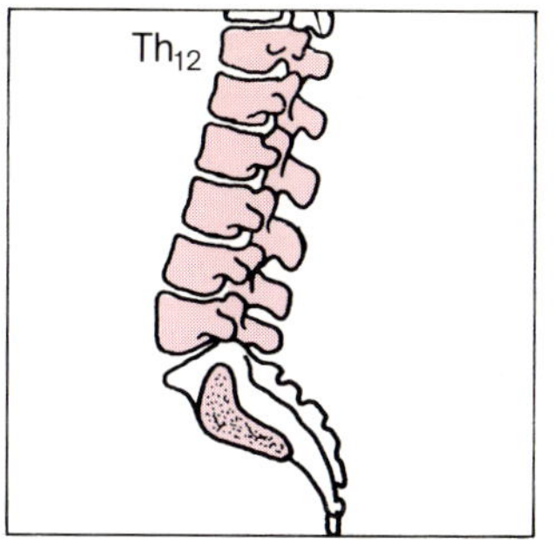

Indikation (a)

Irritationszone: Th_{10}, Th_{11}, Th_{12}, L_1, L_2, L_3, L_4, L_5, S.
Bewegungstest: Segmentale Hypomobilität für Rotation und Lateralflexion mit eher hartem Stopp.
Schmerz: Lokal/chronisch.
Muskeltest: Verkürzung des M. erector spinae im Lumbalbereich und des M. quadratus lumborum.

Lagerung

- Patient sitzend, die Arme verschränkt und die Hände auf dem Schultergürtel aufgelegt.
- Einstellen der kranial gelegenen Wirbelsäulenabschnitte durch Flexion und Rotation bis an die pathologische Bewegungsgrenze im zu mobilisierenden Segment (**b**).
- Mit der Daumenspitze nimmt der Therapeut fixierenden Tiefenkontakt mit dem Dornfortsatz des kaudal zum mobilisierenden Segment liegenden Wirbels auf.

Therapeutische Maßnahme

- Passive Mobilisation durch rotierenden Zug am Schultergürtel und der BWS (**b**).

Hinweise

Hierbei handelt es sich um eine unspezifische Mobilisationstechnik.

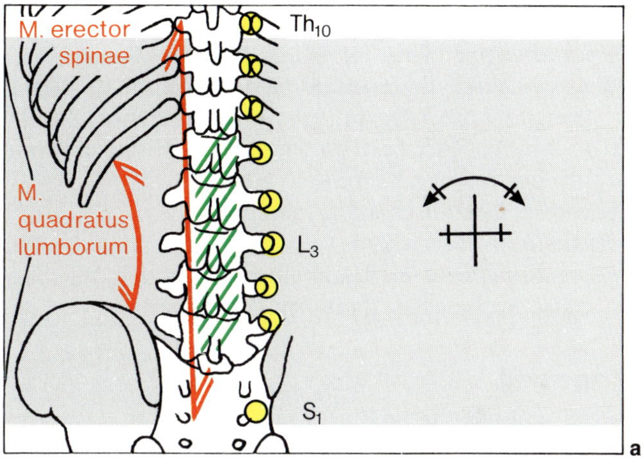

a

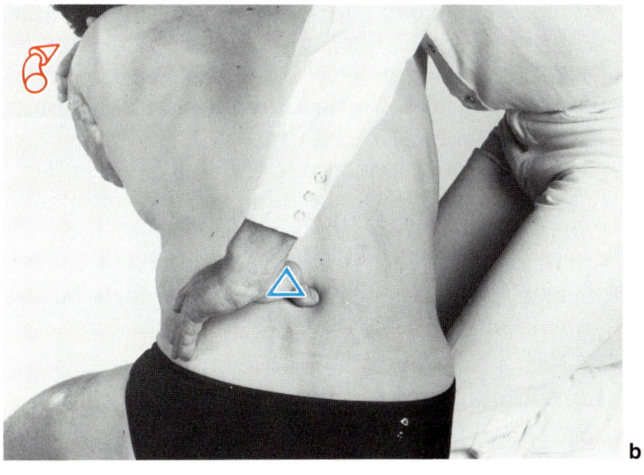

b

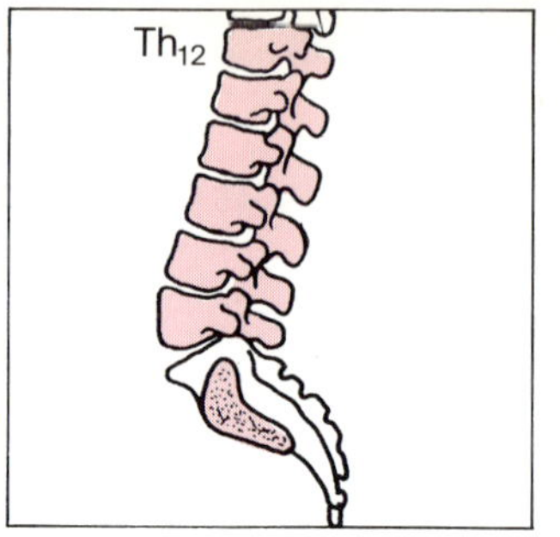

Mobilisation ohne Impuls und NMT 2: Rotation

Indikation (a)

Irritationszone: Th_{12}, L_1, L_2, L_3, L_4, L_5, S.
Bewegungstest: Segmentale Hypomobilität für Rotation und Lateralflexion mit hartem/weichem Stopp.
Bemerkung: Bei hartem Stopp Mobilisation ohne Impuls, bei weichem Stopp NMT 2.
Schmerz: Chronisch/akut, lokal.
Muskeltest: Verkürzung des M. piriformis, des M. erector spinae im Lumbalbereich und möglicherweise auch des M. quadratus lumborum.

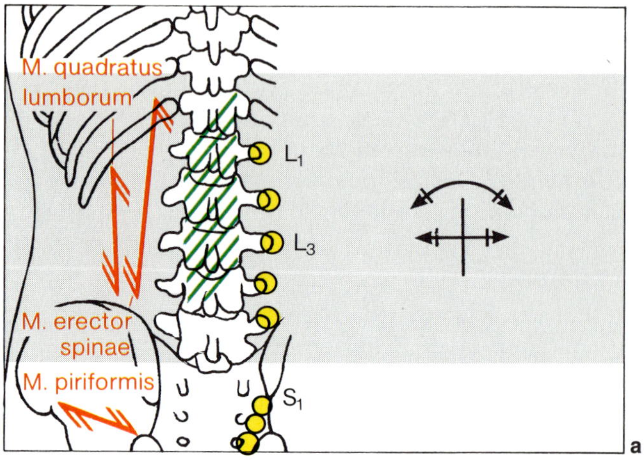

a

Lagerung

- Patient in Seitenlage.
- In einer ersten Phase werden die kaudal gelegenen, in einer zweiten Phase die kranial gelegenen Wirbelsäulenabschnitte durch Rotation bis an das zu mobilisierende Segment eingestellt.
- Der kraniale Wirbel des zu behandelnden Segmentes wird mit den Fingerspitzen an der tischfernen Seite des Dornfortsatzes fixiert.
- Mit den Fingerspitzen der anderen Hand nimmt der Therapeut Tiefenkontakt mit der tischnahen Seite des Dornfortsatzes des kaudalen Wirbels auf (**b**).
- Einstellen des Segmentes an die pathologische Bewegungsgrenze.

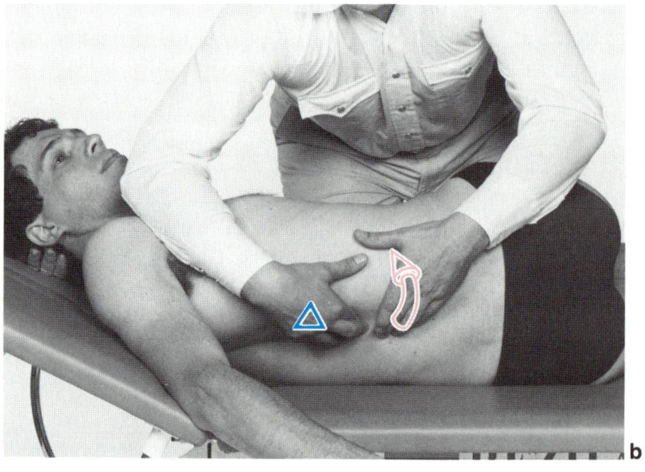
b

Therapeutische Maßnahme

- Mobilisation ohne Impuls: Passive Mobilisation der Rotation im Segment durch direkten Zug am kaudalen Dornfortsatz, unterstützt durch weiterführen der Rotation der kaudal gelegenen WS-Abschnitte (**b**).
- NMT 2: Isometrische Rotation von der Bewegungsgrenze weg (Inspiration). Während der postisometrischen Relaxation Mobilisation über die pathologische Bewegungsgrenze hinaus (Exspiration) (**c**).

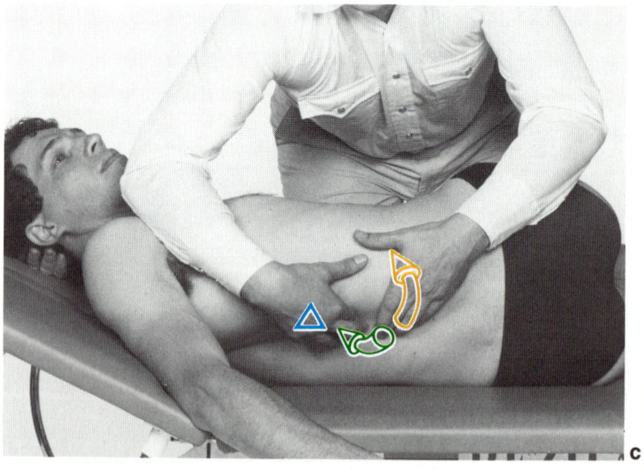
c

Hinweise

Da die Fixation die Irritationszone tangiert, ist eine flächige Griffassung wichtig.
Bei gleichzeitiger Läsion im Bereiche des Iliosakralgelenkes kann das Weiterführen der Rotation der kaudal gelegenen Wirbelsäulenabschnitte mit Problemen verbunden sein, darf aber nicht mit einem verkürzten M. piriformis verwechselt werden.

NMT 1 und autonome Mobilisation: Rotation

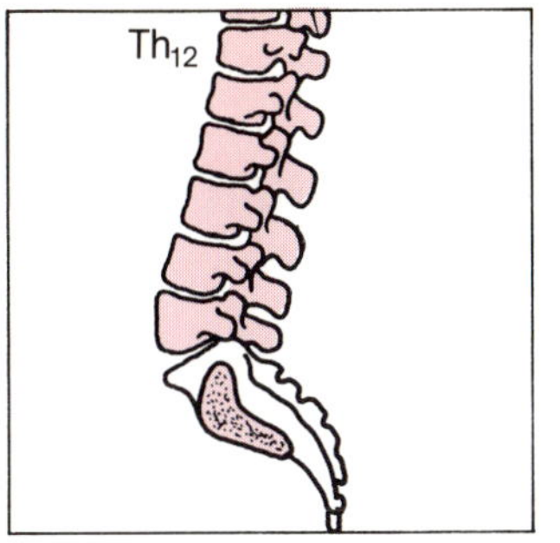

Indikation (a)

Irritationszone: Th_{10}, Th_{11}, Th_{12}, L_1, L_2, L_3, L_4, L_5, S.
Bewegungstest: Segmentale Hypomobilität für Rotation und Lateralflexion. Harter/weicher Stopp bei passiver Bewegung.
Schmerz: Chronisch, lokal.
Muskeltest: Verkürzung des M. erector spinae im Lumbalbereich, möglicherweise des M. quadratus lumborum.

Lagerung

- Patient in Seitenlage. Becken durch flektiertes tischfernes Bein stabilisiert. Von kranial herkommende Rotationsverriegelung der Wirbelsäule bis an das zu mobilisierende Segment.
- Der kaudale Wirbel des zu behandelnden Segmentes wird mit den Fingerspitzen am Dornfortsatz fixiert, gleichzeitig mit dem Unterarm Unterstützung der Fixation am Beckenkamm/Trochanter major (**b**).

Therapeutische Maßnahme

- NMT 1 (**b**) und autonome Mobilisation (**c**). Einstellen des Segmentes an die pathologische Bewegungsgrenze.
- Aktive Mobilisation für Rotation über die pathologische Bewegungsgrenze hinaus.
- Während der Mobilisation Blick in Richtung Rotation.

Hinweise

Bei der Lagerung ist auf eine Einstellung der Lendenwirbelsäule in Neutralstellung oder leichter Kyphose zu achten.
Eine Lordosierung ist zu vermeiden.

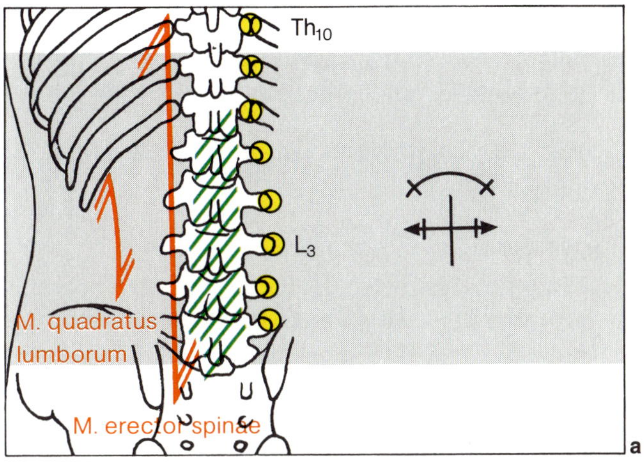

a

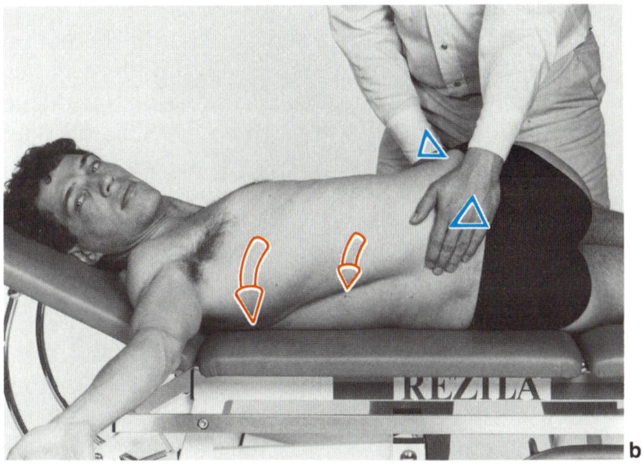

b

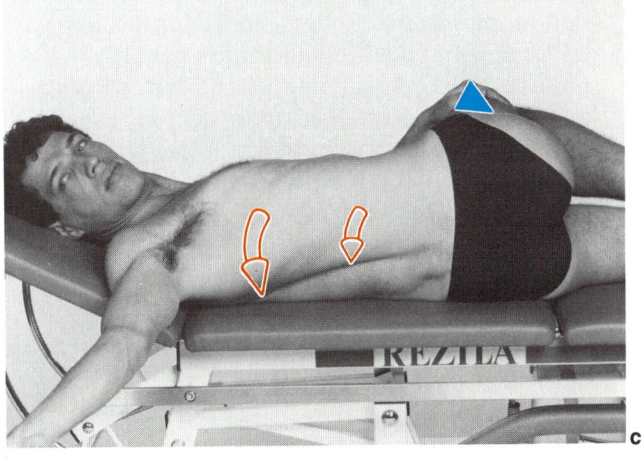

c

L_1 bis L_5

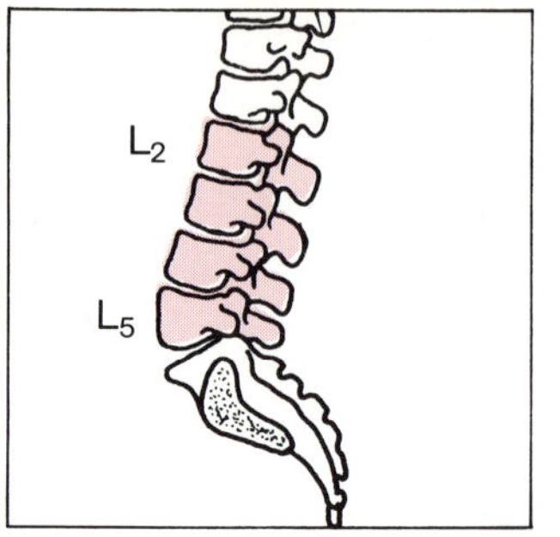

Mobilisation mit Impuls: Rotation

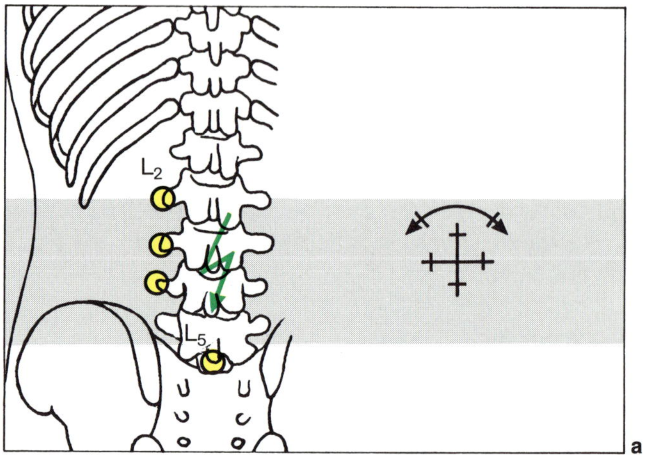

a

Indikation (a)

Irritationszone: L_1, L_2, L_3, L_4, L_5.
Bewegungstest: Regionale Hypomobilität mit hartem Stopp.
Schmerz: Lokal und/oder ausstrahlend in das Gesäß und die Beine.

Lagerung

- Der Patient in Seitlage, relativ nahe am Tischrand. Mit einer Hand fixiert der Therapeut das Becken.
- Mit der anderen Hand umfaßt er den unteren Arm des Patienten und zieht die tischnahe Seite des Schultergürtels zu sich.
- Gleichzeitig rotiert die tischferne Seite des Schultergürtels nach hinten, und es kommt zu einer Rotation in der BWS.
  Die BWS/LWS wird so weit rotiert, bis die pathologische Bewegungsgrenze am zu mobilisierenden Segment erreicht ist. Diese Einstellung wird dann vom Therapeuten durch Griff an der Schulter oder durch Abstützen des Ellbogens in der Axilla fixiert.
- Indem der Patient seinen Blick zur eingestellten Rotation richtet, wird eine reflektorische Entspannung der Rückenmuskulatur erreicht.
- Nun wird die Wirbelsäule von kaudal her eingestellt: Mit der am Becken liegenden Hand stellt der Therapeut durch zunehmende passive Hüftflexion des tischfernen Beines die LWS in bezug auf Flexion ein. Der Fuß wird dann in die Kniekehle des tischnahen Beines gelegt.
- Der Therapeut legt sein Knie in den lateralen Anteil der Poplitea des flektierten Beines des Patienten, um die Stellung zu kontrollieren. LWS und Becken müssen jetzt zusätzlich so gedreht werden, daß die Spina iliaca anterior auf den Tisch zu liegen kommt. Um dies zu erreichen, ist es eventuell nötig, die Einstellung der BWS-LWS-Rotation etwas zu verringern.

Mobilisation mit Impuls: Rotation

– Die Impulshand wird nun breitflächig über dem Sakrum und dem letzten Dornfortsatz der Lendenwirbelsäule angelegt, der Vorderarm ruht auf der Gesäßbacke. Durch Kranialverschieben des Schwerpunktes des Therapeuten entsteht eine zusätzliche Spannung, das Fixationsknie wird dabei ebenfalls leicht kranial verschoben. Aus dieser verriegelten Stellung erfolgt ein Impuls über das Os sacrum bzw. den letzten Lendenwirbel nach kaudal und ventral (**b, c**).

Therapeutische Maßnahme

– Das Segment ist an der pathologischen Bewegungsgrenze eingestellt.
– Der Impuls erfolgt in Richtung ventral (Rotation), für das Segment L_5/S in Richtung kaudal (**c**).

Hinweise

Zu beachten ist:
– Der Patient muß entspannt sein.
– Der Impuls erfolgt während einer Exspirationsphase.
– Bei schmerzhafter Koxarthrose ist die Stabilisation der Lagerung über das flektierte tischferne Bein des Patienten nicht möglich. Hier ist es wichtig, daß der Therapeut seinen Unterarm gut am Becken des Patienten abstützt und so eine Stabilisation gewährleistet.

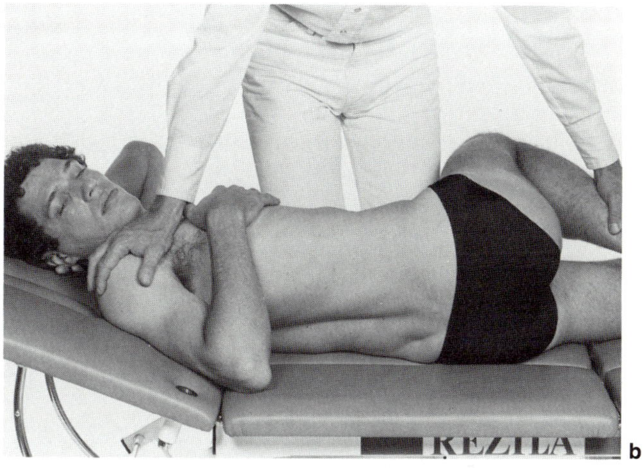

b

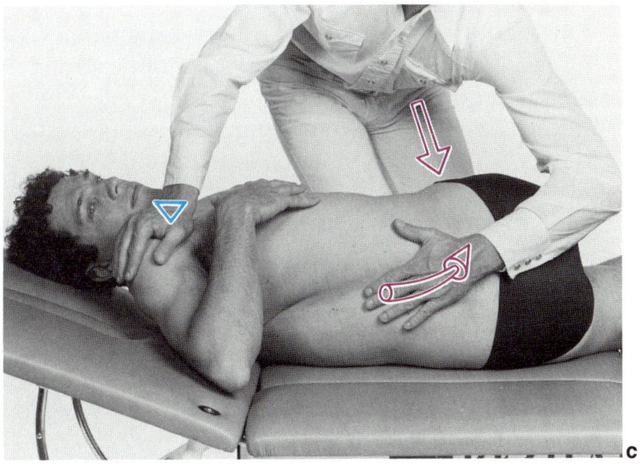

c

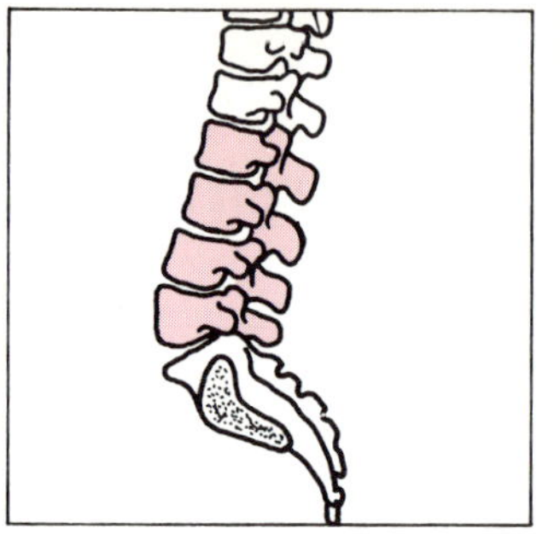

Mobilisation mit Impuls: Rotation

Indikation (a)

Irritationszone: L_1, L_2, L_3, L_4, L_5.

Bewegungstest: Segmentale Hypomobilität mit hartem Stopp.

Schmerz: Lokal und/oder ausstrahlend in das Gesäß und die Beine.

Lagerung

- Patient in Seitlage, relativ nahe am Tischrand.
- Mit einer Hand fixiert der Therapeut das Becken. Mit der anderen Hand umfaßt er den unteren Arm des Patienten und zieht die tischnahe Seite des Schultergürtels zu sich.
- Gleichzeitig rotiert die tischferne Seite des Schultergürtels nach hinten, und es kommt zu einer Rotation in der BWS.
- Die BWS/LWS wird soweit rotiert, bis die pathologische Bewegungsgrenze im zu mobilisierenden Segment erreicht ist.
- Diese Einstellung wird dann vom Therapeuten durch Griff an der Schulter oder durch Abstützen des Ellbogens in der Axilla fixiert.
- Indem der Patient seinen Blick zur eingestellten Rotation richtet, wird eine reflektorische Entspannung der Rückenmuskulatur erreicht.
- Nun wird die Wirbelsäule von kaudal her eingestellt:
  Mit der am Becken liegenden Hand stellt der Therapeut durch zunehmende passive Hüftflexion des tischfernen Beines die LWS in bezug auf Flexion ein. Der Fuß wird dann in die Kniekehle des tischnahen Beines gelegt.
- Der Therapeut legt sein Knie in den lateralen Anteil der Poplitea des flektierten Beines des Patienten, um die Stellung zu kontrollieren.
  LWS und Becken müssen jetzt zusätzlich so gedreht werden, daß die Spina iliaca anterior superior auf den Tisch zu liegen kommt. Um dies zu erreichen, ist es eventuell nötig, die Einstellung der BWS-Rotation etwas zu verringern.
- Mit dem Os pisiforme der Hand des kaudalen Armes nimmt der Therapeut Tiefenkontakt mit der tischfernen Seite des Dornfortsatzes des kaudal des zu mobilisierenden Segment liegenden Wirbels auf (**b, c**).

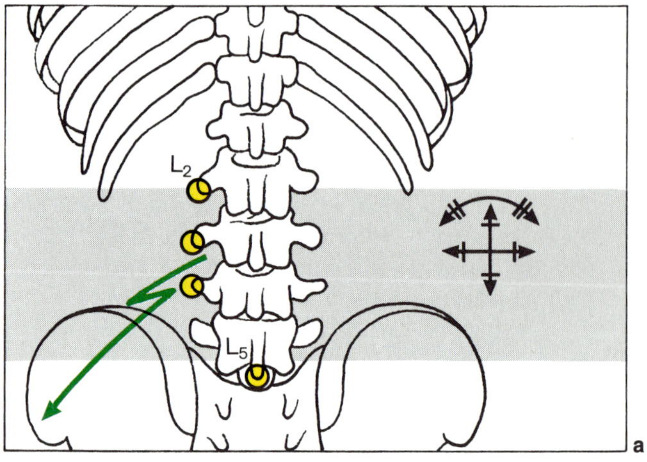

a

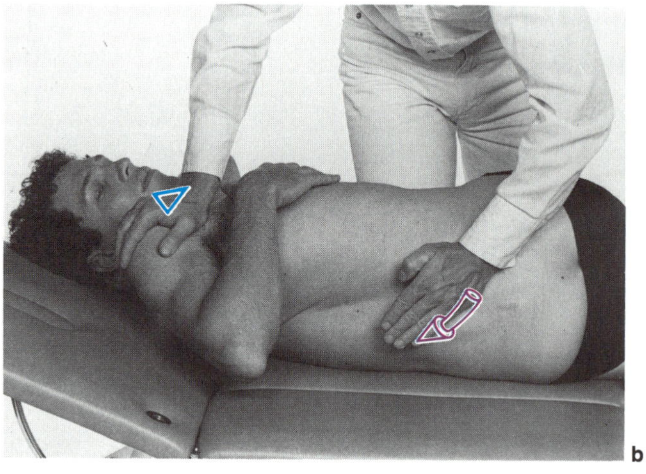
b

Mobilisation mit Impuls: Rotation

Therapeutische Maßnahme

- Das Segment ist an der pathologischen Bewegungsgrenze eingestellt.
- Während einer Exspirationsphase erfolgt ein Rotationsimpuls mit dem Os pisiforme gegen den Dornfortsatz (in Richtung Tisch) (**c**).

Hinweise

Bei schmerzhafter Koxarthrose ist die Stabilisation der Lagerung über das flektierte tischferne Bein des Patienten nicht möglich. Hier ist es wichtig, daß der Therapeut seinen Unterarm gut am Becken des Patienten abstützt und so die Stabilisation gewährleistet.

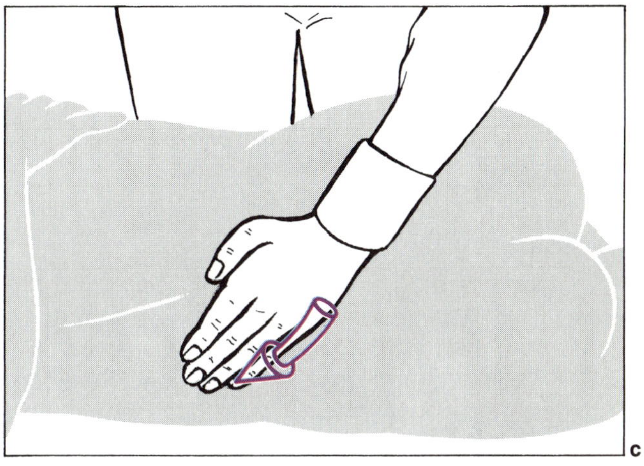

c

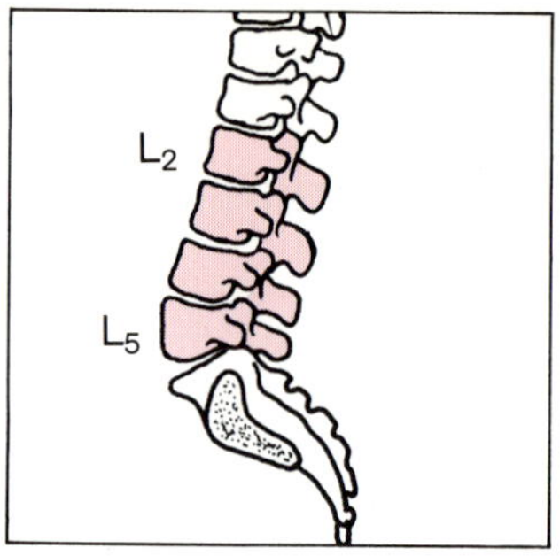

Mobilisation mit Impuls: Rotation/Flexion

Indikation (a)

Irritationszone: L_1, L_2, L_3, L_4, L_5.
Bewegungstest: Segmentale Hypomobilität mit hartem Stopp.
Schmerz: Lokal und/oder ausstrahlend in das Gesäß und die Beine.

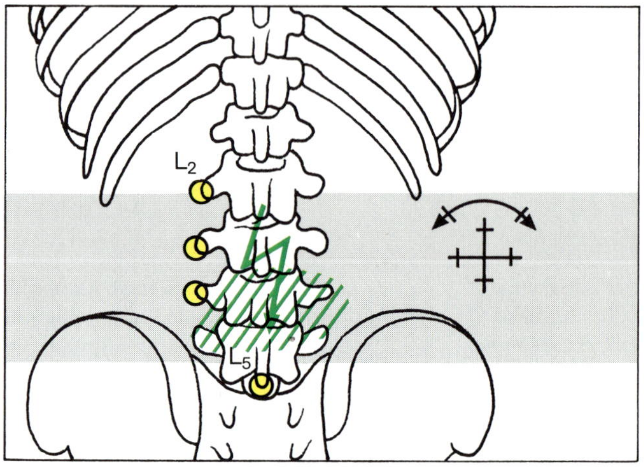

a

Lagerung

- Patient in Seitlage, relativ nahe am Tischrand. Mit einer Hand fixiert der Therapeut das Becken.
- Mit der anderen Hand umfaßt er den unteren Arm des Patienten und zieht die tischnahe Seite des Schultergürtels zu sich.
- Gleichzeitig rotiert die tischferne Seite des Schultergürtels nach hinten, und es kommt zu einer Rotation in der BWS.
  Die BWS/LWS wird so weit rotiert, bis die pathologische Bewegungsgrenze im zu mobilisierenden Segment erreicht ist. Diese Einstellung wird dann vom Therapeuten durch Griff an der Schulter oder durch Abstützen des Ellbogens in der Axilla fixiert.
- Indem der Patient seinen Blick zur eingestellten Rotation richtet, wird eine reflektorische Entspannung der Rückenmuskulatur erreicht.
- Nun wird die Wirbelsäule von kaudal her eingestellt:
  Mit der am Becken liegenden Hand stellt der Therapeut durch zunehmende passive Hüftflexion des tischfernen Beines die LWS in bezug auf Flexion ein. Der Fuß wird dann in die Kniekehle des tischnahen Beines gelegt.
- Der Therapeut legt sein Knie in den lateralen Anteil der Poplitea des flektierten Beines des Patienten, um die Stellung zu kontrollieren. LWS und Becken müssen jetzt zusätzlich so gedreht werden, daß die Spina iliaca anterior auf den Tisch zu liegen kommt. Um dies zu erreichen, ist es eventuell nötig, die Einstellung der BWS-LWS-Rotation etwas zu verringern.

Mobilisation mit Impuls: Rotation/Flexion

- Mit Fingerspitzen der Hand des kranial liegenden Armes fixiert der Therapeut die tischferne Seite des Dornfortsatzes des kranial zum mobilisierenden Segment liegenden Wirbels.
- Mit Fingerspitzen der Hand des kaudalen Armes nimmt er Tiefenkontakt mit der tischnahen Seite des Dornfortsatzes des kaudal zum mobilisierenden Segment liegenden Wirbels auf. Der Unterarm wird am Becken abgestützt (**b, c**).

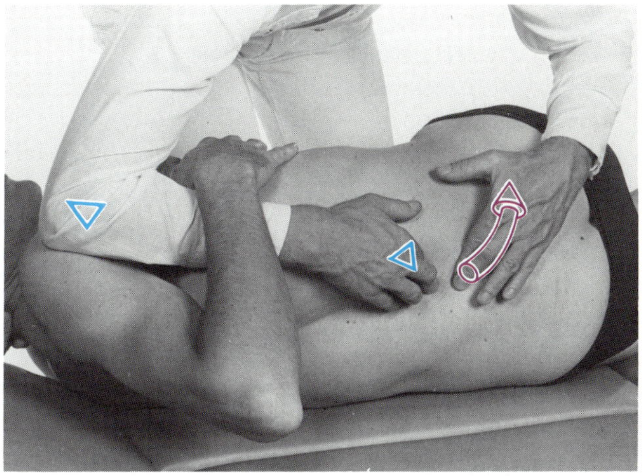
b

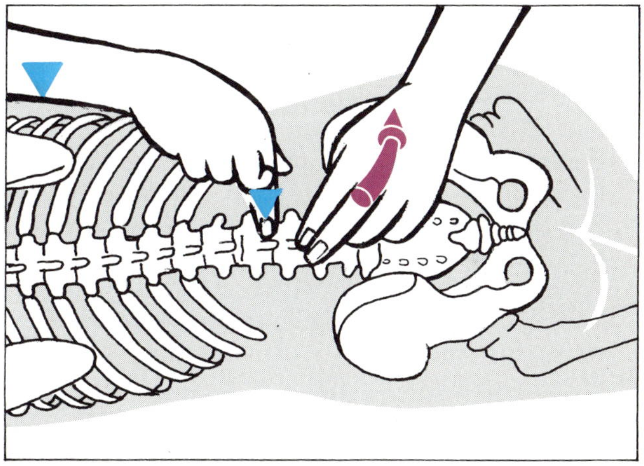
c

Therapeutische Maßnahme

- Das Segment ist an der pathologischen Bewegungsgrenze eingestellt.
- Der Impuls erfolgt mit der kaudalen Hand gegen den Dornfortsatz in laterokaudale Richtung, entsprechend der Gelenkflächenneigung (**c**).

Hinweise

Diese Technik kann auch im unteren Thorakalbereich angewendet werden.
Bei schmerzhafter Koxarthrose ist die Stabilisation der Lagerung über das flektierte tischferne Bein des Patienten nicht möglich. Hier ist es wichtig, daß der Therapeut seinen Unterarm gut am Becken des Patienten abstützt und so eine Stabilisation gewährleistet.

Mobilisation mit Impuls: Rotation und Lateralflexion

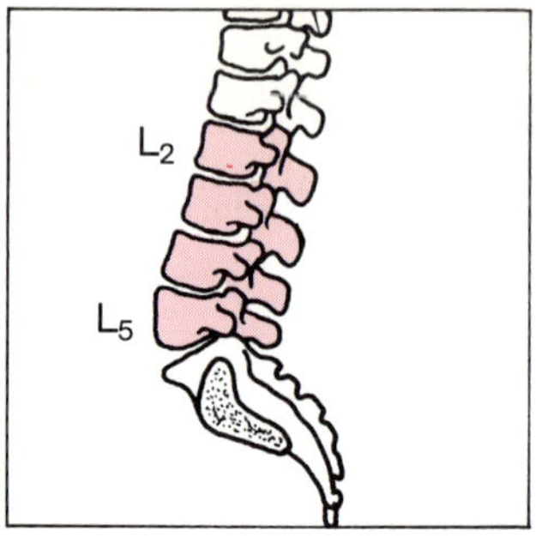

Indikation (a)

Irritationszone: L_2, L_3, L_4, L_5.
Bewegungstest: Segmentale/regionale Hypomobilität mit hartem Stopp.
Schmerz: Lokal und/oder ausstrahlend in die Glutäalregion und die Beine.

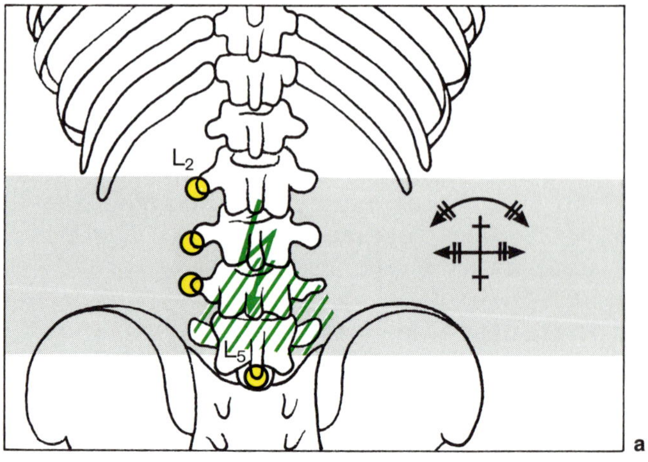

a

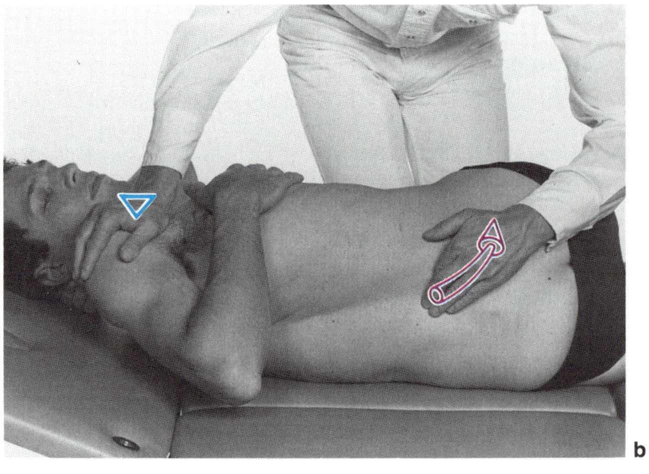
b

Lagerung

- Der Patient liegt auf der Seite, ca. 10 cm von der Tischkante entfernt.
- Mit der späteren Impulshand wird er am Becken gesichert. Der Oberkörper wird rotiert, so daß der Patient möglichst mit beiden Schulterblättern auf den Tisch zu liegen kommt.
- Die eine Hand des Patienten wird unter den Kopf, die andere auf die Brust gelegt.
- Mit der einen Hand greift der Therapeut möglichst mit einem flächigen Griff an den Schultergürtel (vor allem im Bereich des M. pectoralis major) und fixiert dadurch den Oberkörper auf der Behandlungsliege. (Ein Druck auf Humeruskopf ist zu vermeiden, da häufig schmerzhaft.)
- Das obere Bein des Patienten wird passiv flektiert und das Therapeutenknie in die Kniekehle des Patienten gelegt (**b**). Nun bringt das Knie des Therapeuten das Patientenknie so lange bodenwärts, bis eine maximale Rotation und Verriegelung der Lendenwirbelsäule erreicht ist (**b**).
- Sobald diese eintritt, läßt die Schulterhand den Schultergürtel mitrotieren, bis der Therapeut mit dem verriegelnden Bein Bodenkontakt hat. In dieser Stellung befindet sich der Patient in einer labilen Lage, in der er ohne Kraftaufwand geschaukelt werden kann.
- Der mit dem Mittelfinger geschiente Zeigefinger der Impulshand wird auf den Dornfortsatz des zu behandelnden Segmentes von lateral her gelegt (**b**).

Therapeutische Maßnahme

- Nachdem eine maximale Rotation und Lateralflexion durch steigenden Druck der Fixierungshand erreicht wurde, erfolgt der Impuls auf den Dornfortsatz von lateral her nach kaudal und in die Richtung der Rotation.

Mobilisation ohne Impuls und NMT 2: Flexion

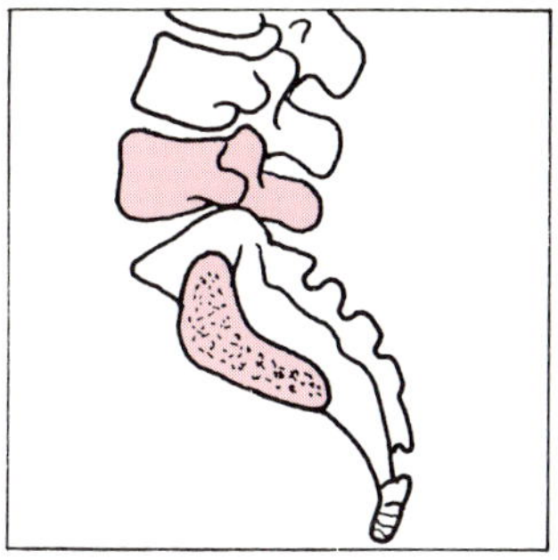

Indikation (a)

Irritationszone: L_5/S.

Bewegungstest: Hypomobilität für L_5/S. Harter Stopp bei passiver Bewegung für Mobilisation ohne Impuls. Weicher Stopp bei passiver Bewegung für NMT 2.

Muskeltest: Verkürzung des M. erector spinae im Lumbalbereich.

Schmerz: chronisch, lokal.

Lagerung

- Patient in Seitenlage.
- Verriegelung der kranial gelegenen Wirbelsäulenabschnitte durch Rotation der Brust- und Lendenwirbelsäule.
- Fixation des Dornfortsatzes L_5 mit den Fingerspitzen, während der Unterarm die Verriegelung unterstützt.
- Mit der anderen Hand nimmt der Therapeut Tiefenkontakt mit dem Dornfortsatz S_1 sowie der ganzen Sakrumfläche auf.
- Die Hüftgelenke werden flektiert und die Unterschenkel am Körper des Therapeuten abgestützt (**b**).

Therapeutische Maßnahme

- Mobilisation ohne Impuls: passive Mobilisation durch Flexion im Segment mittels Zug am Dornfortsatz S_1, unterstützt durch zunehmende Flexion der Hüftgelenke (**b**).
- NMT 2: Einstellen des Segmentes an die pathologische Bewegungsgrenze.
  Isometrische Extension von der Bewegungsgrenze weg (Inspiration) (**c**).
- Während der postisometrischen Relaxationsphase Mobilisation über die pathologische Bewegungsgrenze hinaus (Exspiration).

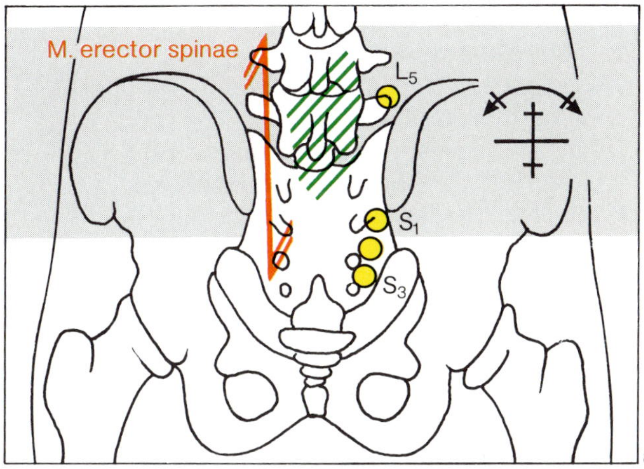

a

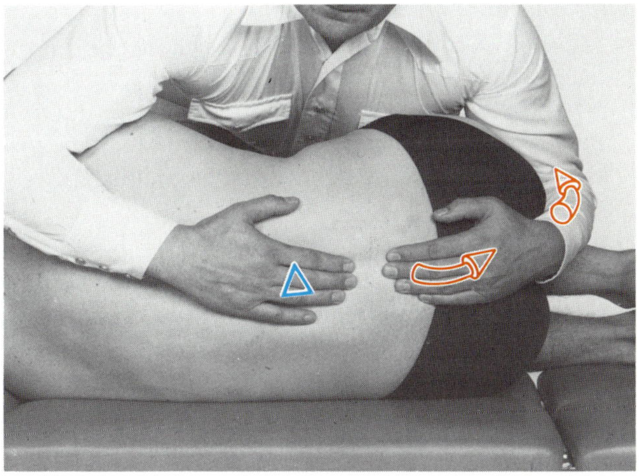
b

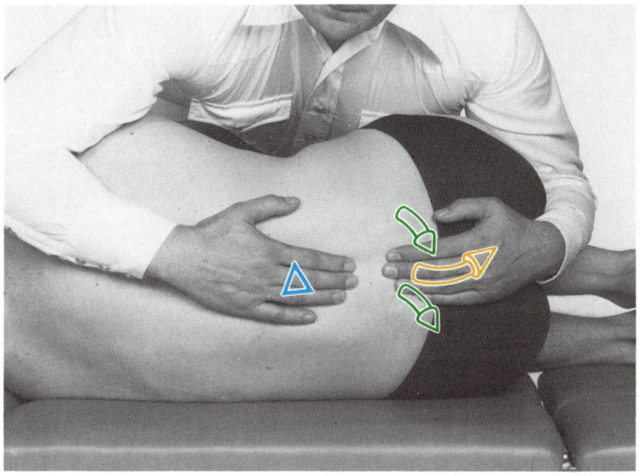
c

Mobilisation ohne Impuls und NMT 1: ventral

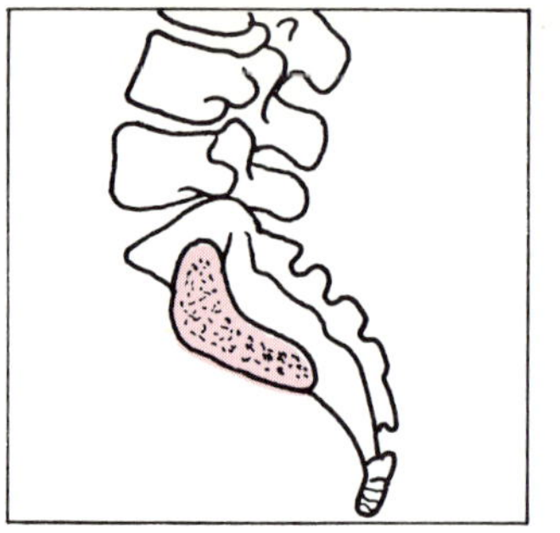

Indikation (a)

Irritationszone: S_1, S_2, S_3.
Bewegungstest: Hypomobilität des Iliosakralgelenkes mit hartem Stopp.
Schmerz: Chronisch, lokal, evtl. ausstrahlend in das Gesäß und die Oberschenkelhinterseite.
Muskeltest: Möglicherweise Verkürzung des M. piriformis und der ischiokruralen Muskulatur.

Lagerung

- Patient in Bauchlage.
- Der Therapeut nimmt Tiefenkontakt mit dem zum bewegungsbehinderten ISG gehörenden Sakrumflügel auf (**b**).

Therapeutische Maßnahme

- Mobilisation ohne Impuls: passive Mobilisation nach ventral (**b**).
- NMT 1: Unter Beibehaltung der Sakrumfixation hebt der Patient bei leichter Hüftextension des Beckens auf der zu mobilisierenden Seite ab (**c**).

Hinweise

Bei der aktiven Mobilisation soll eine zu starke Lordosierung der Lendenwirbelsäule vermieden werden.

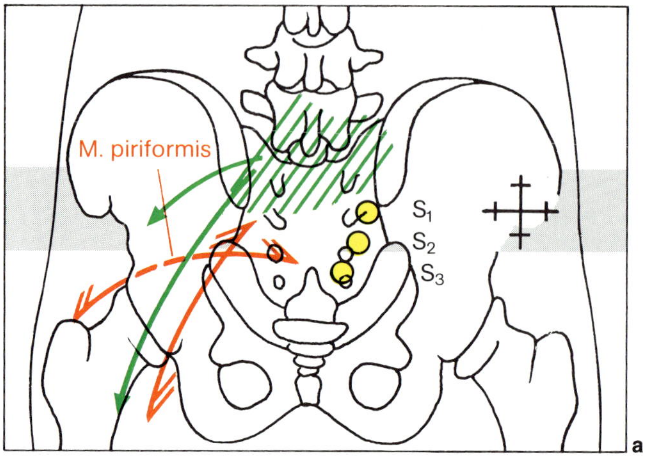

a

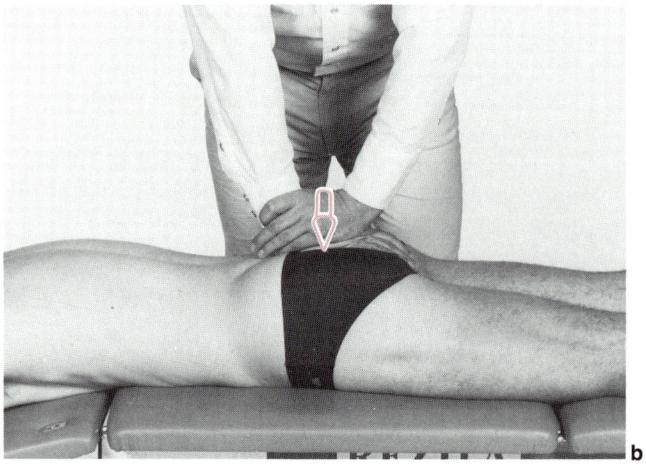
b

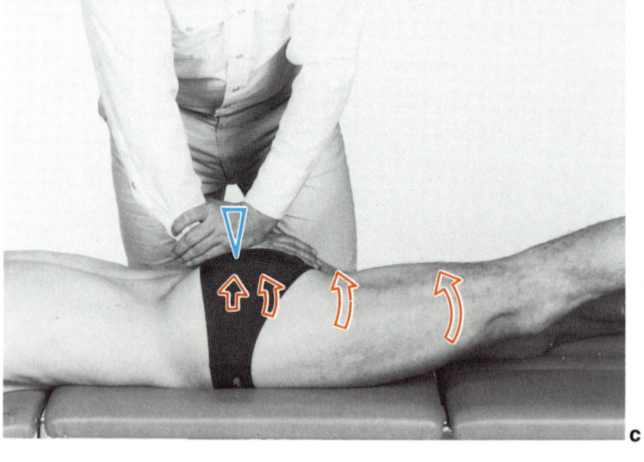
c

Mobilisation ohne Impuls und NMT 2: ventral

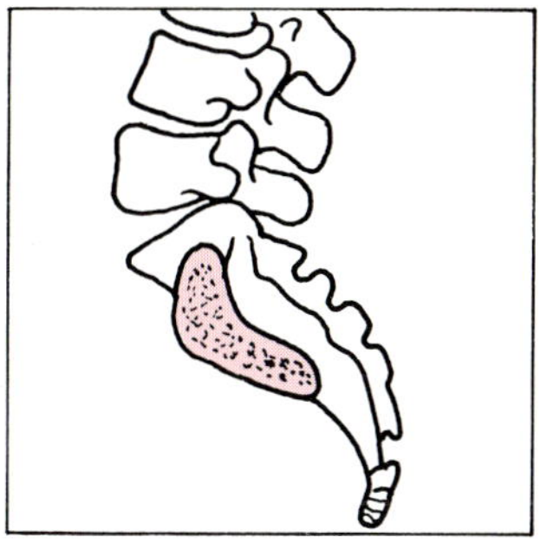

Indikation (a)

Irritationszone: S_1, S_2, S_3.

Bewegungstest: Hypomobilität des Iliosakralgelenkes.

Schmerz: Chronisch, möglicherweise akut, lokal oder ausstrahlend in das Gesäß und die Oberschenkelhinterseite.

Muskeltest: Möglicherweise Verkürzung des M. piriformis.

Lagerung

- Patient in Rückenlage.
- Auf der zu mobilisierenden Seite wird das Hüftgelenk flektiert und leicht adduziert.
- Mit der flachen Hand fixiert der Therapeut das Sakrum (**b**).

Therapeutische Maßnahme

- Mobilisation ohne Impuls: Der Therapeut übt einen längsgerichteten Druck auf das Femur aus, wodurch das Iliosakralgelenk indirekt mobilisiert wird (**b**).
- NMT 2: Optimale isometrische Anspannung in Richtung der Längsachse des Oberschenkels.
- In der postisometrischen Relaxationsphase passive Mobilisation über die Bewegungsgrenze hinaus (**c**).

Hinweise

Diese Technik ist nur bei schmerzfreiem Hüftgelenk durchführbar. Ein stark verkürzter M. piriformis sollte vor der Mobilisation gedehnt werden.

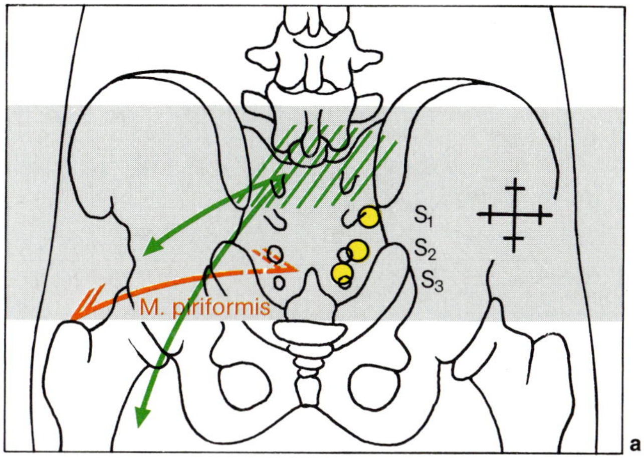

a

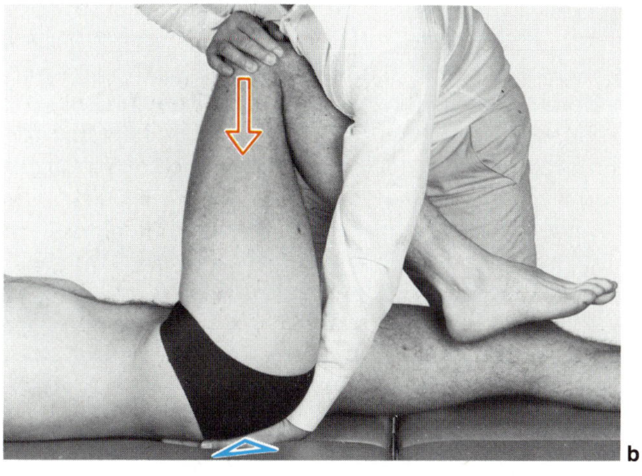

b

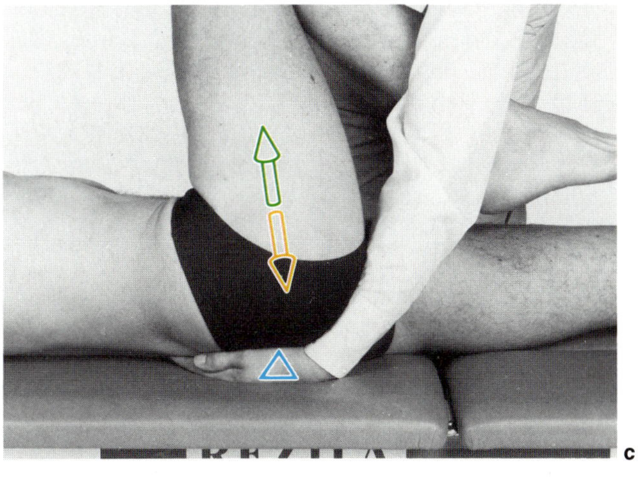

c

Mobilisation mit Impuls: Nutation ventral/kaudal

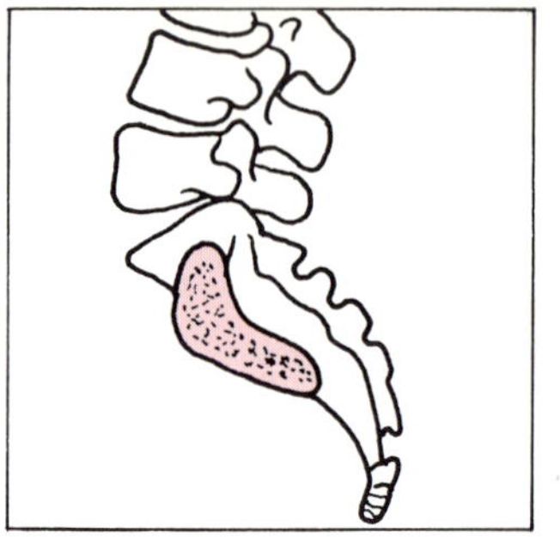

Indikation (a)

Irritationszone: S, im ganzen Bereich des ISG, mit entsprechendem Verhalten bei Provokation.

Bewegungstest: Hypomobilität des ISG mit hartem Stopp.

Schmerz: Im Kreuzbereich, evtl. ausstrahlend in das Gesäß, die Kniekehle und Ferse.

Lagerung

- Patient in Seitlage, relativ nahe am Tischrand. Das zu mobilisierende ISG ist tischfern gelagert.
- Mit einer Hand fixiert der Therapeut das Becken. Mit der anderen Hand umfaßt er den unteren Arm des Patienten und zieht die tischnahe Seite des Schultergürtels zu sich.
  Gleichzeitig rotiert die tischferne Seite des Schultergürtels nach hinten, und es kommt zu einer Rotation in der BWS. BWS/LWS werden so weit rotiert, bis die Bewegungsgrenze erreicht ist.
- Diese Einstellung wird dann vom Therapeuten durch Griff an der Schulter oder durch Abstützen des Ellbogens in der Axilla fixiert.
- Indem der Patient seinen Blick zur eingestellten Rotation richtet, wird eine reflektorische Entspannung der Rückenmuskulatur erreicht.
- Nun wird die Wirbelsäule von kaudal her eingestellt: Mit der am Becken liegenden Hand stellt der Therapeut durch zunehmende passive Hüftflexion des tischfernen Beines die LWS in bezug auf Flexion ein. Der Fuß wird dann in die Kniekehle des tischnahen Beines gelegt.
- Der Therapeut legt sein Knie in den lateralen Anteil der Poplitea des flektierten Beines des Patienten, um die Stellung zu kontrollieren.
- Mit der Hand des kaudalen Armes nimmt der Therapeut Tiefenkontakt mit der tischfernen Crista iliaca auf, der Unterarm liegt über dem Trochanter major (**b**).

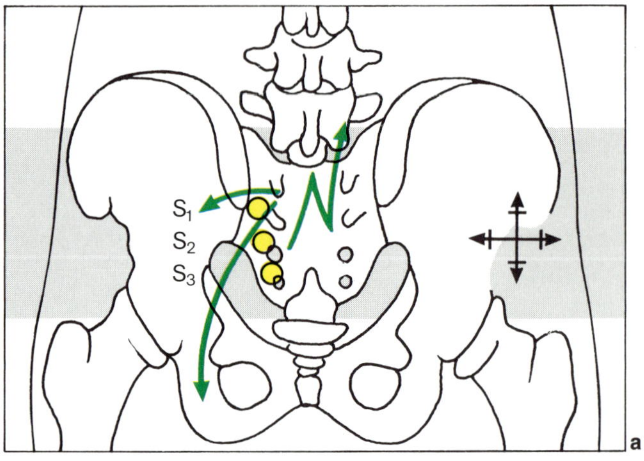

a

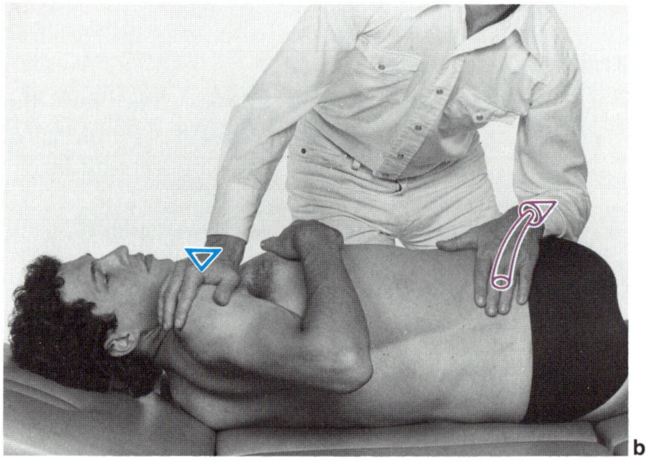
b

Mobilisation mit Impuls: Nutation ventral/kaudal

Therapeutische Maßnahme

- Der Impuls erfolgt über die Crista iliaca und den Trochanter major in ventrokaudaler Richtung (**c**).

Hinweise

Diese Mobilisationstechnik hat einen großen Vorteil aufzuweisen: Die Irritationszone wird durch die Impulshand nicht tangiert.
Eine ausgeprägte Verkürzung des M. piriformis kann bereits während der Lagerung lokale Schmerzen auslösen. In diesem Fall sollte vor der ISG-Mobilisierung der M. piriformis mit NMT 2 behandelt werden.
Bei schmerzhafter Koxarthrose ist die Stabilisation der Lagerung über das flektierte tischferne Bein des Patienten nicht möglich. Hier ist es wichtig, daß der Therapeut seinen Unterarm gut am Becken des Patienten anlegt und so die Stabilisation gewährleistet.

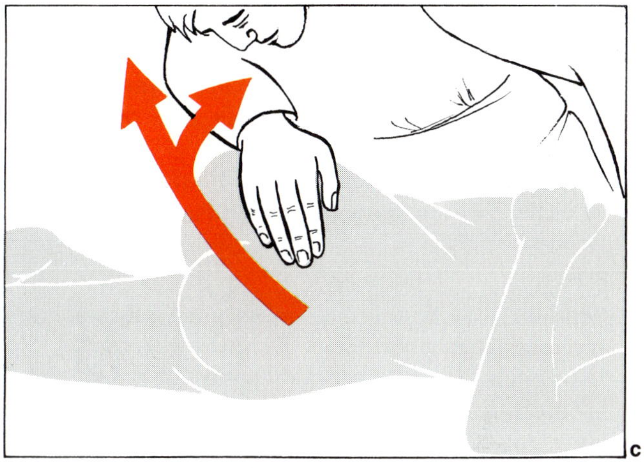
c

Mobilisation mit Impuls: Nutation ventral

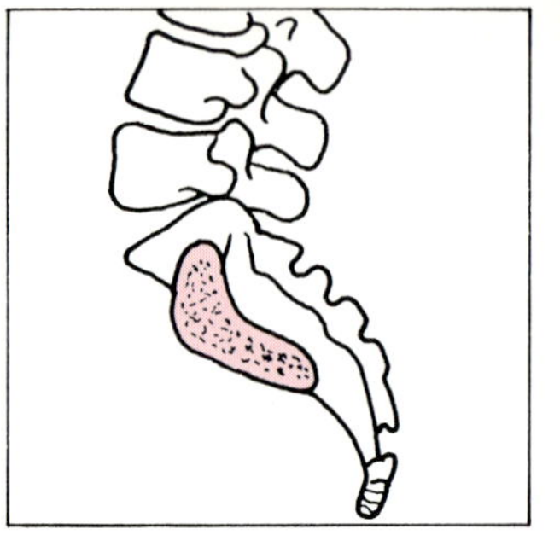

Indikation (a)

Irritationszone: S_2 im mittleren Bereich des ISG, mit entsprechendem Verhalten bei Provokation.

Bewegungstest: Hypomobilität des ISG mit hartem Stopp.

Schmerz: Im Kreuzbereich, evtl. ausstrahlend in das Gesäß, die Kniekehle und die Ferse.

Lagerung

- Patient in Seitlage, relativ nahe am Tischrand. Das zu mobilisierende ISG ist tischnahe gelagert.
- Mit einer Hand fixiert der Therapeut das Becken. Mit der anderen Hand umfaßt er den unteren Arm des Patienten und zieht die tischnahe Seite des Schultergürtels zu sich.
- Gleichzeitig rotiert die tischferne Seite des Schultergürtels nach hinten, und es kommt zu einer Rotation in der BWS. BWS/LWS werden so weit rotiert, bis die Bewegungsgrenze erreicht ist.
- Diese Einstellung wird dann vom Therapeuten durch Griff an der Schulter oder durch Abstützen des Ellbogens in der Axilla fixiert.
- Indem der Patient seinen Blick zur eingestellten Rotation richtet, wird eine reflektorische Entspannung der Rückenmuskulatur erreicht.
- Nun wird die Wirbelsäule von kaudal her eingestellt: Mit der am Becken liegenden Hand stellt der Therapeut durch zunehmende passive Hüftflexion des tischfernen Beines die LWS in bezug auf Flexion ein (nur ganz geringe Flexion). Der Fuß wird dann in die Kniekehle des tischnahen Beines gelegt.

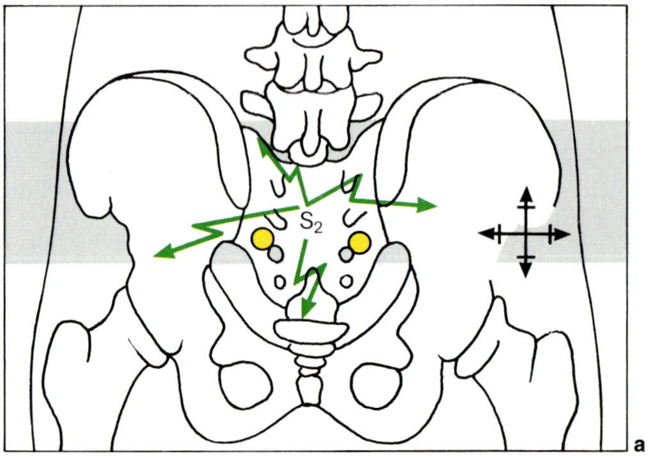

a

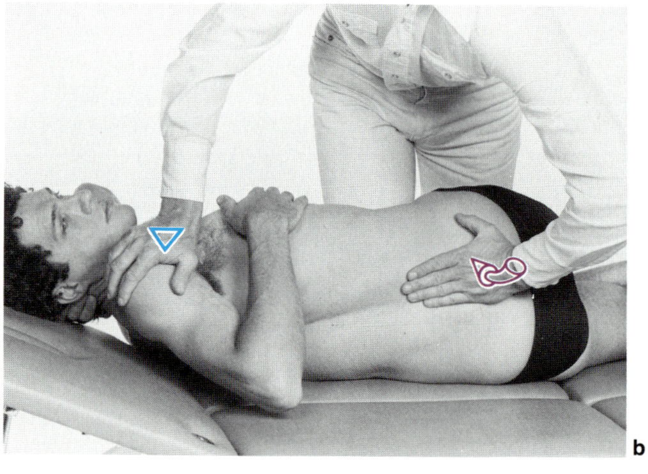

b

Mobilisation mit Impuls: Nutation ventral

- Der Therapeut legt sein Knie in den lateralen Anteil der Poplitea des flektierten Beines des Patienten, um die Stellung zu kontrollieren.
- LWS und Becken müssen jetzt zusätzlich so gedreht werden, daß die Spina iliaca anterior superior auf den Tisch zu liegen kommt.
- Um dies zu erreichen, ist es eventuell nötig, die Einstellung der BWS/LWS-Rotation etwas zu verringern.
- Mit dem Hypothenar der Hand des kaudalen Armes nimmt der Therapeut Tiefenkontakt mit dem tischnahen Sakrumflügel auf (**b, c**).
- Das Os pisiforme kommt auf Höhe der Irritationszone zu liegen.

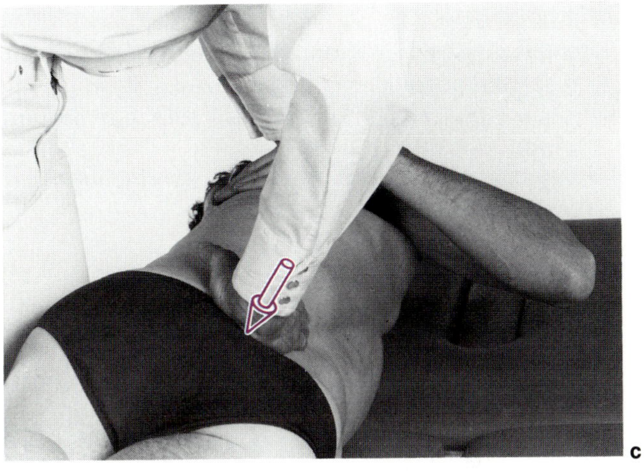

c

Therapeutische Maßnahme

- Der Impuls erfolgt in ventraler Richtung, wobei eine kraniale Komponente zu vermeiden ist (**c**).

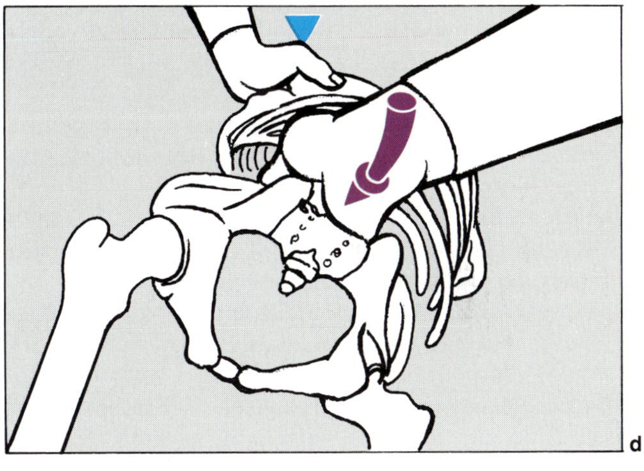

d

Hinweise

Treten während der Lagerung lokale Schmerzen auf, sind als mögliche Ursachen auszuschließen:
- Zu starke Rotationseinstellung der BWS/LWS.
- Zu starke Fixation der Rotationseinstellung.
- Eine ausgeprägte Verkürzung des M. piriformis. In diesem Fall sollte vor der ISG-Mobilisation der M. piriformis mit NMT 2 behandelt werden.

Bei schmerzhafter Koxarthrose ist die Stabilisation der Lagerung über das flektierte tischferne Bein des Patienten nicht möglich. Hier ist es wichtig, daß der Therapeut seinen Unterarm gut am Becken des Patienten anlegt und so die Stabilisation gewährleistet.

Mobilisation mit Impuls: Flexion und Nutation axial/kranial

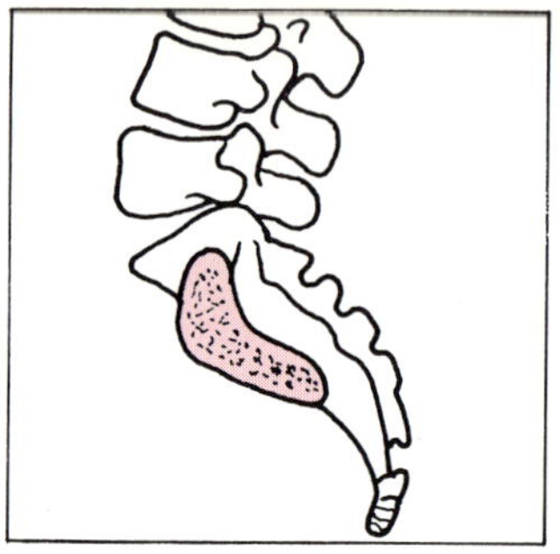

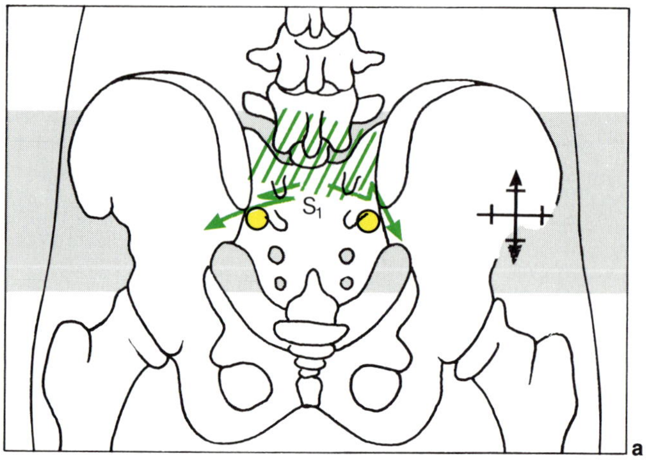

a

Indikation (a)

Irritationszone: S_1, im kranialen Bereich des ISG, mit entsprechendem Verhalten bei Provokation.

Bewegungstest: Hypomobilität des ISG mit hartem Stopp.

Schmerz: Im Kreuzbereich, evtl. ausstrahlend in das Gesäß, die Kniekehle und die Ferse.

Lagerung

- Patient in Seitlage, relativ nahe am Tischrand.
- Das zu mobilisierende ISG ist tischnah gelagert.
- Mit einer Hand fixiert der Therapeut das Becken. Mit der anderen Hand umfaßt er den unteren Arm des Patienten und zieht die tischnahe Seite des Schultergürtels zu sich.
  Gleichzeitig rotiert die tischferne Seite des Schultergürtels nach hinten, und es kommt zu einer Rotation in der BWS. BWS/LWS werden soweit rotiert, bis die Bewegungsgrenze erreicht ist.
- Diese Einstellung wird dann vom Therapeuten durch Griff an der Schulter oder durch Abstützen des Ellbogens in der Axilla fixiert.
- Indem der Patient seinen Blick zur eingestellten Rotation richtet, wird eine reflektorische Entspannung der Rückenmuskulatur erreicht.
- Nun wird die Wirbelsäule von kaudal her eingestellt: Mit der am Becken liegenden Hand stellt der Therapeut durch zunehmende passive Hüftflexion des tischfernen Beines die LWS in bezug auf Flexion ein. Der Fuß wird dann in die Kniekehle des tischnahen Beines gelegt.
- Der Therapeut legt sein Knie in den lateralen Anteil der Poplitea des flektierten Beines des Patienten, um die Stellung zu kontrollieren.
- LWS und Becken müssen jetzt zusätzlich so gedreht werden, daß die Spina iliaca anterior superior auf den Tisch zu liegen kommt.
- Um dies zu erreichen, ist es eventuell nötig, die Einstellung der BWS/LWS-Rotation etwas zu verringern.

Mobilisation mit Impuls: Flexion und Nutation axial/kranial

- Mit dem Hypothenar der Hand des kaudalen Armes nimmt der Therapeut Tiefenkontakt mit dem tischnahen Sakrumflügel auf (**b, c**).

Therapeutische Maßnahme

- Der Impuls ist möglichst kranial gerichtet, wobei eine ventrale Komponente in Kauf genommen werden muß (**c**).

Hinweise

Treten während der Lagerung lokale Schmerzen auf, sind als mögliche Ursachen auszuschließen:
- Eine ungenügende Einstellung der LWS. Es empfiehlt sich, die LWS-Flexion zu verstärken.
- Eine ausgeprägte Verkürzung des M. piriformis. In diesem Fall sollte vor der ISG-Mobilisation der M. piriformis mit NMT 2 behandelt werden.

Bei schmerzhafter Koxarthrose ist die Stabilisation der Lagerung über das flektierte tischferne Bein des Patienten nicht möglich. Hier ist es wichtig, daß der Therapeut seinen Unterarm gut am Becken des Patienten abstützt und so die Stabilisation gewährleistet.

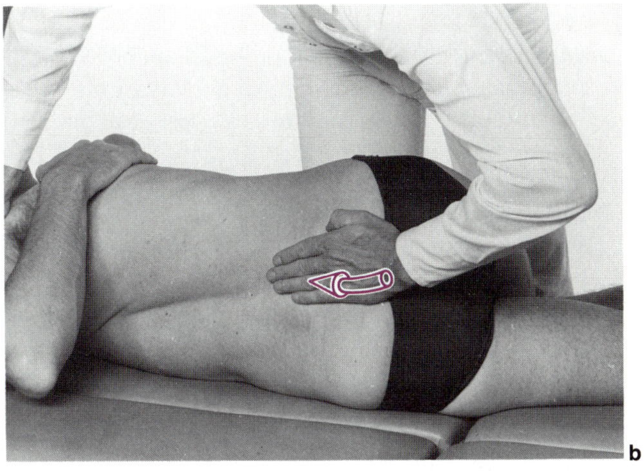

b

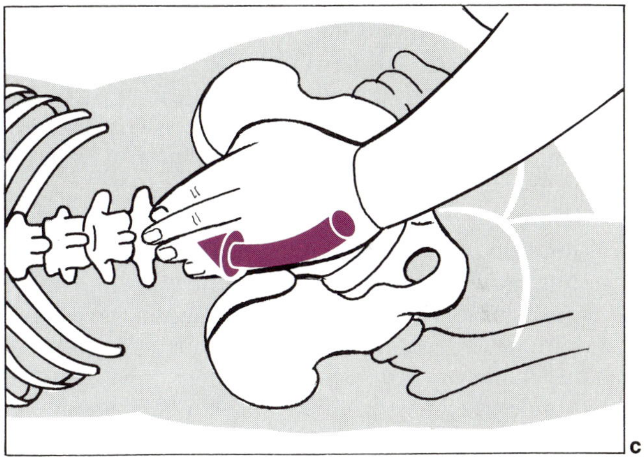

c

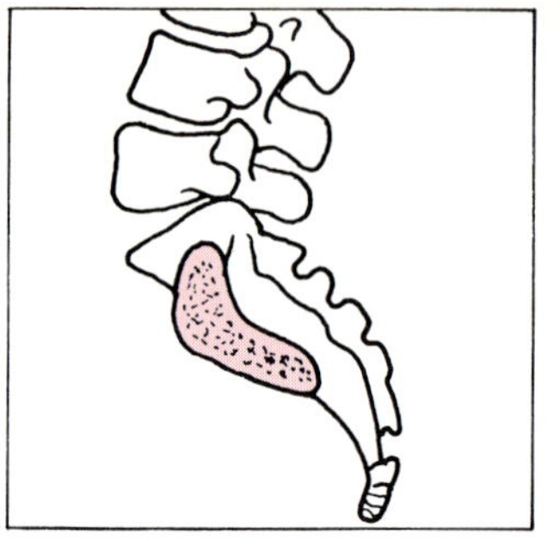

Mobilisation mit Impuls: Extension

Indikation (a)

Irritationszone: S_3, im kaudalen Bereich des ISG, mit entsprechendem Verhalten bei Provokation.
Bewegungstest: Hypomobilität des ISG mit hartem Stopp.
Schmerz: Im Kreuzbereich, evtl. ausstrahlend in das Gesäß, die Kniekehle und Ferse.

Lagerung

- Patient in Seitlage, relativ nahe am Tischrand. Das zu mobilisierende ISG ist tischnahe gelagert.
- Mit einer Hand fixiert der Therapeut das Becken. Mit der anderen Hand umfaßt er den unteren Arm des Patienten und zieht die tischnahe Seite des Schultergürtels zu sich.
  Gleichzeitig rotiert die tischferne Seite des Schultergürtels nach hinten, und es kommt zu einer Rotation in der BWS. BWS/LWS werden soweit rotiert, bis die Bewegungsgrenze erreicht ist.
- Diese Einstellung wird dann vom Therapeuten durch Griff an der Schulter oder durch Abstützen des Ellbogens in der Axilla fixiert.
- Indem der Patient seinen Blick zur eingestellten Rotation richtet, wird eine reflektorische Entspannung der Rückenmuskulatur erreicht.
- Nun wird die Wirbelsäule von kaudal her eingestellt: Mit der am Becken liegenden Hand stellt der Therapeut durch zunehmende passive Hüftflexion des tischfernen Beines die LWS in bezug auf Flexion ein. Der Fuß wird dann in die Kniekehle des tischnahen Beines gelegt.
- Der Therapeut legt sein Knie in den lateralen Anteil der Poplitea des flektierten Beines des Patienten, um die Stellung zu kontrollieren.
- Mit dem Hypothenar der Hand des kaudalen Armes nimmt der Therapeut Tiefenkontakt mit dem tischnahen Sakrumflügel zwischen der Crista iliaca und der Spina sacralis medialis auf (**b, c**).

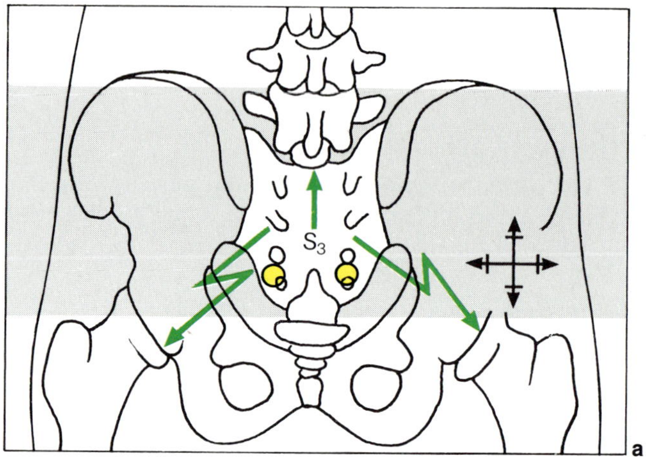

a

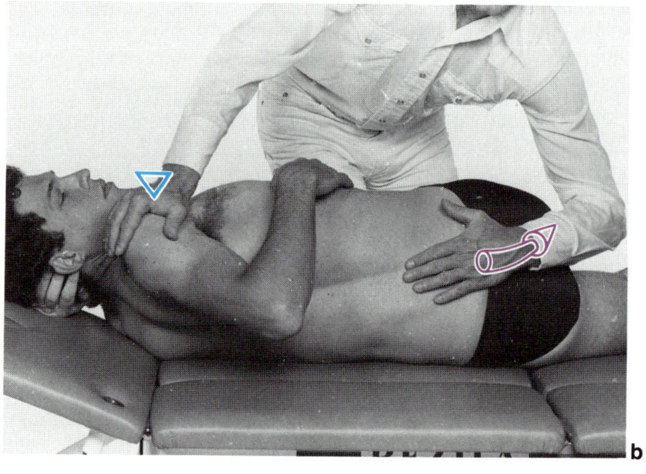
b

Mobilisation mit Impuls: Extension

Therapeutische Maßnahme

- Der Impuls erfolgt in kaudaler/ventraler Richtung

Hinweise

Treten während der Lagerung lokale Schmerzen auf, sind als mögliche Ursachen auszuschließen:

- Zu starke Rotationseinstellung der BWS/LWS.
- Zu starke Fixation der Rotationseinstellung.
- Eine ausgeprägte Verkürzung des M. piriformis. In diesem Fall sollte vor der ISG-Mobilisation der M. piriformis mit NMT 2 behandelt werden.

Bei schmerzhafter Koxarthrose ist die Stabilisation der Lagerung über das flektierte tischferne Bein des Patienten nicht möglich. Hier ist es wichtig, daß der Therapeut seinen Unterarm gut am Becken des Patienten anlegt und so die Stabilisation gewährleistet.

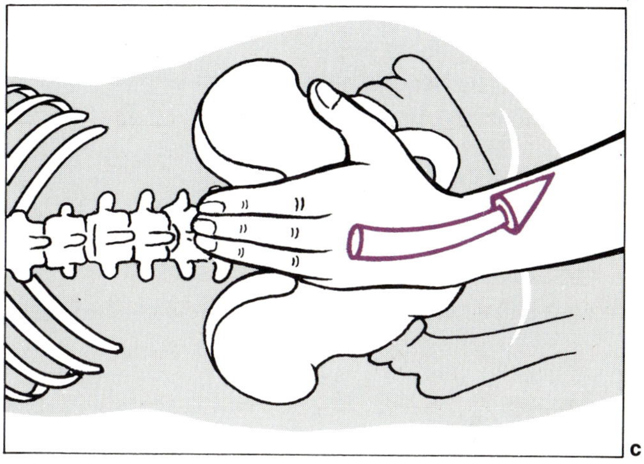

c

NMT 1: Nutation

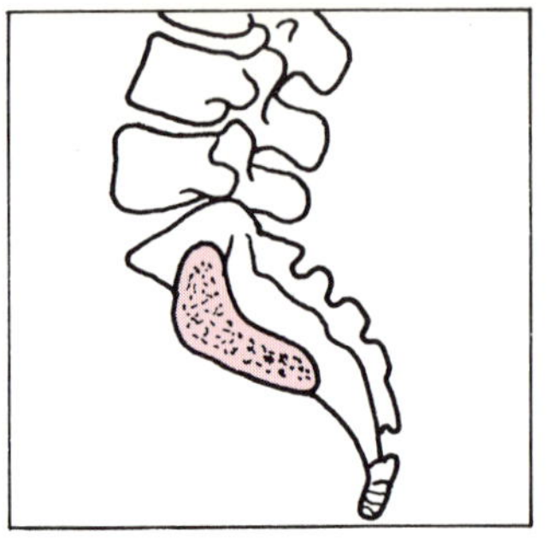

Indikation (a)

Irritationszone: S_1, S_2, S_3.
Bewegungstest: Hypomobilität des Iliosakralgelenkes mit hartem Stopp.
Fehlstellung im Bereich der Symphyse: der Schambeinast steht auf der zu mobilisierenden Seite vermehrt kranial.
Schmerz: Lokal, chronisch, evtl. ausstrahlend in das Gesäß, die Oberschenkelinnen- und Hinterseite.
Muskeltest: Verkürzung des M. piriformis, möglicherweise des M. psoas major.

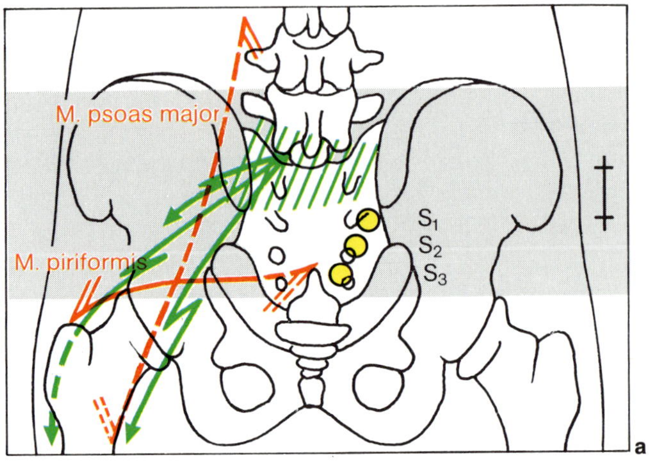

a

Lagerung

- Patient in Rückenlage, Lordose ausgeglichen.
- Durch maximale Flexion im Hüft- und Kniegelenk des Beines der nicht zu mobilisierenden Seite wird das Becken stabilisiert.
- Der Therapeut fixiert das Bein der zu mobilisierenden Seite am Oberschenkel bei Extension im Hüftgelenk (**b**).

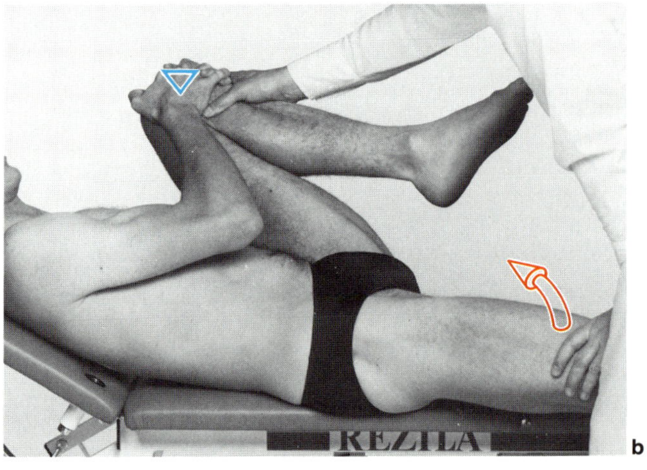

b

Therapeutische Maßnahme

- Isometrische Anspannung des extendierten Oberschenkels in Richtung Flexion und Adduktion (**b**).

Hinweise

Der Muskelzug auf das Os pubis bewirkt indirekt eine Mobilisation des Iliosakralgelenkes.

NMT 1 und NMT 2: Nutation

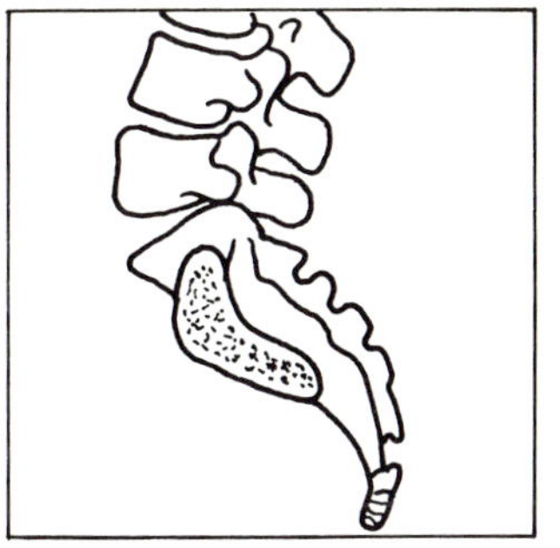

Indikation (a)

Irritationszone: S_1, S_2, S_3.
Bewegungstest: Hypomobilität des Iliosakralgelenkes mit hartem Stopp.
Schmerz: Chronisch/akut, lokal und ausstrahlend in das Gesäß und die Oberschenkelhinterseite.
Muskeltest: Möglicherweise Verkürzung des M. piriformis.

Lagerung

- Patient in Seitenlage.
- Das hypomobile Iliosakralgelenk wird tischfern gelagert.
- Durch passive Flexion des tischfernen Beines wird das Becken stabilisiert.
- Mit der lateralen Handkante fixiert der Therapeut das Sakrum.

Bemerkung: Die Lendenwirbelsäule soll in der Regel leicht kyphosiert eingestellt sein. Jegliche Mitbewegung im LWS-Bereich muß ausgeschlossen werden (**b**).

Therapeutische Maßnahme

- NMT 1: Aktive Extension des Beckens gegen den fixierenden Widerstand am Sakrum (**b**).
- NMT 2: Optimale isometrische Anspannung in Richtung Extension (synchron zur Inspiration).
- In der postisometrischen Relaxationsphase passive Mobilisation des Sakrums nach ventral-kaudal (synchron zur Exspiration) (**c**).

Hinweise

Treten während der Mobilisation Schmerzen im Bereich der LWS auf, so sind als mögliche Ursachen auszuschließen:
- schlechte Einstellung der LWS,
- ungenügende Fixation des Sakrums,
- stark verkürzter M. piriformis (Dehnung vor der Mobilisation).

Die isometrische Beckenextension erfordert vom Patienten ein hohes Maß an Bewegungsgefühl. Oft kann diese Anspannung nur durch passives und resistives Einüben erlernt werden.

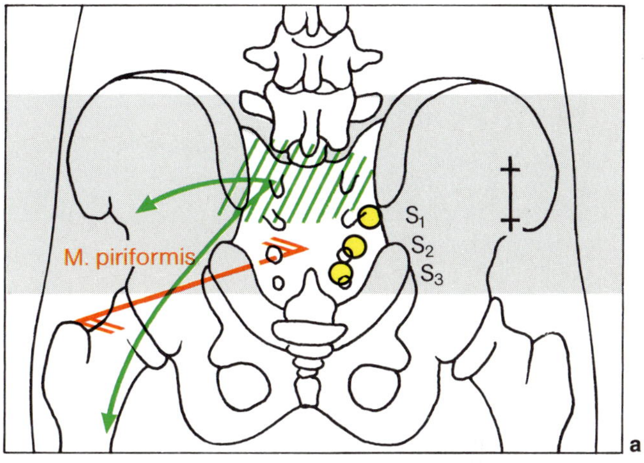

a

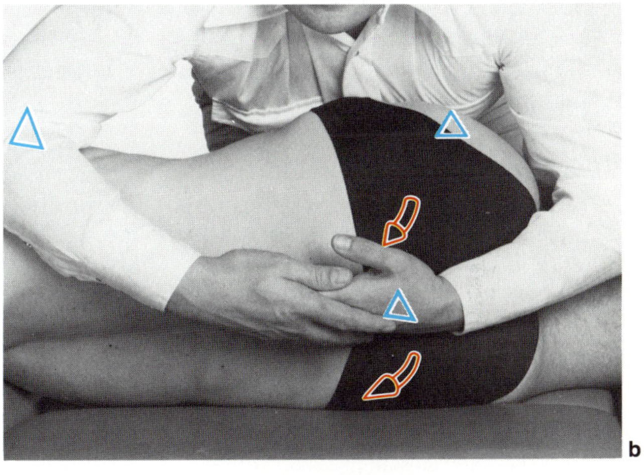

b

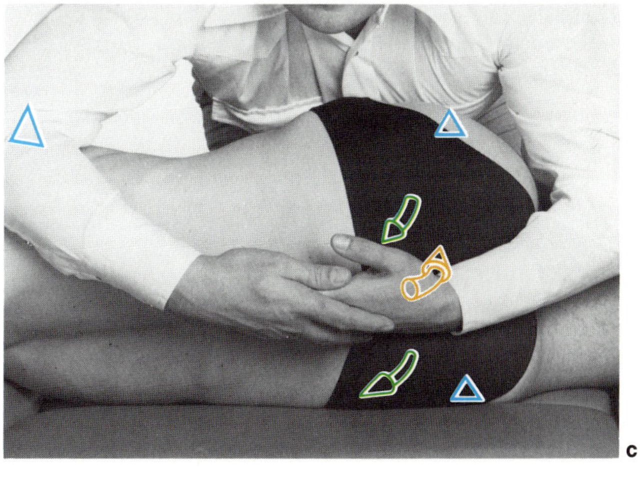

c

1. Rippe

Mobilisation ohne Impuls: kaudal

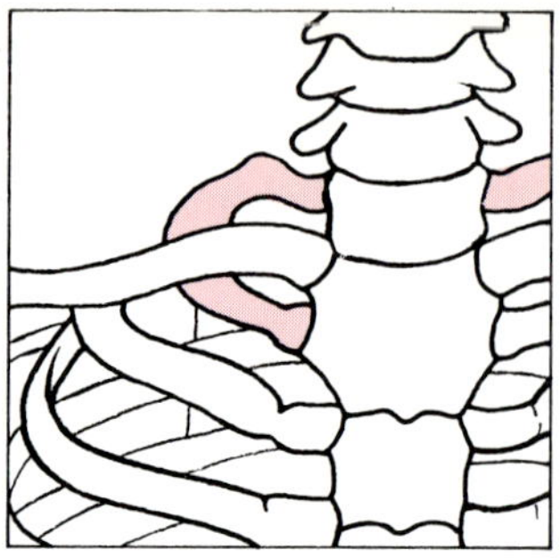

Indikation (a)

Irritationszone: 1. Rippe.
Bewegungstest: Hypomobilität der 1. Rippe für Exspiration mit hartem Stopp.
Schmerz: Chronisch im Schulterbereich. Nächtliche Parästhesien im Arm.
Muskeltest: Verkürzung der Mm. scaleni, möglicherweise auch des M. trapezius pars descendens.

Lagerung

- Patient sitzend.
- Die nicht zu behandelnde Seite des Schultergürtels wird mit dem Oberschenkel und dem Ellbogen des Therapeuten stabilisiert.
- Durch Fixation des Kopfes stabilisiert der Therapeut die Halswirbelsäule in einer Lateralflexion zur mobilisierenden Seite.
- Weicher Gabelgriff, möglichst guter Tiefenkontakt mit der ersten Rippe (**b**).

Therapeutische Maßnahme

- Passive Mobilisation, synchron zur Exspiration nach kaudal/medial (**b**).

Hinweis

Ein harter Gabelgriff im Bereiche des Armplexus kann Parästhesien im Arm auslösen.
Ein Druck auf den Processus transversus Th_1 und C_7 ist zu vermeiden.
Die Lateralflexion der Halswirbelsäule soll während der Mobilisation nicht verstärkt werden.
Besteht gleichzeitig eine Hypomobilität im Bereiche des zervikothorakalen Überganges mit Irritationszone, soll dies zuerst behandelt werden, da der Gabelgriff für die 1. Rippe eine Irritationszone im zervikothorakalen Bereich tangiert.

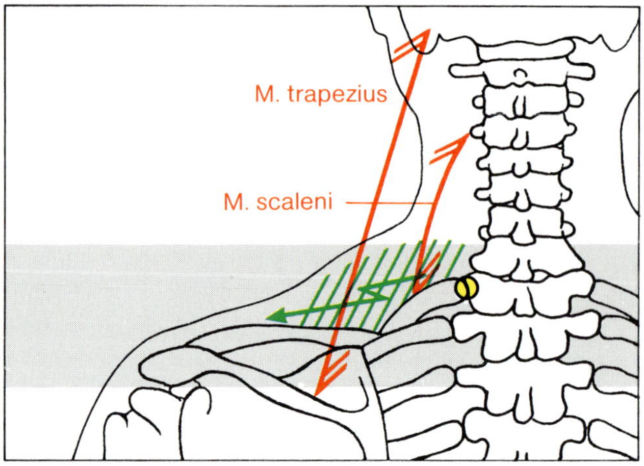

a

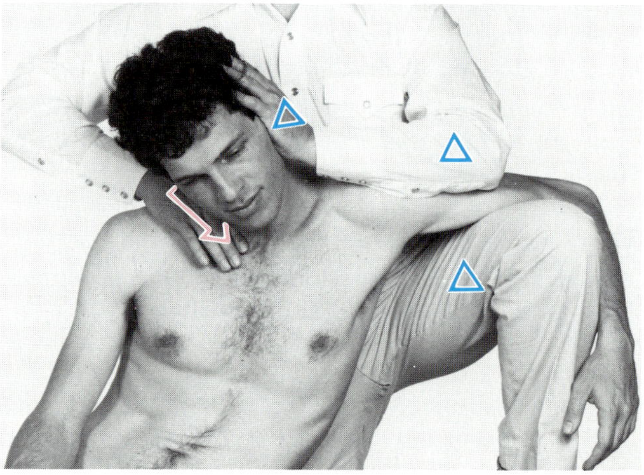

b

1. Rippe

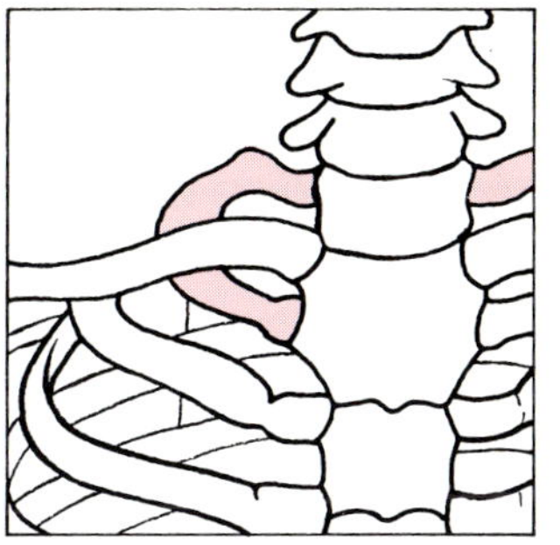

Mobilisation ohne Impuls: kaudal

Indikation (a)

Irritationszone: 1. Rippe.
Bewegungstest: Hypomobilität der 1. Rippe für Exspiration mit hartem Stopp.
Schmerz: Chronisch im Schulterbereich. Evtl. nächtliche Parästhesien im Arm.
Muskeltest: Verkürzung der Mm. scaleni und des M. trapezius pars descendens.

Lagerung

- Patient in Rückenlage.
- Beine flektiert.
- Passive Lateralflexion der Halswirbelsäule zur mobilisierenden Seite.
- Weicher Gabelgriff mit gutem Tiefenkontakt über der 1. Rippe (**b**).

Therapeutische Maßnahme

- Passive Mobilisation synchron zur Exspiration nach kaudal-medial (**b**).

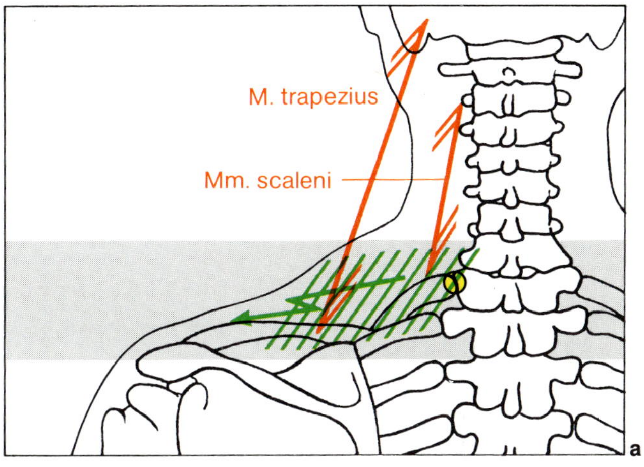

a

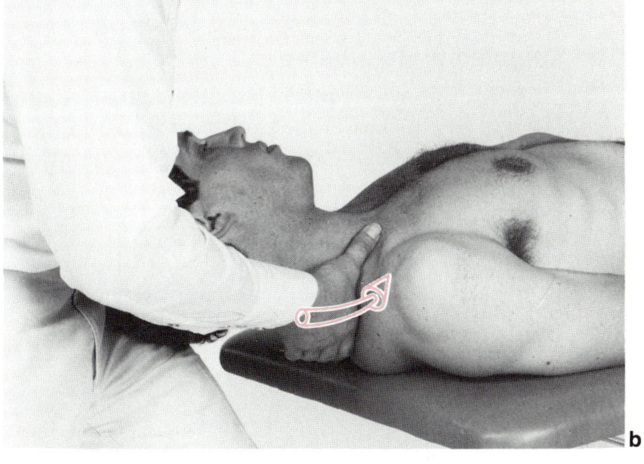

b

Rippe VI bis XII

Mobilisation ohne Impuls: ventral

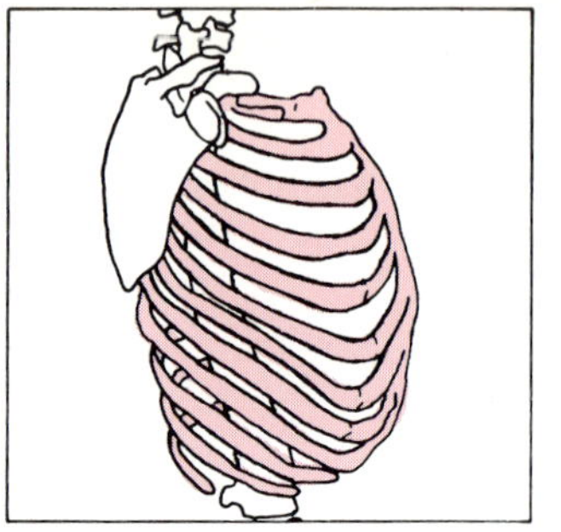

Indikation (a)

Irritationszone: R VI, R VII, R VIII, R IX, R X, R XI, R XII.

Bewegungstest: Hypomobilität der Rippe. Evtl. Verminderung der regionalen Thoraxbeweglichkeit.

Schmerz: Akut/chronisch, häufig atmungsabhängig. Entlang der Rippe hinziehend zum Sternum oder lokal.

Lagerung

- Patient in Bauchlage.
- Der Therapeut fixiert die zu mobilisierende Rippe mit dem Os pisiforme im Bereiche des Angulus costae.
- Mit der anderen Hand Griffassung an der Spina iliaca anterior (**b**).

Therapeutische Maßnahme

- Passive Mobilisation durch Rotation des Beckens und der LWS bis auf Höhe der zu mobilisierenden Rippe. Während der Exspiration erfolgt die Mobilisation der Rippe nach ventral.

Hinweise

Diese Technik ist problematisch bei schmerzhaften Dysfunktionen:

- der LWS,
- der Ileosakralgelenke,
- der unteren BWS.

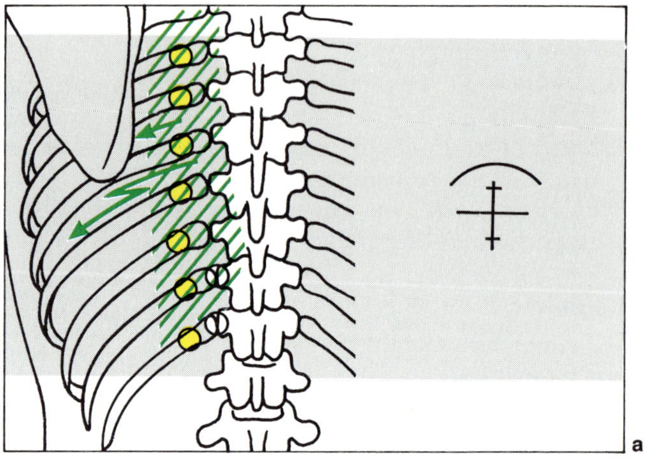

a

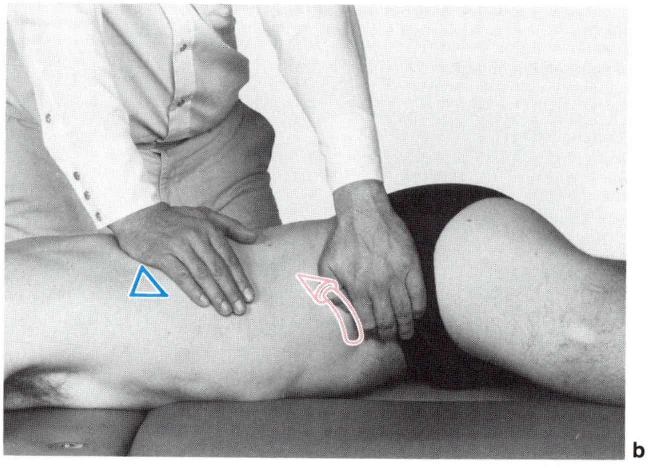

b

1. Rippe

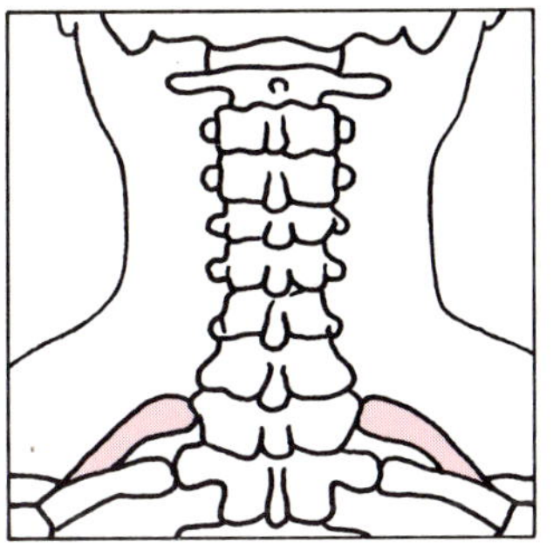

Mobilisation mit Impuls: kaudal/ventral

Indikation (a)

Irritationszone: 1. Rippe.
Bewegungstest: Hypomobilität der ersten Rippe für Exspiration mit hartem Stopp.
Schmerz: Lokal, evtl. ausstrahlend in die Arme mit (nächtlichen) Parästhesien.

Lagerung

- Patient sitzend.
- Die nicht zu behandelnde Seite des Schultergürtels wird mit dem Oberschenkel und dem Ellbogen des Therapeuten stabilisiert.
- Durch Fixation des Kopfes wird die HWS in einer Lateralflexion zur mobilisierenden Seite stabilisiert.
- Mit dem Metakarpaleköpfchen II der anderen Hand nimmt er Tiefenkontakt mit der ersten Rippe auf (**b**).

Therapeutische Maßnahme

- Während einer Exspirationsphase erfolgt der Impuls nach kaudal-medial (**c**).

Hinweise

Zu beachten ist:
- Ein zu harter Griff der Impulshand im Bereich des Armplexus kann Parästhesien auslösen.

Häufig ist eine blockierte Rippe mit einer Hypomobilität im entsprechenden BWS-Segment kombiniert. In diesem Fall soll das BWS-Segment vor der Rippe mobilisiert werden.

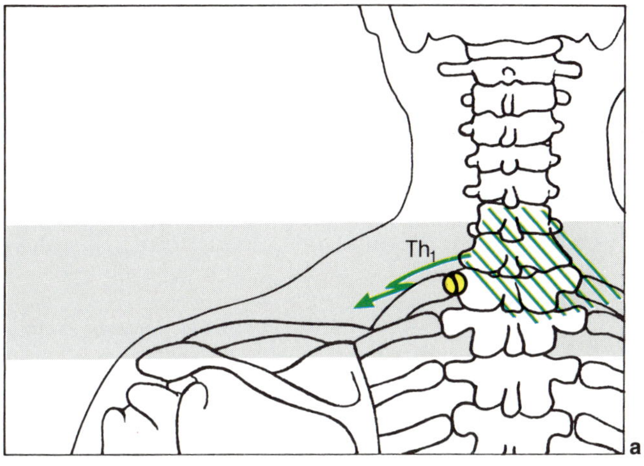

a

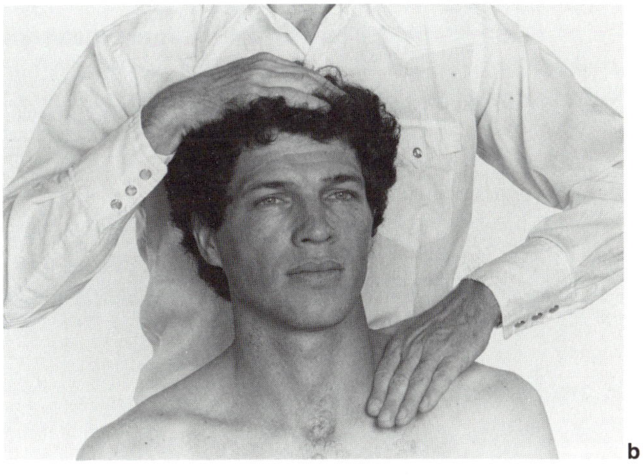
b

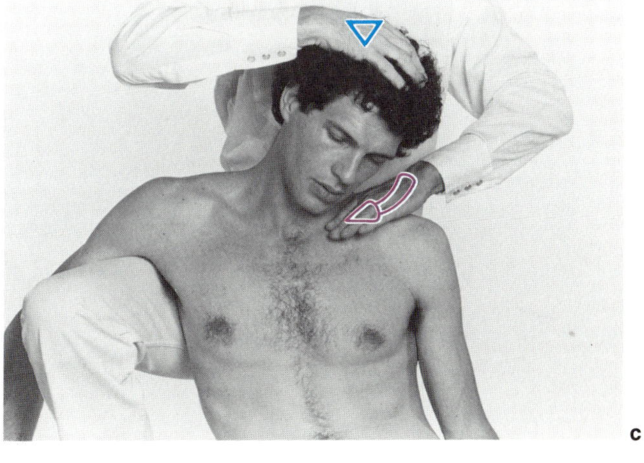
c

Rippe II bis VI

Mobilisation mit Impuls: ventral

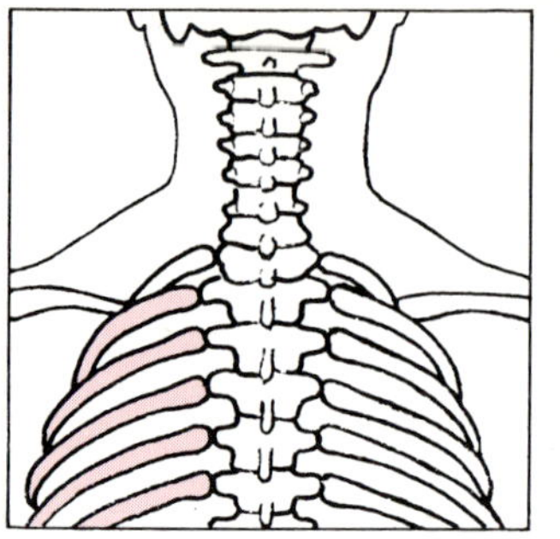

Indikation (a)

Irritationszone: R II, R III, R IV, R V, R VI.
Bewegungstest: Hypomobilität der Rippe mit hartem Stopp.
Verminderte Flankenatmung auf der entsprechenden Seite.
Schmerz: Atmungsabhängig. Entlang der Rippe hinziehend zum Sternum oder lokal. Evtl. Schulter-Arm-Schmerzen.

Lagerung

- Patient in Rückenlage, die Arme über der Brust gekreuzt.
- Der Therapeut steht auf der nicht zu mobilisierenden Seite, rotiert den Patienten passiv zu sich und nimmt mit dem Hypothenar im Bereich des Angulus costae der blockierten Rippe Tiefenkontakt auf (**b**).
- Der Patient wird in die Rückenlage zurückgedreht.

Therapeutische Maßnahme

- Während einer Exspirationsphase erfolgt der Impuls auf die gekreuzten Arme des Patienten, wodurch auf die zu mobilisierende Rippe ein Impuls nach ventral entsteht (**c**).

Hinweise

Häufig ist eine blockierte Rippe mit einer Hypomobilität im entsprechenden BWS-Segment kombiniert. In diesem Fall soll das BWS-Segment vor der Rippe mobilisiert werden.

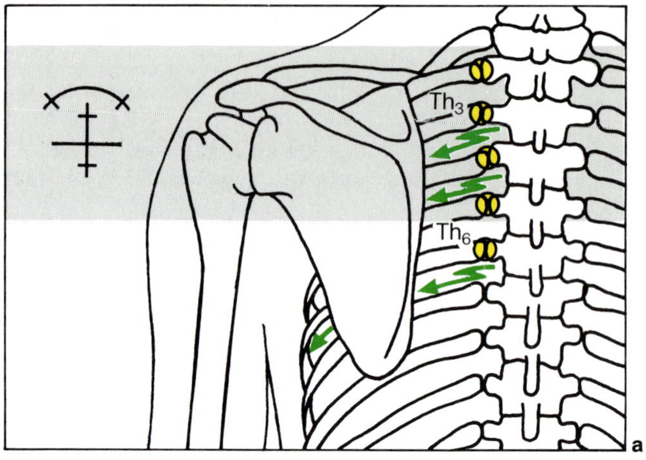

a

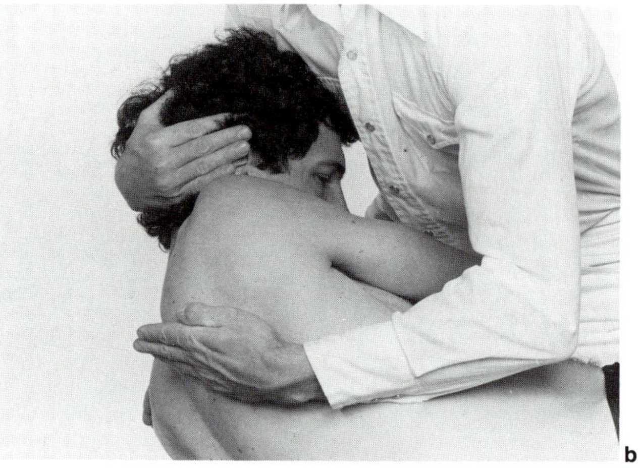
b

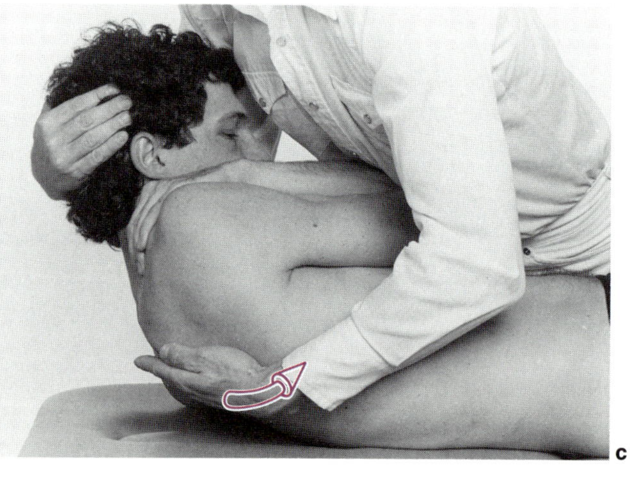
c

Rippe VI bis XII

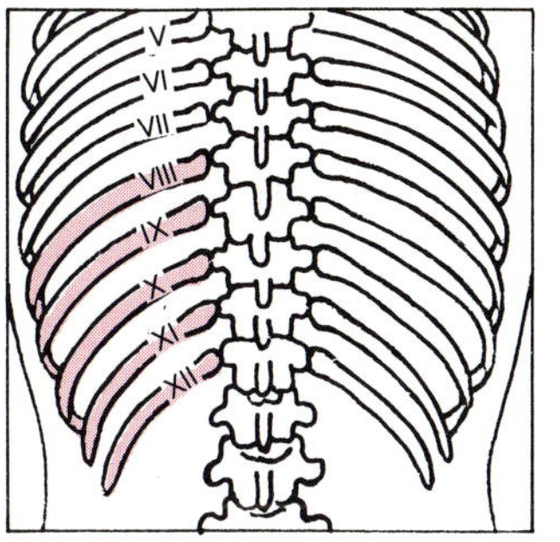

Mobilisation mit Impuls: ventral und lateral

Indikation: (a)

Irritationszone: R VI, R VII, R VIII, R IX, R X, R XI, R XII.

Bewegungstest: Hypomobilität der Rippen mit hartem Stopp.
Verminderte Flankenatmung auf der entsprechenden Seite.

Schmerz: Atmungsabhängig. Entlang der Rippe hinziehend zum Sternum oder lokal.

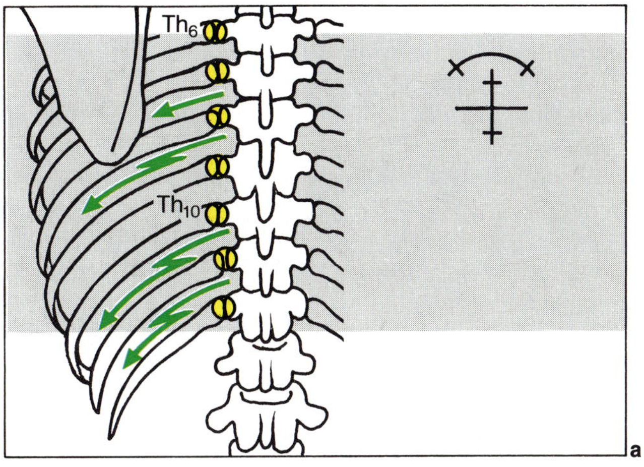

a

Lagerung

- Patient in Bauchlage, BWS leicht kyphosiert.
- Der seitlich stehende Therapeut fixiert mit dem Hypothenar der einen Hand die zu mobilisierende Rippe im Bereich des Angulus costae.
- Mit der anderen Hand Griffassung an der Spina iliaca anterior der gleichen Seite.
- Durch Anheben der Spina iliaca anterior wird die LWS bis an die Bewegungsgrenze rotiert (**b**).

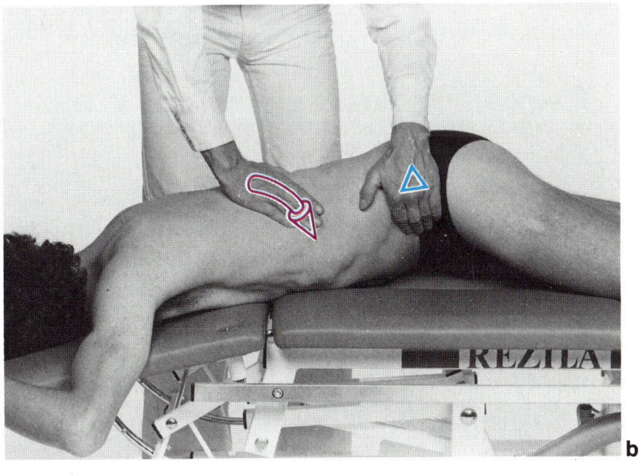

b

Therapeutische Maßnahme

- Während einer Exspirationsphase erfolgt der Impuls mit dem Hypothenar nach ventral-kaudal (**b**).

Hinweise

Zu beachten ist:
- Bei Schmerzen im LWS-ISG-Bereich ist diese Technik nicht geeignet.

Häufig ist eine blockierte Rippe mit einer Hypomobilität im entsprechenden BWS-Segment verbunden.
In diesem Fall soll das BWS-Segment vor der Rippe mobilisiert werden.

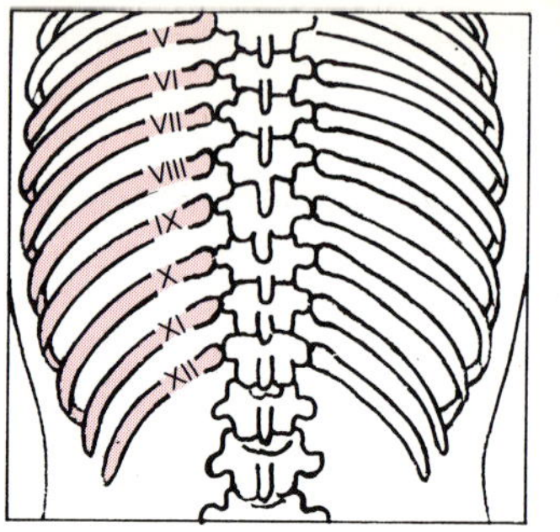

Mobilisation mit Impuls: ventral/kaudal

Indikation (a)

Irritationszone: R V, R VI, R VII, R VIII, R IX, R X, R XI, R XII.
Bewegungstest: Hypomobilität der Rippe mit hartem Stopp.
Verminderte Flankenatmung auf der entsprechenden Seite.
Schmerz: Atmungsabhängig. Entlang der Rippe hinziehend, zum Sternum oder lokal. Evtl. Schulter-Arm-Schmerzen.

Lagerung

- Patient in Bauchlage, die Arme innenrotiert, die BWS in leichter Kyphose.
- Der Therapeut nimmt mit dem Thenar der einen Hand flächigen Tiefenkontakt mit der zu mobilisierenden Rippe im Bereich des Angulus costae auf.
- Die andere Hand legt er flächig auf die nicht zu mobilisierende Thoraxseite (Kontrolle!) (**b**).

Therapeutische Maßnahme

- Während einer Exspirationsphase erfolgt der Impuls auf die Rippe nach ventral/kaudal (**b**).

Hinweise

Häufig ist eine blockierte Rippe mit einer Hypomobilität im entsprechenden BWS-Segment kombiniert. Ist dies der Fall, soll das BWS-Segment vor der Rippe mobilisiert werden.

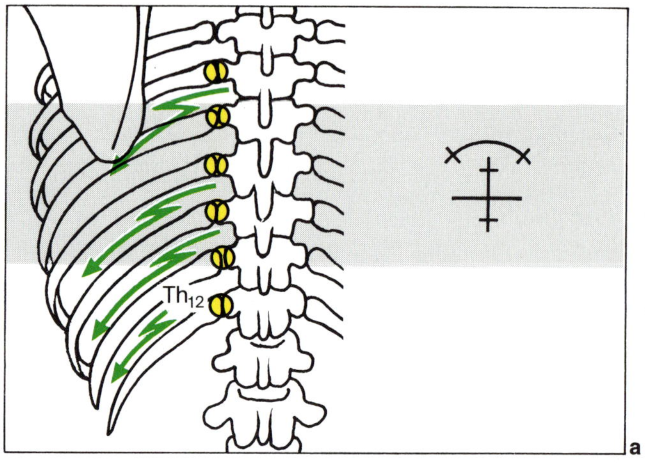

a

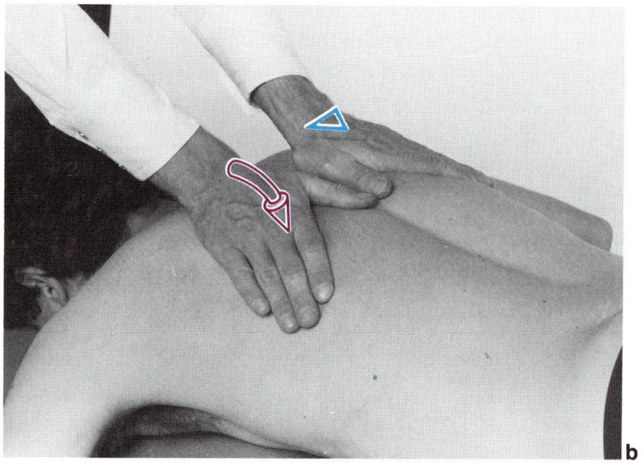
b

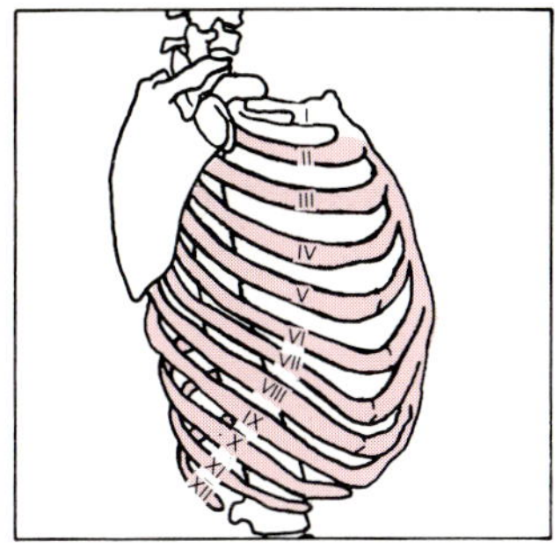

Mobilisation ohne Impuls und NMT 1: ventral

Indikation (a)

Irritationszone: R II, R III, R IV, R V, R VI, R VII, R VIII, R IX, R X, R XI, R XII.

Bewegungstest: Hypomobilität der Rippe, evtl. Verminderung der regionalen Thoraxbeweglichkeit.

Schmerz: Akut/chronisch, häufig atmungsabhängig. Entlang der Rippe hinziehend zum Sternum oder lokal.

Lagerung

- Patient in Bauchlage, die Arme in den Schultergelenken maximal innenrotiert, die Brustwirbelsäule in leichter Kyphose.
- Der Therapeut nimmt Tiefenkontakt mit der zu mobilisierenden Rippe im Bereiche des Angulus costae auf (**b**).

Therapeutische Maßnahme

- Mobilisation ohne Impuls: Passive Mobilisation der Rippe nach ventral (**b**).
- NMT 1: Während einer tiefen Inspiration wird die Rippe durch Fixation am Angulus costae zurückgehalten und dadurch mobilisiert (**c**).

Hinweise

Um Rippenfrakturen zu vermeiden, soll vor allem bei älteren Patienten der fixierende Druck dosiert sein.

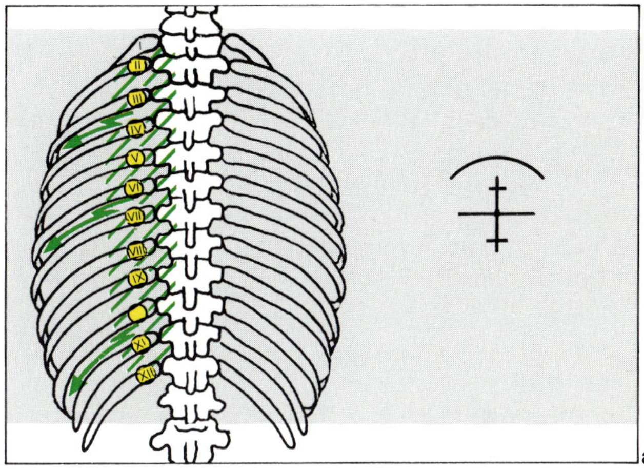

a

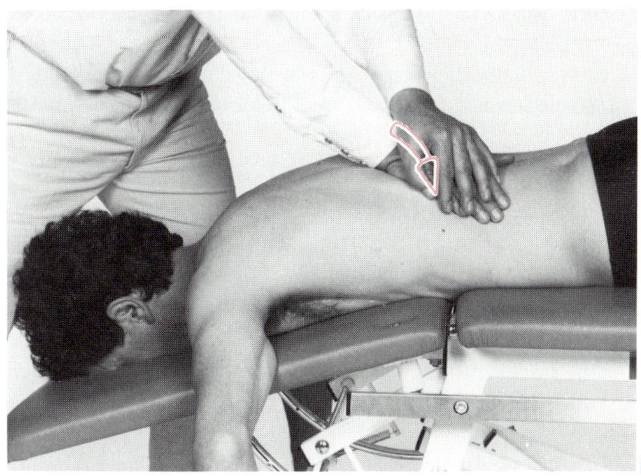

b

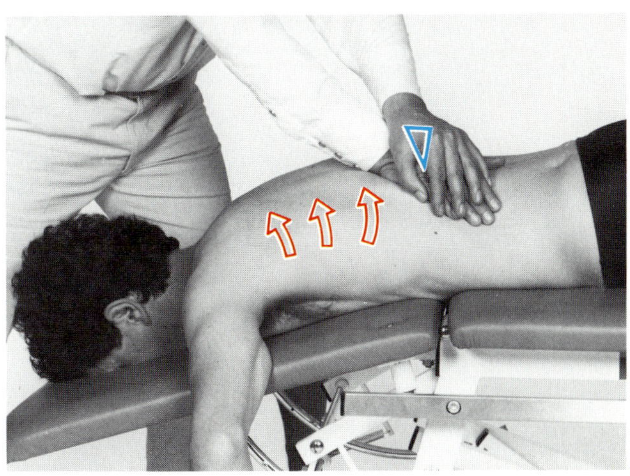

c

Rippe II bis XII

Mobilisation ohne Impuls und NMT 1: ventral

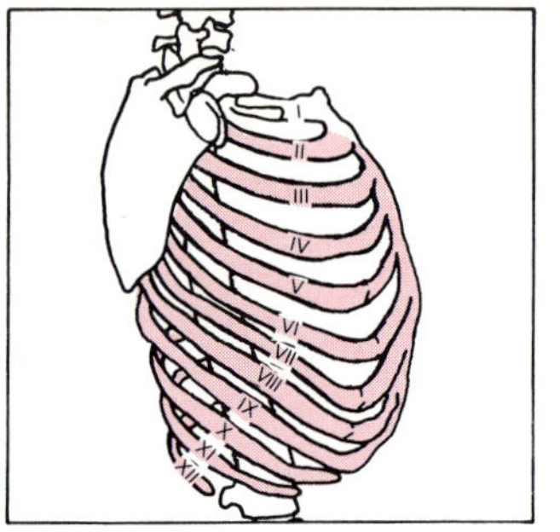

Indikation (a)

Irritationszone: R II, R III, R IV, R V, R VI, R VII, R VIII, R IX, R X, R XI, R XII.

Bewegungstest: Hypomobilität der Rippe mit eher hartem Stopp.
Evtl. Verminderung der regionalen Thoraxbeweglichkeit.

Schmerz: Akut/chronisch, häufig atmungsabhängig. Entlang der Rippe hinziehend zum Sternum oder lokal.

Lagerung

- Patient in Rückenlage, Beine flektiert, Arme über der Brust gekreuzt.
- Der Therapeut steht auf der nicht zu mobilisierenden Seite, rotiert den Patienten passiv zu sich und nimmt mit dem Thenar im Bereiche des Angulus costae der blockierten Rippe Tiefenkontakt auf (**b**).

Therapeutische Maßnahme

- Mobilisation ohne Impuls: Mobilisation durch passive Rotation in Richtung Rückenlage, wobei der Thenar Widerstand gibt (**c**).
- NMT 1: Mobilisation durch tiefe Inspiration, wobei die zu mobilisierende Rippe im Bereiche der Bewegungsgrenze durch den Thenar des Therapeuten fixiert wird (**d**).

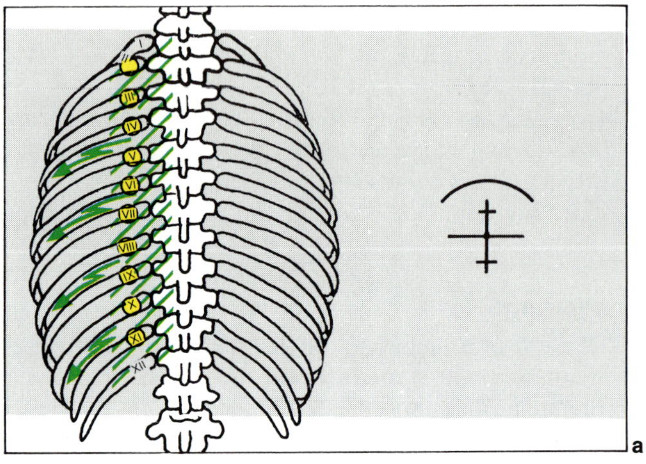

a

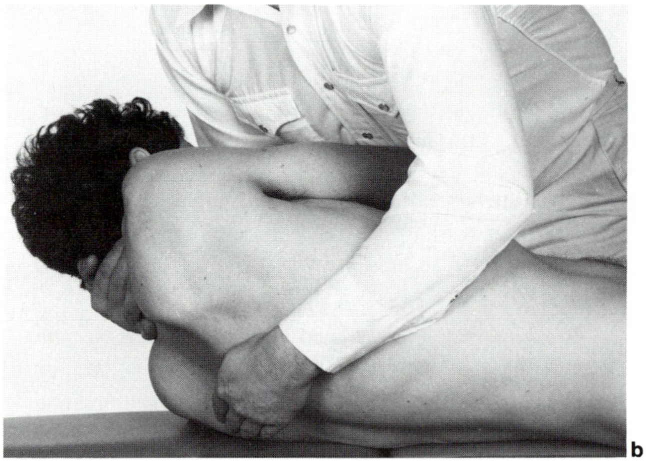

b

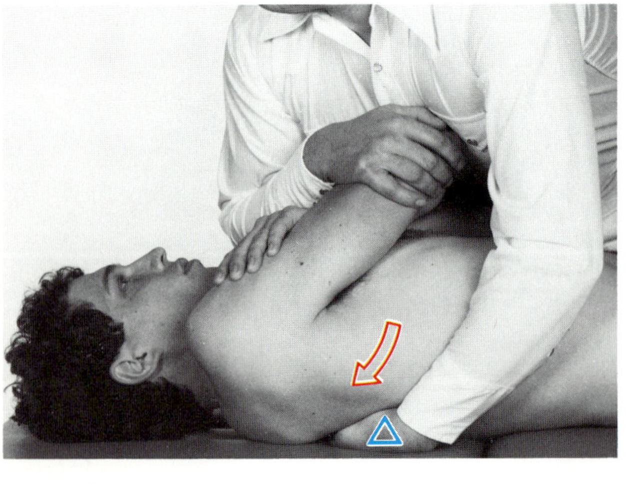

d

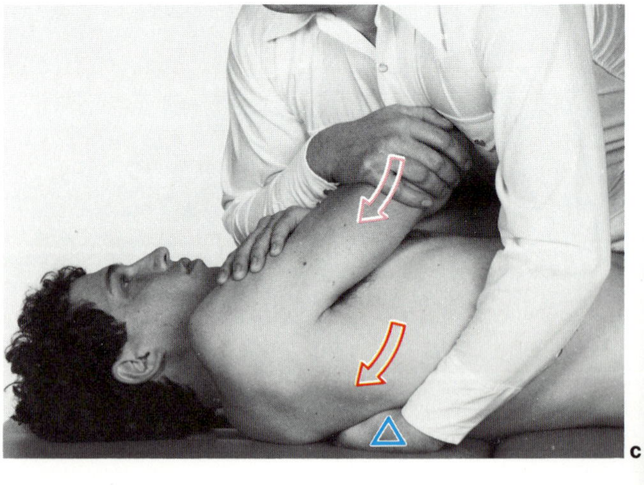

c

Rippe II bis XII

NMT 2: ventral

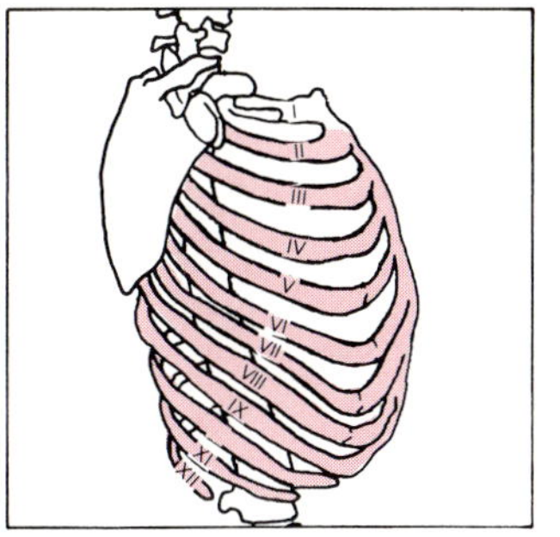

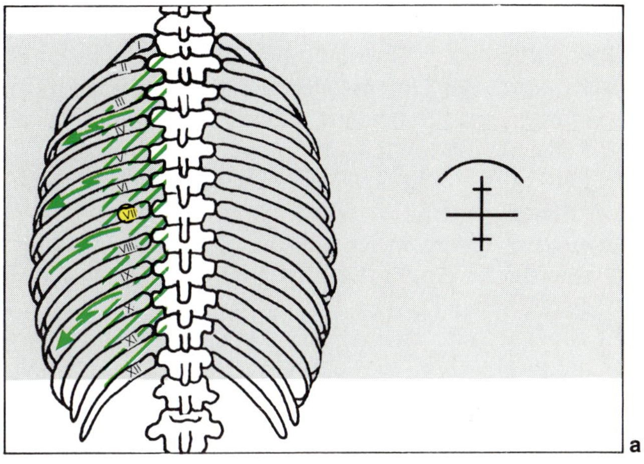

a

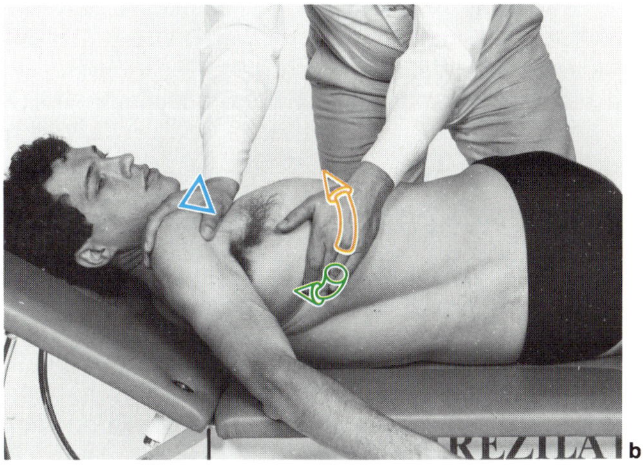

b

Indikation (a)

Irritationszone: R II, R III, R IV, R V, R VI, R VII, R VIII, RIX, R X, R XI, R XII.
Bewegungstest: Hypomobilität der Rippe mit eher weichem Stopp.
Schmerz: Akut/chronisch, häufig atmungsabhängig. Entlang der Rippe hinziehend zum Sternum oder lokal.

Lagerung

- Patient in Seitenlage.
- Von kranial her Einstellen der BWS durch Rotation bis auf Höhe der zu mobilisierenden Rippe, mit welcher der Therapeut Tiefenkontakt aufnimmt (Mittel- oder Zeigefinger, flächiger Griff) (**b**).

Therapeutische Maßnahme

- Fixierender Widerstand an der Bewegungsgrenze der zu mobilisierenden Rippe.
- Tiefe Inspiration. Während der Exspirationsphase passive Mobilisation nach ventral-kaudal (**b**).

Blickrichtung des Patienten:
- bei Inspiration: zur mobilisierenden Seite,
- bei Exspiration: von der mobilisierenden Seite weg.

M. sternocleidomastoideus

NMT 2

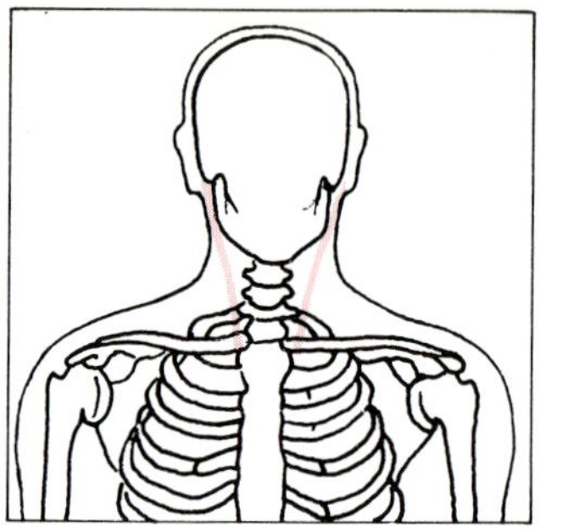

Indikation (a)

Bewegungstest: Verminderte Lateralflexion und Rotation der Halswirbelsäule mit weichem Stopp. Häufig eingeschränkte Thoraxbeweglichkeit in Form des sternalen Atmungstypes bei obstruktiven oder emphysematischen Lungenerkrankungen.

Schmerz: Gelegentlich diffuse Zervikobrachialgie (häufig in Verbindung mit segmentaler Dysfunktion der HWS und BWS).

Muskeltest: Verkürzung des M. sternocleidomastoideus. Häufig zusätzliche Verkürzung des M. trapezius pars descendens und der Mm. scaleni.

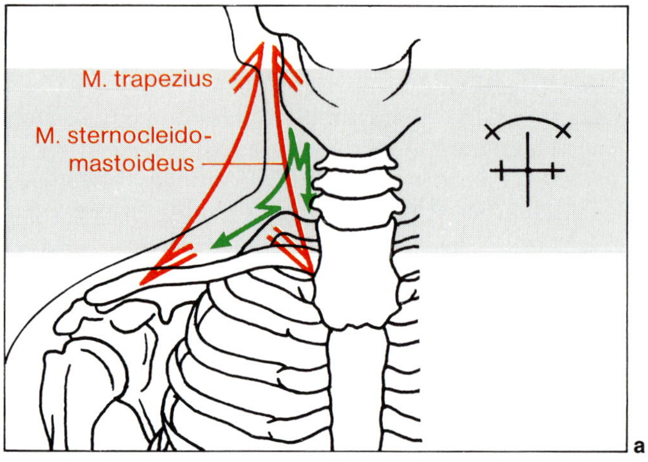

a

Lagerung

- Patient in Rückenlage, der Kopf überragt die Unterlage und ist auf den Oberschenkeln des sitzenden Therapeuten gelagert.
- Einstellen der maximal möglichen Dehnlage durch passive Rotation und Lateralflexion der HWS zur Gegenseite (**b**).

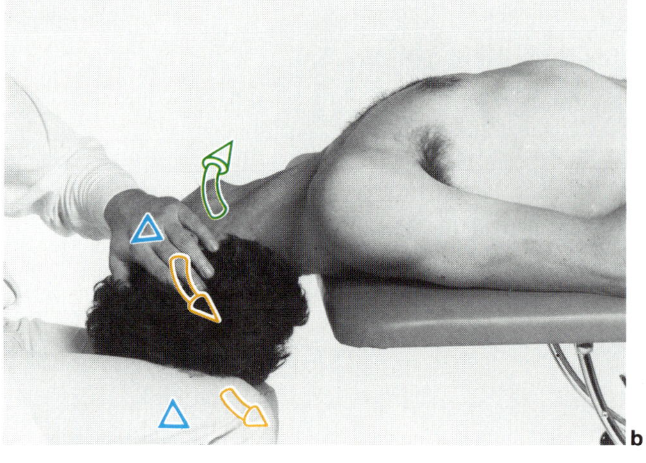

b

Therapeutische Maßnahme

- Optimale isometrische Anspannung des verkürzten M. sternocleidomastoideus (Inspiration, Blick nach oben).
- Während der postisometrischen Relaxationsphase passive Dehnung durch Verstärkung der Lateralflexion, weniger der Rotation (Exspiration, Blick nach unten) (**b**).

Hinweise

Die einzelnen Dehnschritte sind in der Regel sehr klein.
Die Therapie muß abgebrochen werden, wenn als Zeichen einer möglichen Vertebraliskompression Schwindel, Übelkeit, und/oder Spontannystagmus auftreten.
Diese Dehnungstechnik kann nur durchgeführt werden, wenn vorher segmentale Dysfunktion mittels spezifischen Techniken soweit gebessert wurden, daß die Einstellung der HWS ohne hart reflektorischen Stopp möglich ist.

Mm. scaleni

NMT 2

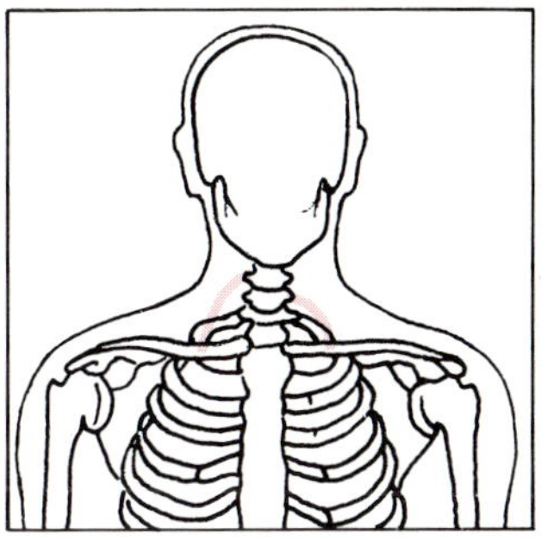

Indikation (a)

Bewegungstest: Verminderte Beweglichkeit der 1. Rippe und des oberen Thorax für Exspiration. Hypomobilität der unteren Halswirbelsäule für Extension und Lateralflexion mit weichem Stopp.
Schmerz: Chronische Zervikobrachialgie, häufig mit nächtlichen Parästhesien. Gelegentlich klassische Zeichen des Skalenuslückensyndromes (neurologisch und vaskulär).
Muskeltest: Verkürzung der Mm. scaleni. Häufig zusätzliche Verkürzung des M. trapezius pars descendens und des M. sternocleidomastoideus.

Bemerkung: In vielen Fällen steht die Sternalatmung im Vordergrund, kombiniert mit obstruktiven oder emphysematösen Lungenerkrankungen.

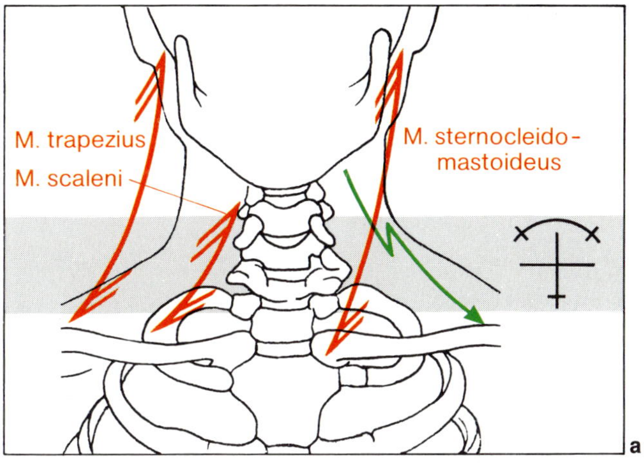

a

Lagerung

- Patient in Rückenlage, der Kopf überragt die Unterlage und ist auf den Oberschenkeln des sitzenden Therapeuten gelagert.
- Einstellen der maximalen Dehnlage durch Extension, Lateralflexion und Rotation der HWS zur Gegenseite (**b**).

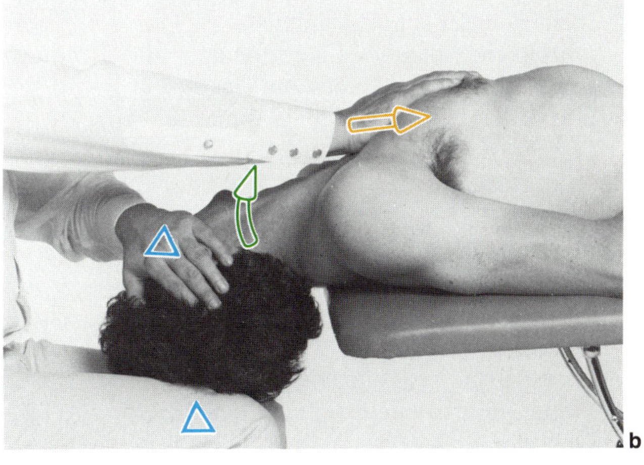
b

Therapeutische Maßnahme

- Optimale isometrische Anspannung der verkürzten Mm. scaleni (Inspiration, Blick nach oben).
- In der postisometrischen Relaxationsphase passive Dehnung durch kaudal gerichtete Verschiebung der 1. Rippe und der Klavikula bei fixierter HWS (Exspiration, Blick nach unten).
- Der dabei gewonnene Weg wird durch Neueinstellung der HWS realisiert (Verstärkung der Extension und der Lateralflexion) (**b**).

Bemerkung: Während der Dehnung soll der Therapeut eine leichte Traktion auf die HWS ausüben.

Hinweise

Treten während der Lagerung oder Mobilisation als Zeichen einer möglichen Vertebraliskompression oder Irritation des Sympathikus Schwindel, Übelkeit oder Nystagmus auf, soll die Therapie abgebrochen werden. Liegt gleichzeitig eine Hypomobilität der 1. Rippe oder eine segmentale Dysfunktion im Bereich der Hals- oder oberen Brustwirbelsäule vor, muß dies zuerst behandelt werden, damit die maximale Dehnlage ohne hart reflektorischen Stopp eingestellt werden kann.
Ebenfalls sollte ein verkürzter M. trapezius pars descendens vor den Mm. scaleni gedehnt werden.

M. trapezius pars descendens

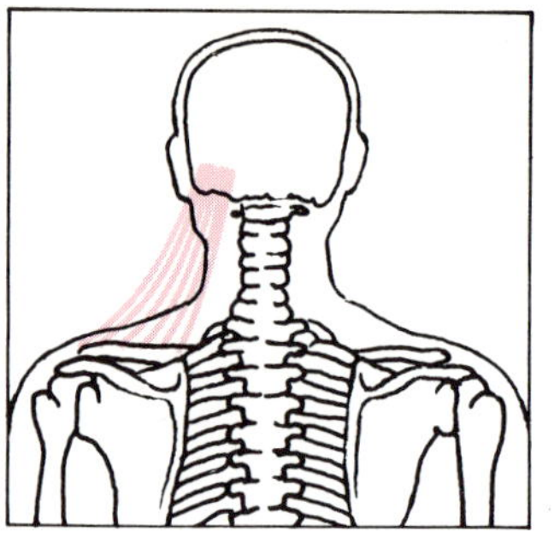

NMT 2

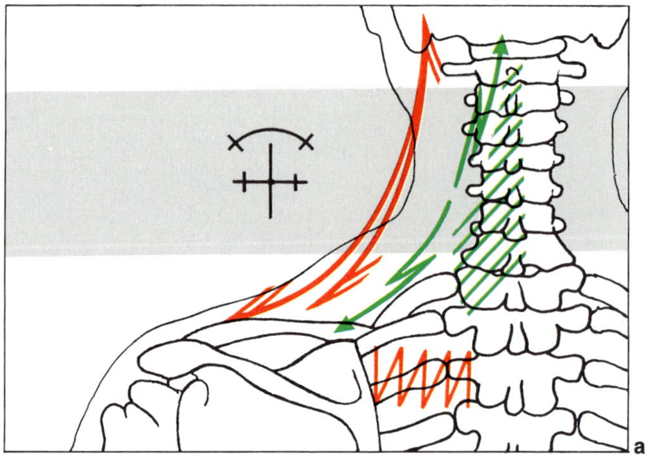
a

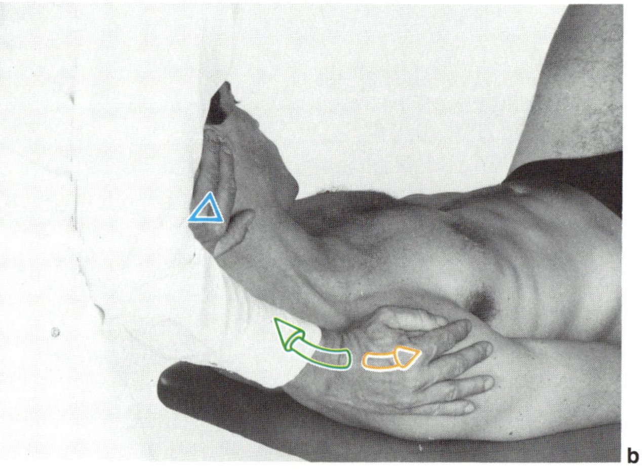
b

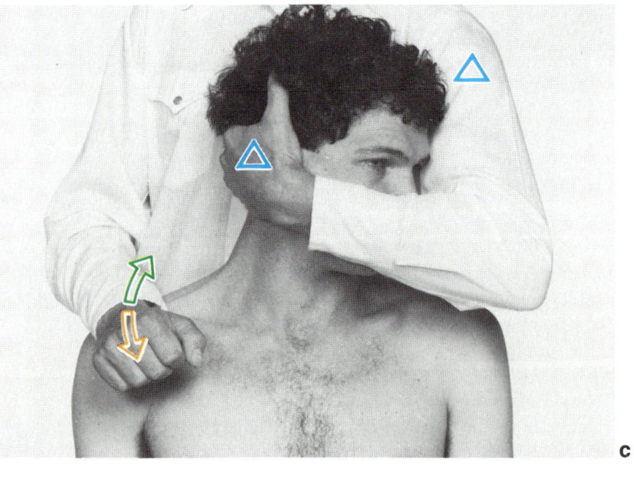
c

Indikation (a)

Bewegungstest: Verminderte Lateralflexion der Halswirbelsäule mit weichem Stopp.

Muskeltest: Verkürzung des M. trapezius pars descendens mit typischem Dehnschmerz.
In den meisten Fällen findet sich zusätzlich eine Abschwächung der medialen Schulterblattfixatoren.

Schmerz: Chronisch im Nackenbereich, evtl. ausstrahlend gegen das Okziput und in die Arme.

Lagerung

- Patient in Rückenlage, der Kopf überragt den Tisch.
- Der Therapeut umfaßt mit einer Hand flächig das Okziput, während er die andere Hand ebenfalls flächig an der Schulter anlegt.
- Durch eine passive Lateralflexion und Rotation der HWS (in der Regel zur Gegenseite) wird die maximal mögliche Dehnlage eingestellt (**b**).

Therapeutische Maßnahme

- Der Therapeut gibt Widerstand an der Schulter.
- Optimale isometrische Anspannung des M. trapezius pars descendens.
- In der postisometrischen Relaxationsphase passive Dehnung, indem der Schultergürtel nach kaudal/lateral mobilisiert wird (**b**).
- Durch eine Neueinstellung der HWS wird die Dehnung realisiert.

Bemerkung: Während des ganzen Vorganges soll eine leichte Traktion auf die HWS ausgeübt werden. Die Dehnung kann auch im Sitzen durchgeführt werden (**c**).

Hinweise

Tritt in der Phase der Lagerung oder Dehnung Schwindel und/oder Schmerz auf, ist die HWS sowie die 1. Rippe auf eine segmentale Dysfunktion hin zu untersuchen und zuerst zu behandeln.

M. levator scapulae

NMT 2

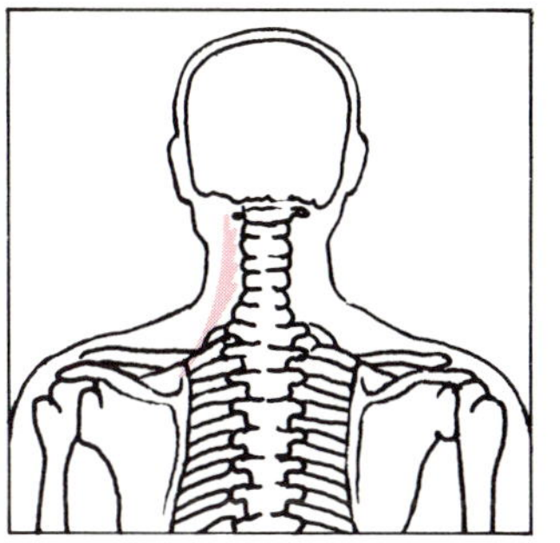

Indikation (a)

Bewegungstest: Verminderte Flexion der oberen Halswirbelsäule mit weichem Stopp. Zu großer Kinn-Sternum-Abstand, häufig kombiniert mit einer verminderten Rotation und Inklination im Segment C_1/C_2 oder C_2/C_3.

Muskeltest: Verkürzung des M. levator scapulae mit typischem Dehnschmerz.
Häufig kombiniert mit einer Verkürzung der subokzipitalen Muskulatur.

Palpation: Die Längentestung ist häufig schwierig.
Ein verkürzter M. levator scapulae zeichnet sich durch eine konsistente Veränderung des Muskels einerseits sowie durch Krepitation bei der Palpation des distalen Muskelanteiles andererseits aus.

Schmerz: Chronisch im Nackenbereich. Häufig ausstrahlend gegen das Okziput und in die Interskapulärregion.

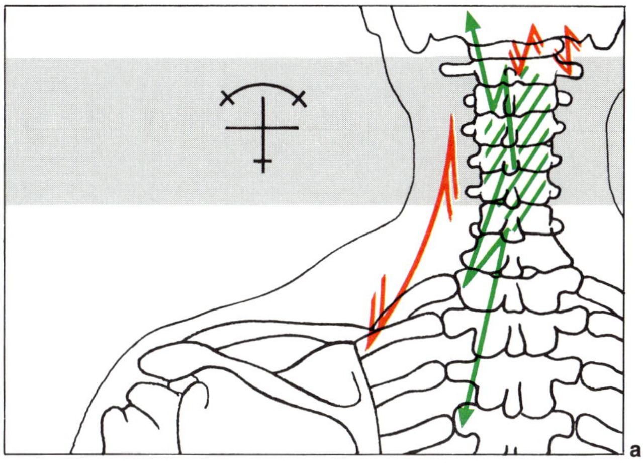

a

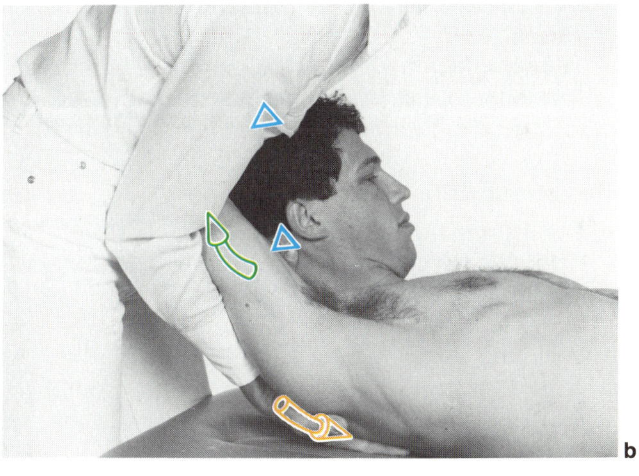

b

Lagerung

- Patient in Rückenlage, der Kopf überragt den Tisch.
- Mit einer Hand umfaßt der Therapeut flächig das Okziput. Mit der anderen Hand nimmt er Kontakt mit dem Ellbogen des Patienten auf, nachdem er durch eine maximale Abduktion und Außenrotation des Armes das Schultergelenk weitgehend verriegelt hat.
- Durch eine Flexion/Inklination der HWS sowie eine Rotation zur Gegenseite wird die maximal mögliche Dehnlage eingestellt (**b**).

Therapeutische Maßnahme

- Der Therapeut gibt Widerstand beim Ellbogen des Patienten.
- Optimale isometrische Anspannung des M. levator scapulae.
- In der postisometrischen Relaxationsphase passive Dehnung, indem über den Oberarm die Skapula nach kaudal/lateral verschoben wird.
- Durch eine Neueinstellung der HWS wird die Dehnung realisiert (**b**).

Bemerkung: Während des ganzen Vorganges soll eine leichte Traktion auf die HWS ausgeübt werden.

Hinweise

Tritt in der Phase der Lagerung oder Dehnung Schwindel und/oder Schmerz auf, ist die Behandlung abzubrechen, die HWS zu untersuchen und, sofern indiziert, zu behandeln: Liegt z. B. eine segmentale Dysfunktion der Kopfgelenke vor, sollte sie vor der Dehnung des M. levator scapulae behandelt werden.

M. pectoralis major

NMT 2

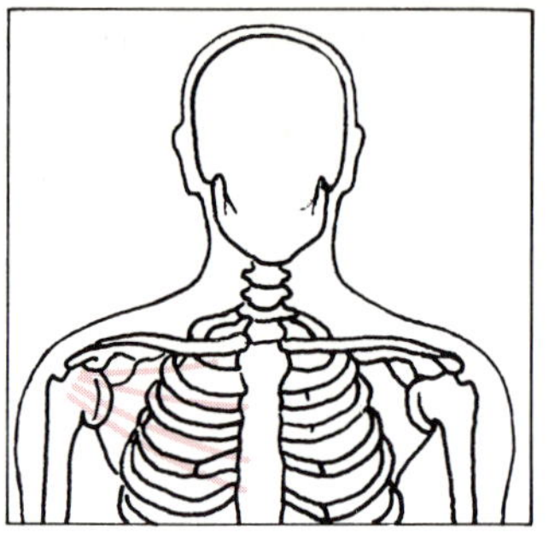

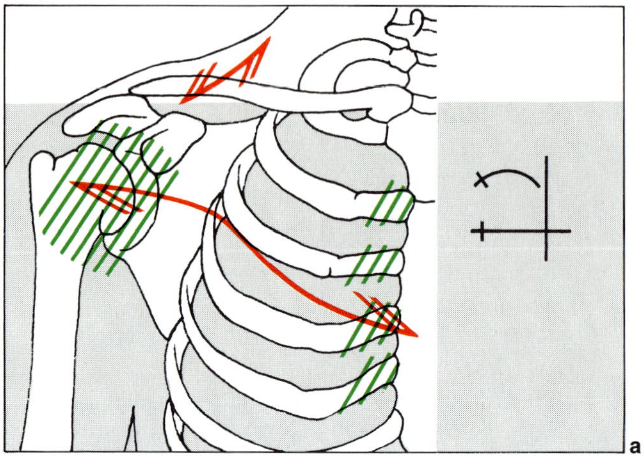

a

Indikation (a)

Bewegungstest: Verminderte Abduktion und Außenrotation des Armes mit weichem Stopp.

Muskeltest: Verkürzung des M. pectoralis major mit typischem Dehnschmerz. Häufig kombiniert mit einer Verkürzung des M. trapezius pars descendens sowie einer Abschwächung der medianen Schulterblattfixatoren.

Schmerz: Endphasiger Bewegungsschmerz im Bereich der Axilla bei Abduktion und Außenrotation des Armes. Druckdolente Insertionen an den Rippen.

Lagerung

- Patient in Rückenlage, nahe am Tischrand.
- Der Therapeut steht am Kopfende und fixiert den Thorax.
- Mit der anderen Hand umfaßt er den Oberarm des Patienten und stellt durch Abduktion und Außenrotation die maximal mögliche Dehnlage ein (**b**).

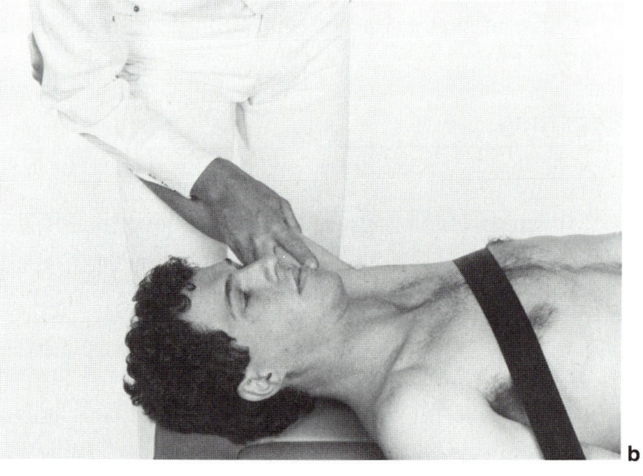

b

Therapeutische Maßnahme

- Der Therapeut gibt Widerstand am Oberarm.
- Optimale isometrische Anspannung des M. pectoralis major.
- In der postisometrischen Relaxationsphase passive Dehnung durch Verstärkung der Abduktion des Armes, welche unter leichter Traktion durchgeführt wird. Der Weggewinn stellt gleichzeitig die neue Dehnlage dar (**b**).

Hinweise

Liegt eine schmerzhafte Periarthropathie humeroscapularis vor, soll diese Technik erst in einer späteren Behandlungsphase angewendet werden.

Modifikation: Der Therapeut legt eine Hand flächig im Bereich des Muskelbauches an, welcher in der postisometrischen Relaxationsphase in Verlaufsrichtung verschoben wird (**c**).

Zwar widerspricht diese Technik größtenteils den Behandlungsprinzipien für NMT 2, ist jedoch bei schmerzhaftem Schultergelenk, neben einer NMT-3-Technik, oft die einzige Möglichkeit, den M. pectoralis major zu dehnen (**c**).

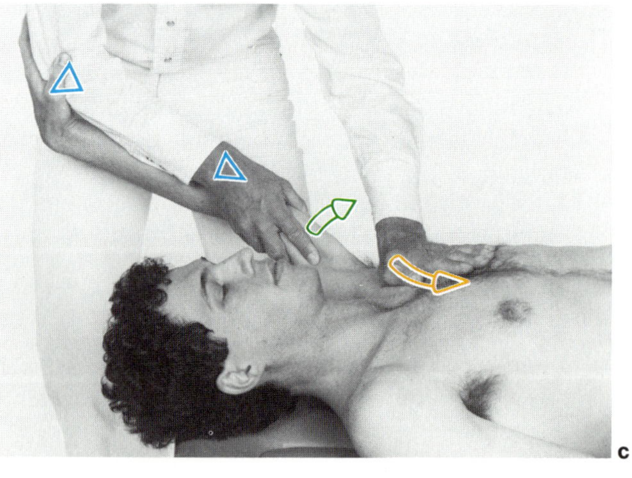

c

M. erector spinae im Lumbalbereich

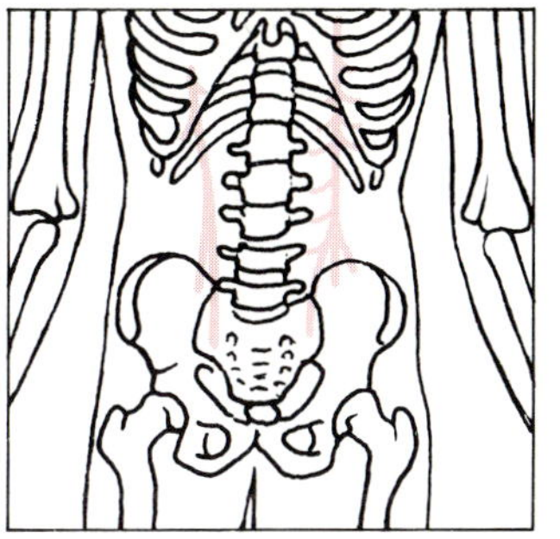

NMT 2

Indikation (a)

Bewegungstest: Verminderte Flexion und Lateralflexion der Lendenwirbelsäule mit weichem Stopp.
Schmerz: Chronisch/akut im Kreuzbereich, ausstrahlend in die Beine.
Muskeltest: Verkürzung des M. erector spinae: stark prominentes Muskelrelief. Häufig kombiniert mit einer Verkürzung des M. psoas major, des M. quadratus lumborum und einer Abschwächung der Bauchmuskulatur sowie mit einer segmentalen Dysfunktion der LWS, des Beckenringes oder mit einer Erkrankung des Hüftgelenkes.

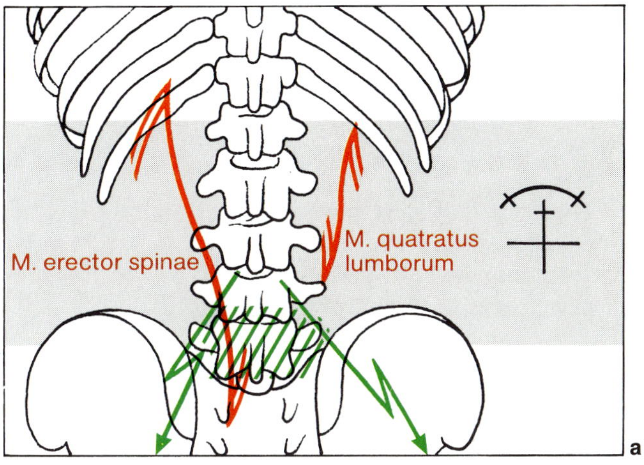

a

Lagerung

- Patient in Seitenlage.
- Einstellen der maximalen Dehnlage durch Flexion der LWS, der Hüft- und Kniegelenke.
- Flächige Griffassung über dem Sakrum und über den Dornfortsätzen der mittleren LWS (**b**).

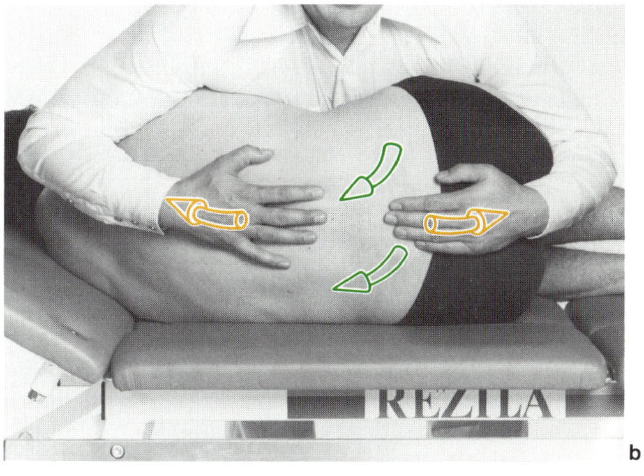

b

Therapeutische Maßnahme

- Optimale isometrische Anspannung des M. erector spinae bei Inspiration.
- Während der postisometrischen Relaxationsphase bei Exspiration passive Dehnung durch Verstärkung der Lendenwirbelsäulenflexion (durch Zug am Sakrum).
- Durch gleichzeitige Verstärkung der Flexion in den Hüftgelenken wird eine Beckenflexion und damit eine indirekte Dehnung erreicht (**b**).

Hinweise

Da die isometrische Anspannung des M. erector spinae vom Patienten ein hohes Maß an Bewegungsgefühl erfordert, muß diese vor der eigentlichen Dehnung eingeübt werden.
Eine einfache Hüftextension oder Beckenextension ist ungenügend.

M. quadratus lumborum

NMT 2

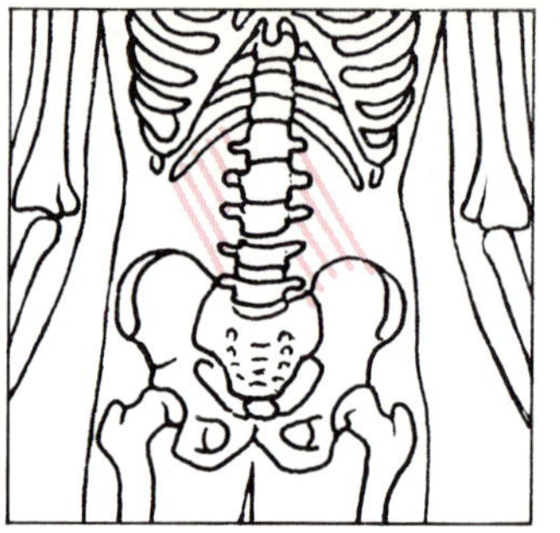

Indikation (a)

Bewegungstest: Verminderte Lateralflexion der Lendenwirbelsäule mit weichem Stopp.

Schmerz: Oft chronischer Flankenschmerz.

Muskeltest: Verkürzung des M. quadratus lumborum.

Häufig kombiniert mit einer Verkürzung des M. erector spinae im Lumbalbereich und mit einer segmentalen Dysfunktion der LWS, des Beckenringes oder mit Erkrankung der Hüftgelenke.

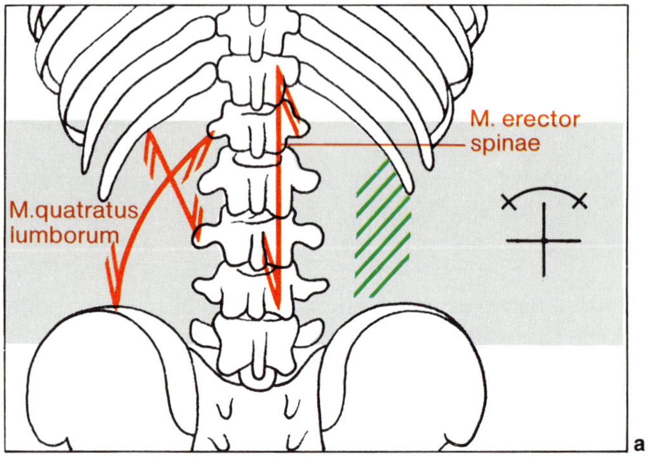

a

Lagerung

- Patient liegt auf der nicht zu dehnenden Seite. Einstellen der maximalen Dehnlage durch passive Lateralflexion (Patient liegt über einer weichen Rolle).
- Stabilisation des Beckens durch Flexion des tischnahen Beines.
- Flächige Griffassung am Beckenkamm und im Bereich der Rippen VI–X in der Axillarlinie (**b**).

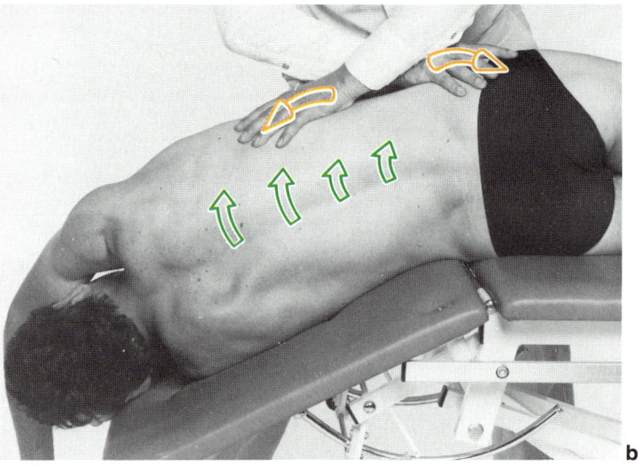
b

Therapeutische Maßnahme

- Optimale isometrische Anspannung des verkürzten Quadratus lumborum bei tiefer Inspiration.
- In der postisometrischen Relaxationsphase passive Dehnung durch Schub am Beckenkamm und am Thorax bei Exspiration (**b**).

Bemerkung: Der dabei gewonnene Weg wird durch eine Neueinstellung der Lateralflexion realisiert.

M. tensor fasciae latae

NMT 2

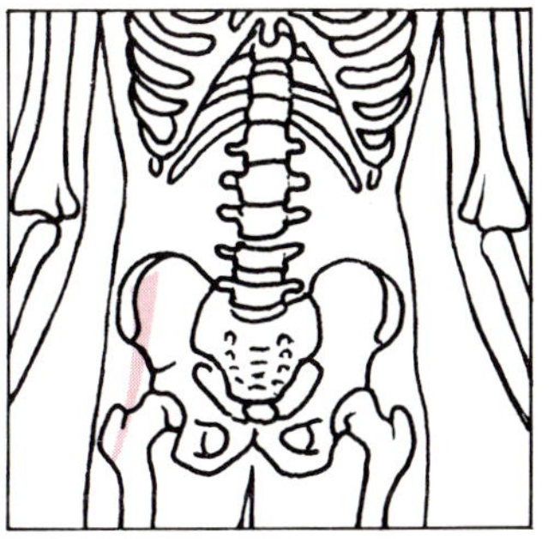

Indikation (a)

Bewegungstest: Verminderte Adduktion des Beines mit weichem Stopp. (Zusätzliche Einziehung der Haut an der Oberschenkelaußenseite.)

Muskeltest: Verkürzung des M. tensor fasciae latae mit typischem Dehnschmerz.

Schmerz: Ziehender Schmerz an der Oberschenkelaußenseite. Druckdolente Ansatztendinose.

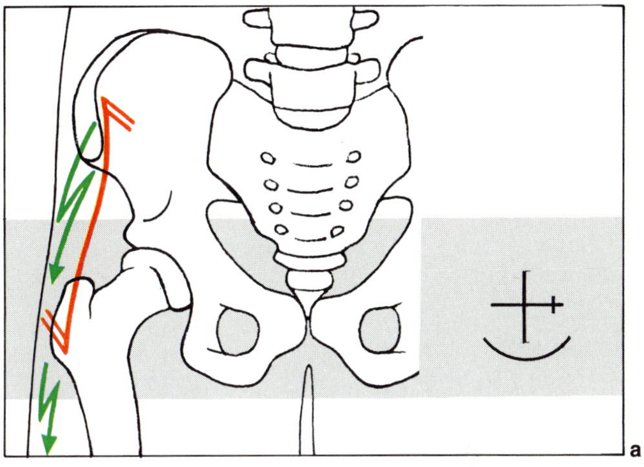

a

Lagerung

- Der Patient liegt auf der zu behandelnden Seite.
- Durch Hüft- und Knieflexion des tischfernen Beines wird das Becken stabilisiert.
- Eine zusätzliche Fixation des Beckens mit einem Gurt ist empfehlenswert.
- Der Therapeut umfaßt bimanuell das extendierte tischnahe Bein im distalen Bereich des Oberschenkels sowie im distalen Bereich des Unterschenkels.
- Einstellen der maximal möglichen Dehnlage durch passive Adduktion (**b**).

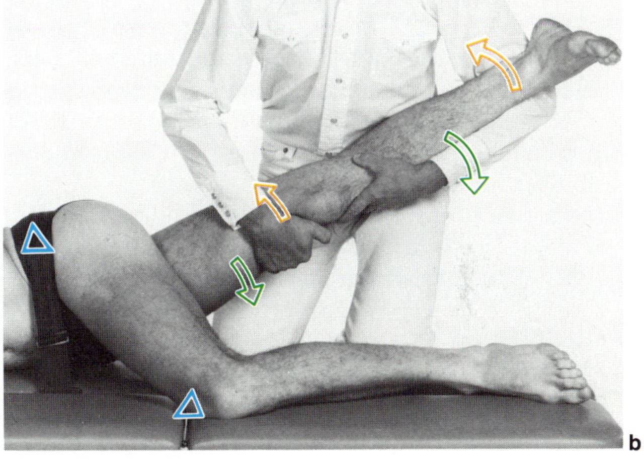

b

Therapeutische Maßnahme

- Mit beiden Händen gibt der Therapeut Widerstand.
- Optimale isometrische Anspannung des M. tensor fasciae latae.
- In der postisometrischen Relaxationsphase passive Dehnung durch Verstärkung der Adduktion (**b**). Der Weggewinn stellt gleichzeitig die neue Dehnlage dar.

M. iliopsoas

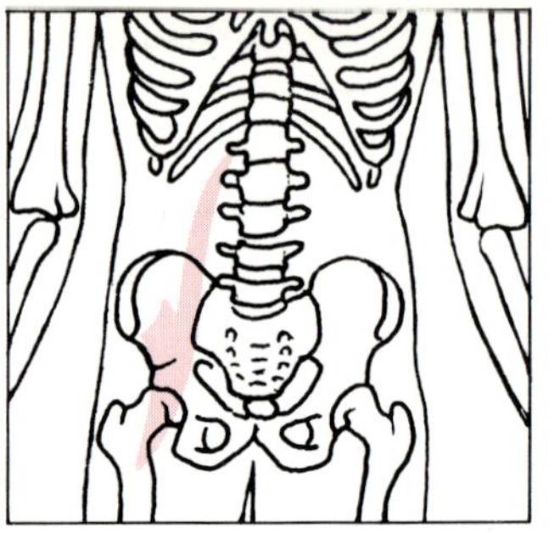

NMT 2

Indikation (a)

Bewegungstest: Bei ausgeglichener LWS-Lordose verminderte Hüftextension mit weichem Stopp.

Muskeltest: Verkürzung des M. iliopsoas mit typischem Dehnschmerz. Häufig kombiniert mit einer Verkürzung des M. erector spinae im Lumbalbereich sowie einer Abschwächung der Bauchmuskulatur.

Schmerz: Diffus in der Unterbauch-Leisten-Region.

Lagerung

- Patient steht am Tischende, die Höhe des Tisches wird exakt auf die Sitzbeinhöhe eingestellt.
- Das nicht zu behandelnde Bein wird maximal flektiert und vom Patienten mit beiden Händen fixiert. BWS-LWS hält er kyphosiert (**b**).
- Aus dieser Ausgangsstellung bringt der Therapeut durch Griff im BWS-Bereich und am flektierten Bein den Patienten passiv in die Rückenlage.
- Obere BWS und HWS sind mit einer großen Rolle unterstützt, die LWS-Lordose soll ausgeglichen bleiben.
- Nun fixiert der Therapeut das flektierte Bein des Patienten mit seinem Körper und legt eine Hand flächig im distalen Bereich des Oberschenkels an.

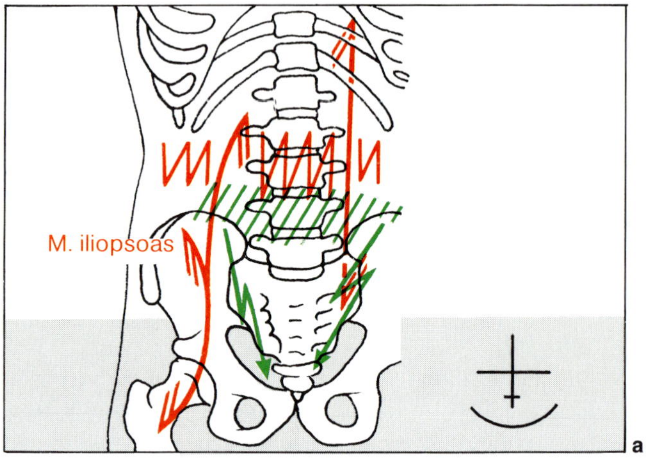

a

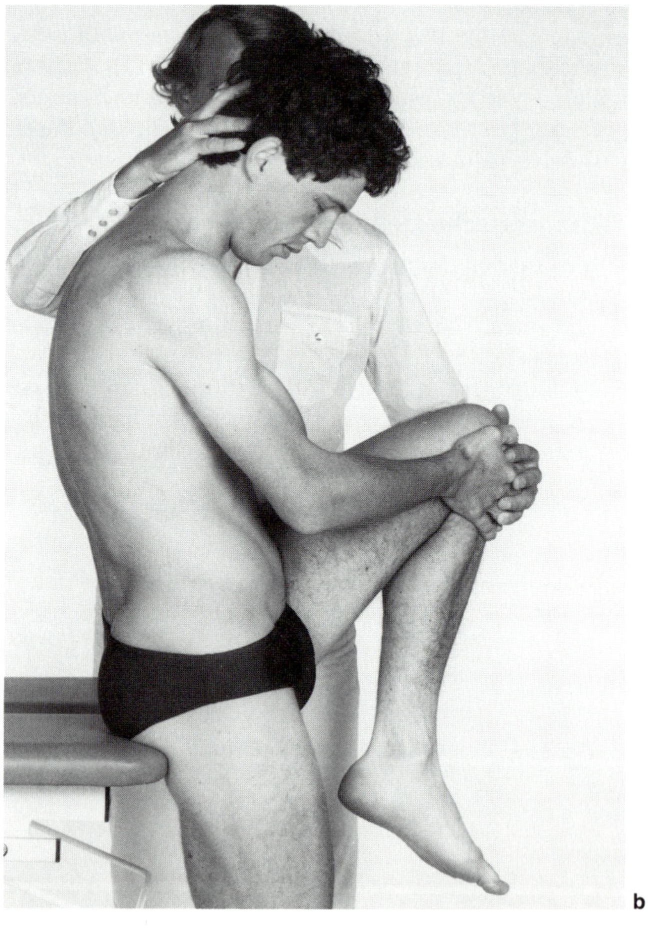

b

NMT 2

- Einstellen der maximal möglichen Dehnlage durch passive Hüftextension (**c**).

Therapeutische Maßnahme

- Der Therapeut gibt Widerstand am Oberschenkel.
- Optimale isometrische Anspannung des M. iliopsoas. In der postisometrischen Relaxationsphase Dehnung durch Verstärkung der Hüftextension (**c**). Der Weggewinn stellt die neue Dehnlage dar.

Hinweise

Treten während der Dehnung Schmerzen im Bereich der LWS auf, ist die Lagerung zu überprüfen oder die Dehnung in Bauchlage durchzuführen (**d**):

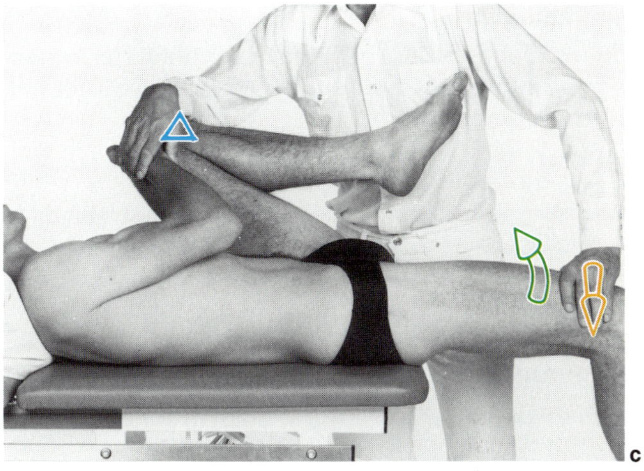
c

Lagerung

- Patient in Bauchlage.
- Fixation des Beckens mittels Hand und Gurt.
- Einstellen der maximalen Dehnlage durch passive Hüftextension.

Therapeutische Maßnahme

- Der Therapeut gibt Widerstand am Oberschenkel.
- Optimale isometrische Anspannung des M. iliopsoas. In der postisometrischen Relaxationsphase Dehnung durch Verstärkung der Hüftextension (**d**).

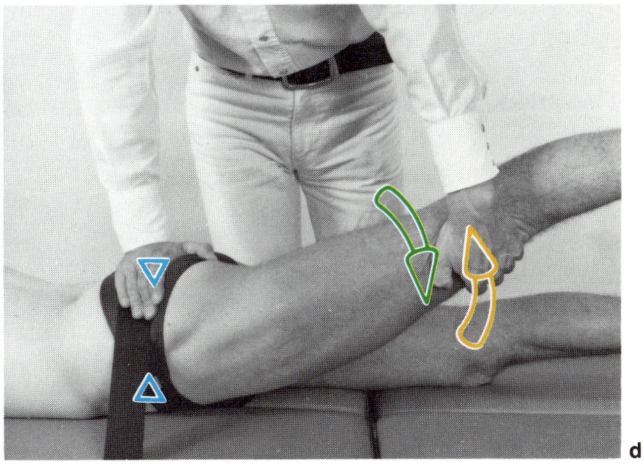
d

M. piriformis

NMT 2

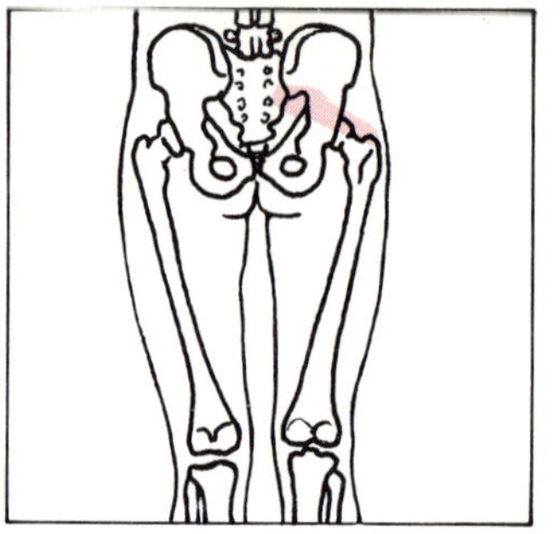

Indikation (a)

Bewegungstest: Bei Hüftflexion verminderte Adduktion und Außenrotation des Oberschenkels mit weichem Stopp.

Muskeltest: Verkürzung des M. piriformis mit typischem Dehnschmerz.

Schmerz: Chronisch, lokal, eventuell ausstrahlend in die Oberschenkelhinterseite. Endphasiger Schmerz bei Adduktion und Innenrotation des Beines. Schmerzhafte Palpation des M. piriformis.

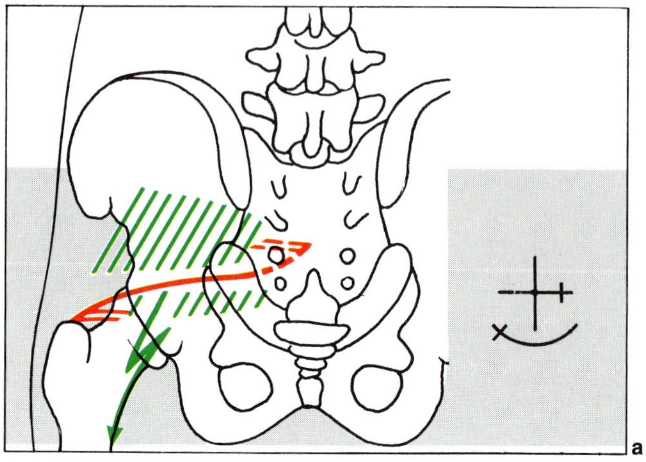

a

Lagerung

- Patient in Rückenlage, das Becken wird vom Therapeuten oder mit einem Gurt fixiert.
- Bei ca. 70° Hüftflexion wird durch eine Adduktion des Oberschenkels die maximal mögliche Dehnlage eingestellt (**b**).

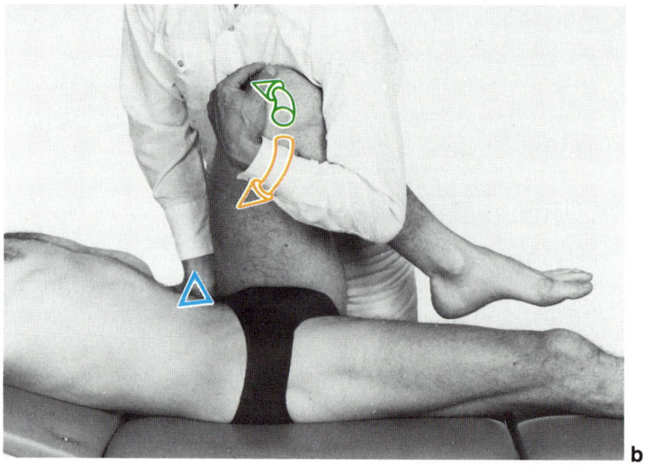

b

Therapeutische Maßnahme

- Mit seinem Körper gibt der Therapeut Widerstand am Oberschenkel des Patienten.
- Optimale isometrische Anspannung des M. piriformis.
- In der postisometrischen Relaxationsphase passive Dehnung durch Verstärkung der Adduktion (**c**). Der Weggewinn stellt gleichzeitig die neue Dehnlage dar.

Hinweise

Treten während der Dehnung Schmerzen in der Inguinalregion auf, soll die Hüftflexion verringert werden.

Bei Schmerzen im Bereich des Iliosakralgelenkes ist dieses zu untersuchen und evtl. vorher zu behandeln.

Eine schmerzhafte Palpation des M. piriformis ist häufig schwierig von einer Druckschmerzhaftigkeit des N. ischiadicus zu trennen.

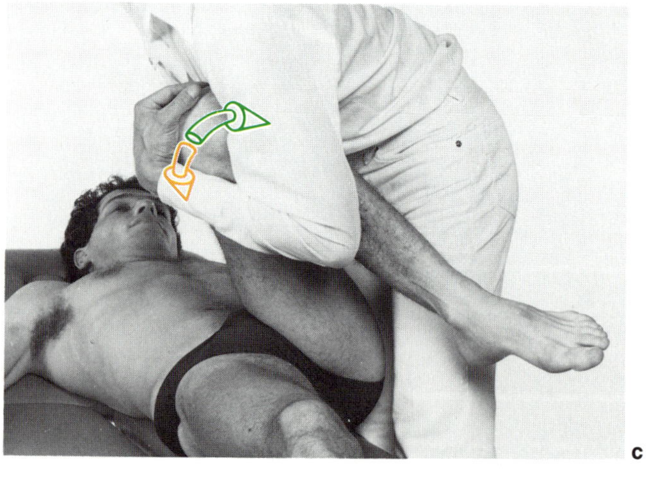

c

M. rectus femoris

NMT 2

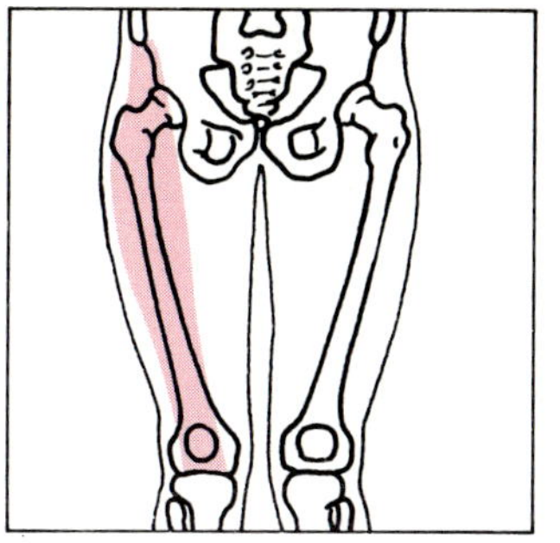

Indikation (a)

Bewegungstest: Verminderung der Knieflexion bei Extension des Beines im Hüftgelenk, weicher Stopp.
Schmerz: Retropatellare Schmerzen bei forcierter Knieflexion.

Lagerung

- Patient in Bauchlage.
- Um eine Ausweichbewegung im Becken zu verhindern, wird das Becken fixiert.
- Der zu behandelnde Unterschenkel wird bis zu einer maximalen Dehnlage flektiert und gehalten.
- Die andere Hand des Therapeuten wird auf das Becken gelegt, um die Ausweichbewegungen zu kontrollieren.

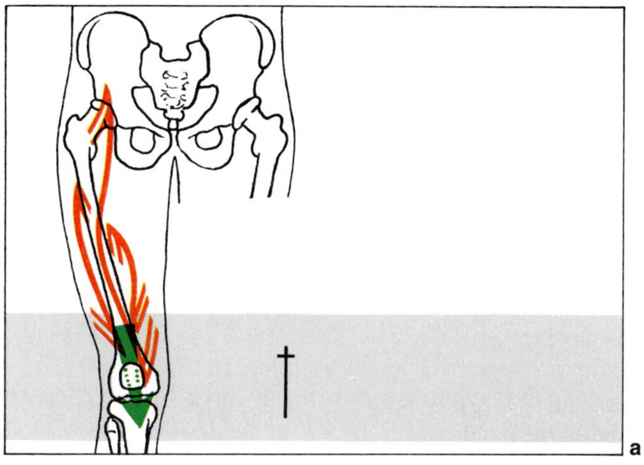
a

Therapeutische Maßnahme

- Der Patient wird aufgefordert, eine isometrische Knieextension gegen den Widerstand des Therapeuten auszuführen.
- In der Entspannungsphase wird die Dehnung durchgeführt, indem der Therapeut den Unterschenkel flektiert (**b**).

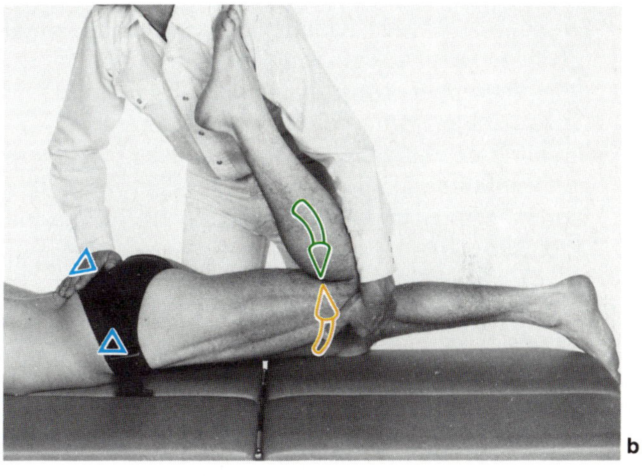
b

Hinweise

Treten während dieser Therapie retropatellare Schmerzen auf, wird die Dehnung des M. rectus femoris durch eine Hyperextension im Hüftgelenk vorgenommen (S. 104).

M. rectus femoris

NMT 2

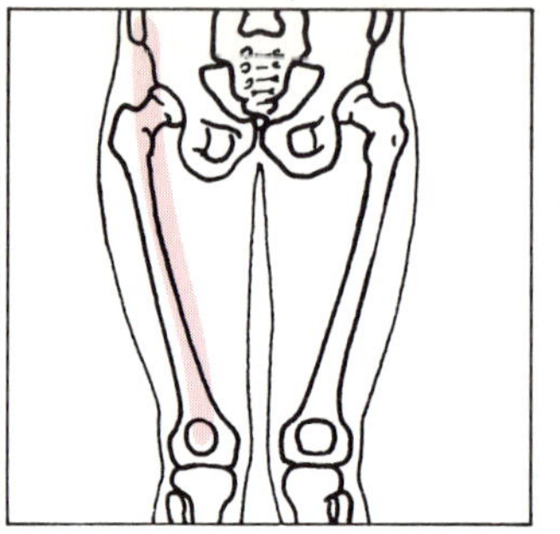

Indikation (a)

Bewegungstest: In Bauchlage verminderte Knieflexion bei maximal extendierten Hüftgelenken mit weichem Stopp oder zunehmende Beckenflexion bei passiver Knieflexion.

Muskeltest: Verkürzung des M. rectus femoris mit typischem Dehnschmerz. Häufig kombiniert mit einer Abschwächung des M. vastus medialis sowie einer Verkürzung des M. erector spinae im Lumbalbereich.

Schmerz: Im Bereich der Ventralseite des Oberschenkels, evtl. hinziehend zur Patella.

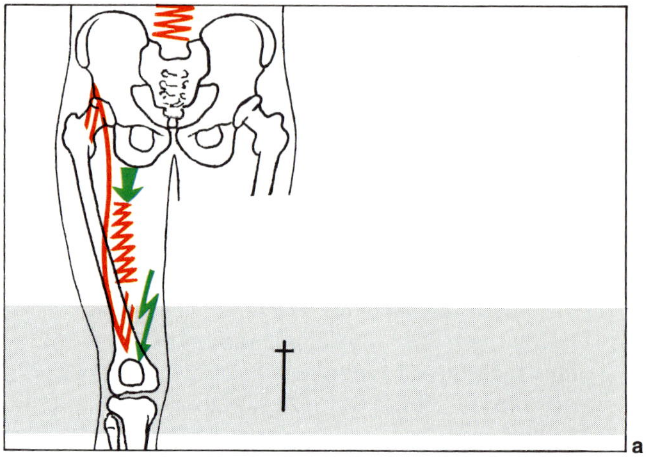

a

Lagerung

- Patient in Bauchlage, das Becken wird mit einem Gurt fixiert.
- Durch eine passive Knieflexion wird die maximal mögliche Dehnlage eingestellt.
- Der Therapeut kontrolliert mit einer Hand die Ausweichbewegung des Beckens, während er mit der anderen Hand die Ventralseite des Oberschenkels umfaßt und gleichzeitig mit dem Arm den Unterschenkel und so die Flexion und Rotation stabilisiert (**b**).

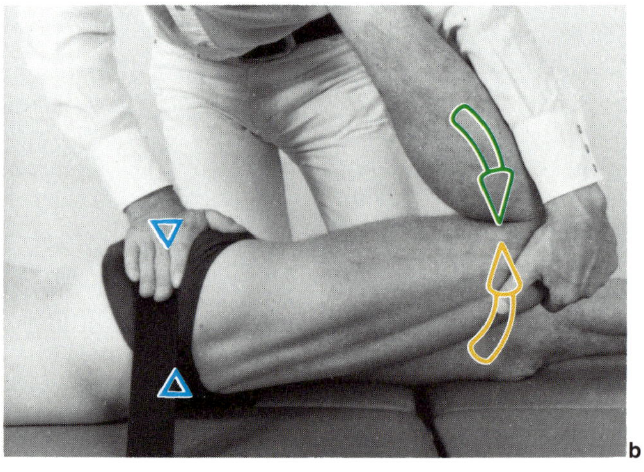

b

Therapeutische Maßnahme

- Der Therapeut gibt Widerstand in Richtung Hüftflexion und Knieextension.
- Optimale isometrische Anspannung des M. rectus femoris.
- In der postisometrischen Relaxationsphase Dehnung durch passive Hüftextension.
- Der Weggewinn wird durch eine Neueinstellung der Knieflexion realisiert, wobei aber vorher die Hüftextension verringert werden soll (**b**).

Hinweise

Alternativ kann der M. rectus femoris auch direkt über das Kniegelenk gedehnt werden, wobei aber die Druckbelastung im femoropatellären Gleitlager häufig schmerzhaft ist (S. 103).

M. adductor longus, M. adductor brevis, M. adductor magnus, M. gracilis

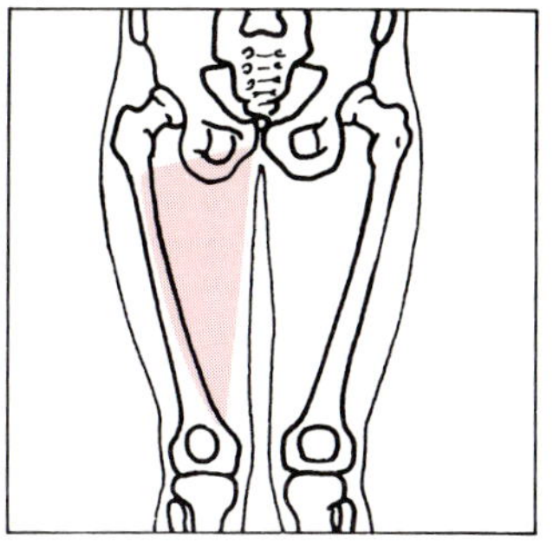

NMT 2

Indikation (a)

Bewegungstest: Verminderte Abduktion des Beines mit weichem Stopp.

Muskeltest: Verkürzung der Adduktorenmuskulatur mit typischem Dehnschmerz.

Schmerz: Ziehender Schmerz in der Leiste sowie an der Oberschenkelinnenseite. Druckdolente Insertionstendinose.

Lagerung

- Der Patient liegt auf der nicht zu behandelnden Seite.
- Durch Flexion des tischnahen Beines wird das Becken stabilisiert.
- Der Therapeut fixiert mit einer Hand das Becken.
- Mit dem anderen Arm umfaßt er das tischferne Bein, welches in Hüft- und Kniegelenk gestreckt ist (**b**).

Bemerkung: Eine Griffassung im Bereich des Pes anserinus ist zu vermeiden.

Einstellen der maximal möglichen Dehnlage durch passive Abduktion.

Therapeutische Maßnahme

- Der Therapeut gibt Widerstand gegen die Adduktion des Beines.
- Optimale isometrische Anspannung der Adduktorenmuskulatur.
- In der postisometrischen Relaxationsphase passive Dehnung durch Verstärkung der Abduktion des Beines (**b**). Der Weggewinn stellt gleichzeitig die neue Dehnlage dar.

Hinweise

Bei dieser Technik kommt es zu einer Dehnung der gesamten Adduktorenmuskulatur.

Wird die Dehnung mit gebeugtem Kniegelenk vorgenommen, wird der M. grazilis ausgeschaltet, und es werden lediglich die eingelenkigen Adduktoren gedehnt (**c**).

Diese Technik ist allerdings bei einer medialen Instabilität des Kniegelenkes schwierig und häufig kontraindiziert.

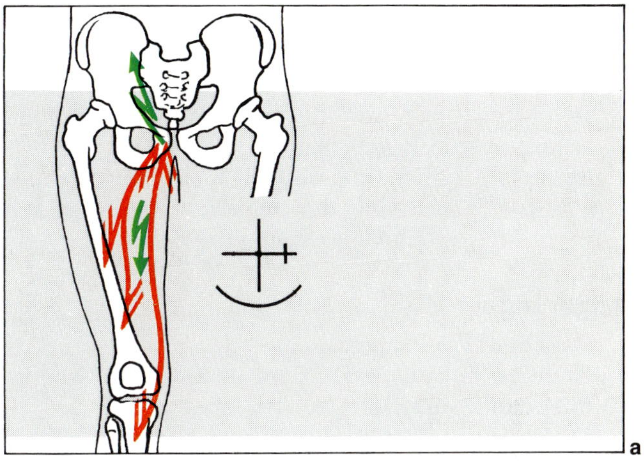

a

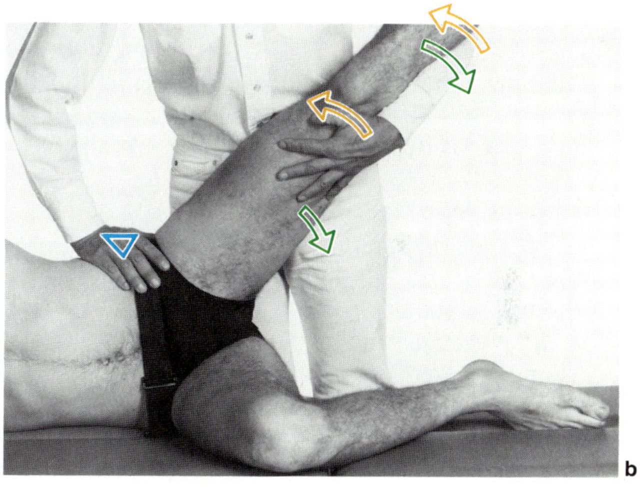

b

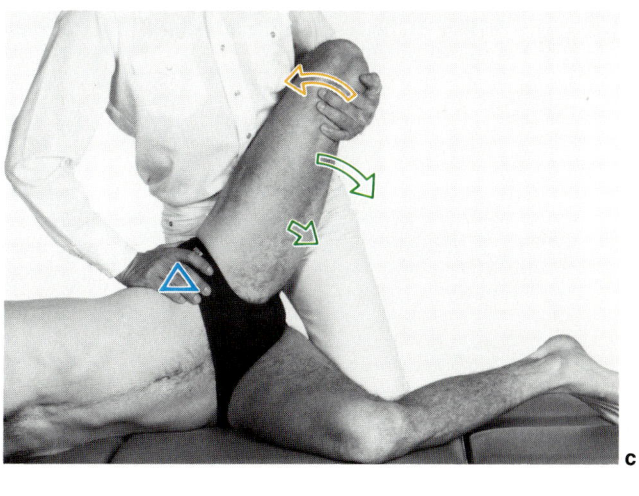

c

M. biceps femoris, M. semitendinosus, M. semimembranosus

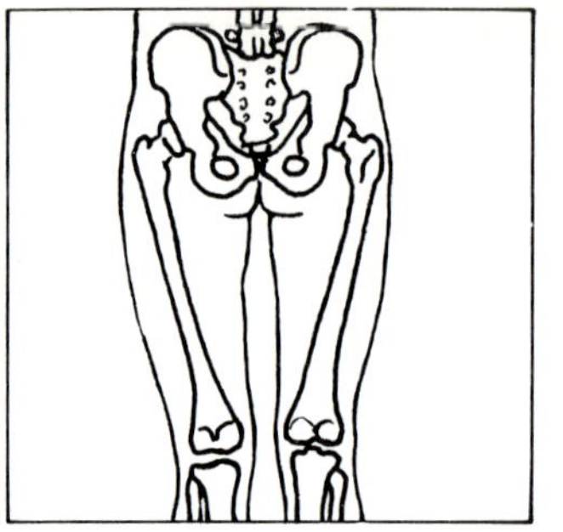

NMT 2

Indikation (a)

Bewegungstest: Verminderte Hüftflexion bei gestrecktem Knie mit weichem Stopp. (Ein hart-reflektorischer Stopp kennzeichnet ein pathologisches Lasègue-Phänomen.)

Schmerz: Chronisch, in der Oberschenkelhinterseite.

Muskeltest: Verkürzung der ischiokruralen Muskulatur mit typischem Dehnschmerz.

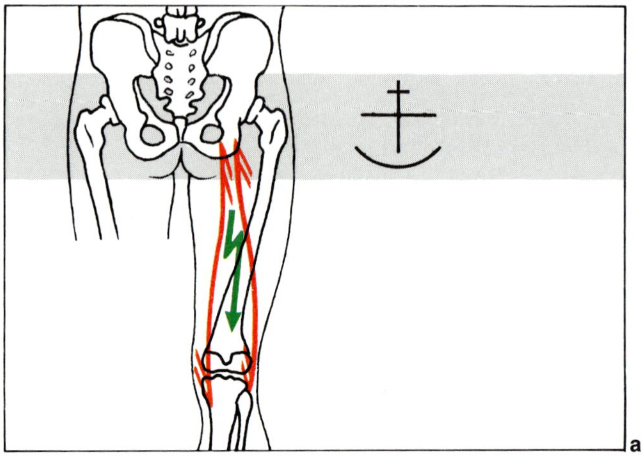

a

Lagerung

- Patient in Rückenlage.
- Nicht zu behandelndes Bein und Becken können mit einem Gurt fixiert werden.
- Durch eine passive Hüftflexion bei gestrecktem Knie wird die maximal mögliche Dehnlage eingestellt.
- Der Therapeut stützt den Unterschenkel des Patienten auf seiner Schulter ab, fixiert mit beiden Händen die Kniestreckung und kontrolliert die Rotation des Beines.

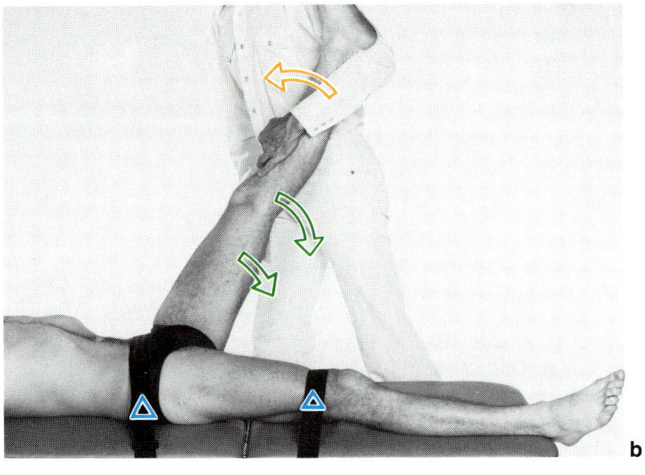

b

Therapeutische Maßnahme

- Mit der Schulter gibt der Therapeut Widerstand.
- Optimale isometrische Anspannung der ischiokruralen Muskulatur.
- In der postisometrischen Relaxationsphase passive Dehnung durch Verstärkung der Hüftflexion. Der Weggewinn stellt gleichzeitig die neue Dehnlage dar (**b**).

Hinweise

Bei schmerzhaftem Hüftgelenk empfiehlt es sich, die Dehnung über das Kniegelenk vorzunehmen.

M. triceps surae

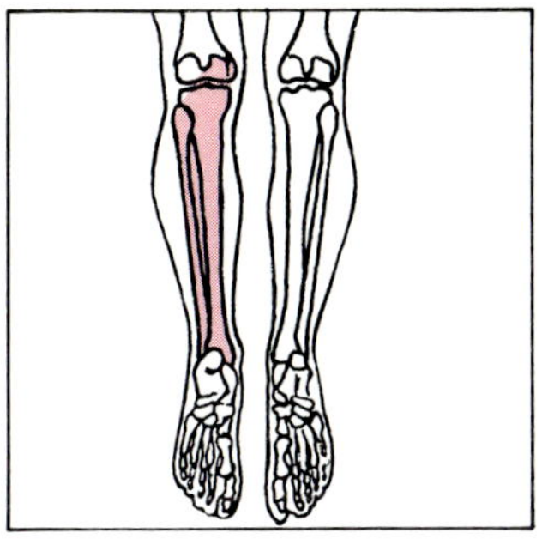

NMT 2

Indikation (a)

Bewegungstest: Bei extendiertem Kniegelenk verminderte Dorsalflexion im oberen Sprunggelenk mit weichem Stopp.

Muskeltest: Verkürzung des M. triceps surae mit typischem Dehnschmerz.

Schmerz: Fersenschmerz bei Belastung und in Ruhe. Endphasiger Bewegungsschmerz bei Dorsalflexion.

Lagerung

- Patient in Rückenlage, das zu behandelnde Bein wird in Hüft- und Kniegelenk flektiert.
- Der Therapeut umfaßt mit einem Arm den Oberschenkel des Patienten.
- Mit der anderen Hand umfaßt er den Kalkaneus und stellt durch Dorsalflexion die maximal mögliche Dehnlage ein (**b**).

Therapeutische Maßnahme

- Der Therapeut gibt Widerstand am Kalkaneus und Vorfuß.
- Optimale isometrische Anspannung des M. triceps surae (**b**).
- In der postisometrischen Relaxationsphase Dehnung durch passive Knieextension unter Beibehaltung der Dorsalflexion des Fußes (**c**).
- Durch eine Neueinstellung der Dorsalflexion wird der Weggewinn realisiert.

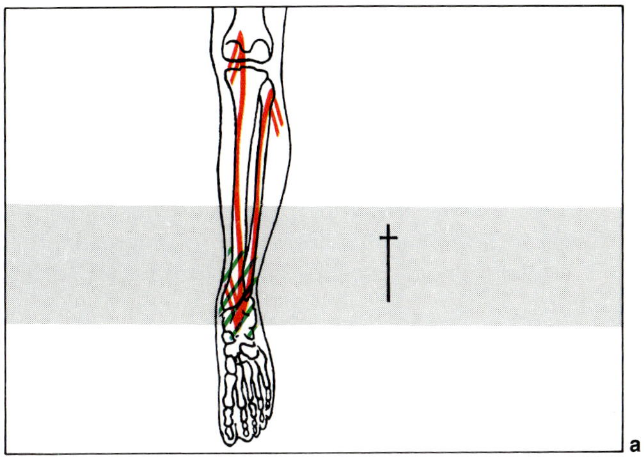

a

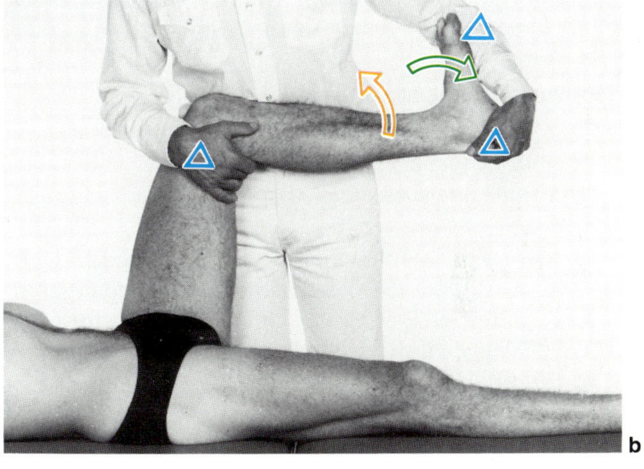

b

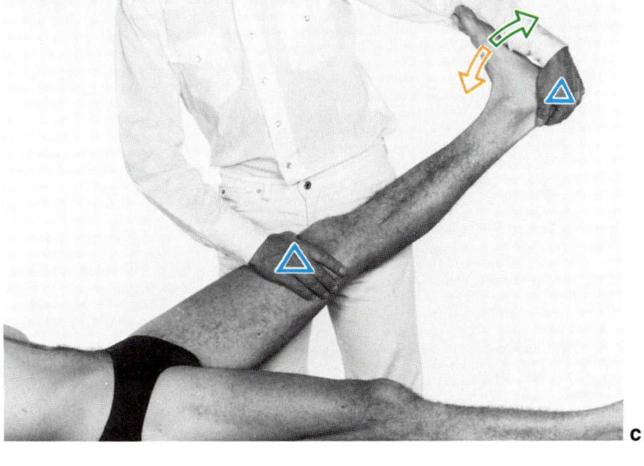

c

NMT 2

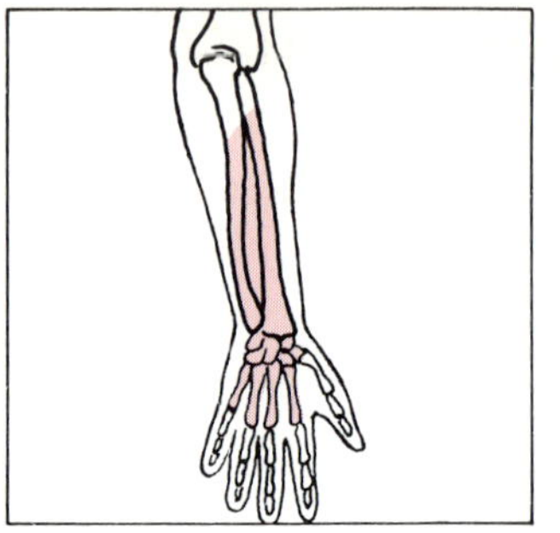

Indikation (a)

Bewegungstest: Bei gestrecktem Ellbogen verminderte Palmarflexion im Handgelenk (verminderte Flexion der Finger bei Palmarflexion im Handgelenk) mit weichem Stopp.

Muskeltest: Verkürzung der Handgelenksextensoren (Fingerextensoren) mit typischem Dehnschmerz.

Schmerz: Druckdolenz der Extensorenmuskulatur. Endphasiger Schmerz bei Palmarflexion (Fingerflexion).

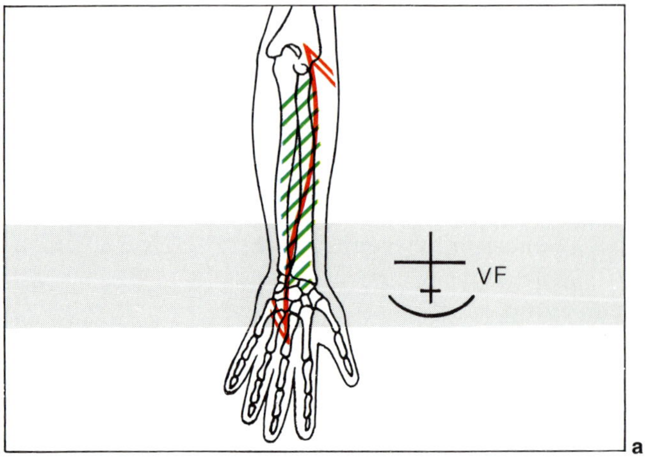

a

Lagerung

- Patient sitzend, der Ellbogen ist ca. 90° flektiert.
- Der Therapeut umfaßt mit einer Hand den Ellbogen des Patienten, während er mit der anderen Hand durch passive Palmarflexion im Handgelenk die maximal mögliche Dehnlage einstellt (**b**).

Therapeutische Maßnahme

- Der Therapeut gibt Widerstand an der Hand (Hand, Finger).
- Optimale isometrische Anspannung der Handgelenksextensoren.
- In der postisometrischen Relaxationsphase Dehnung durch passive Extension des Ellbogengelenkes, unter Beibehaltung der Palmarflexion (**b**). Der Weggewinn wird durch eine Neueinstellung der Palmarflexion realisiert.

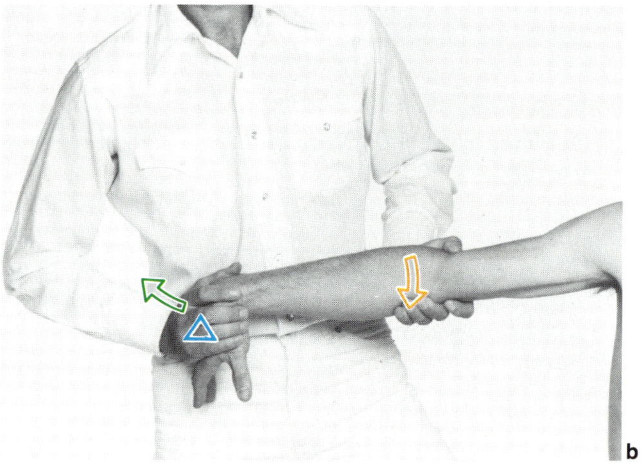
b

Mobilisation ohne Impuls: Traktion

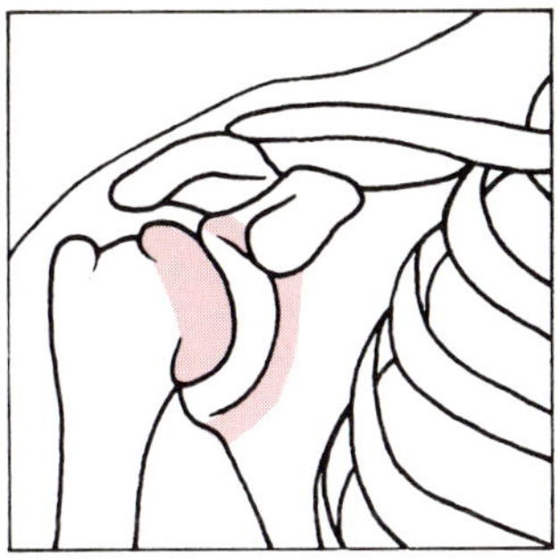

Indikation (a)

Bewegungstest: Anguläre Bewegungseinschränkung mit hartem Stopp. Verminderte translatorische Bewegung mit hart-elastischem Stopp.

Schmerz: Akut/chronisch. Lokal und/oder ausstrahlend gegen die Oberarmaußenseite.
Bewegungs- und/oder ausgeprägter Ruheschmerz. Möglicherweise nur endphasiger Bewegungsschmerz.

Muskeltest: Häufig findet sich eine Verkürzung des M. trapezius pars descendens, des M. pectoralis major sowie eine Abschwächung der medialen Schulterblattfixatoren.

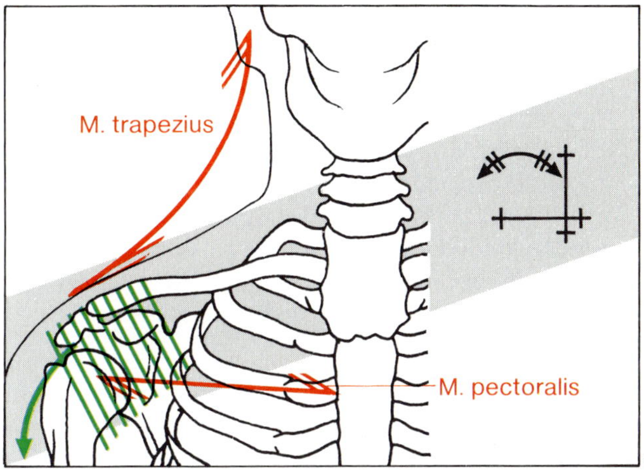

a

Lagerung

- Patient in Rückenlage, nahe am Tischrand.
- Schulterblatt und Thorax werden mit einem Gurt fixiert.
- Ein zweiter Gurt wird um das Becken des Therapeuten und den Oberarm des Patienten gelegt.
- Mit einer Hand faßt der Therapeut unter dem Gurt flächig, möglichst gelenksnahe, um die Oberarminnenseite des Patienten, während er die andere Hand im Bereich des flektierten Ellbogens anlegt, im Sinne einer Begleitfixation.
- Einstellen der aktuellen Ruhestellung im Gelenk (**b**).

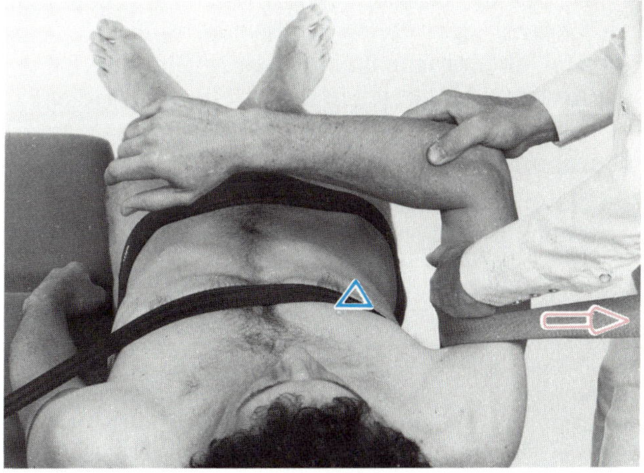
b

Therapeutische Maßnahme:

- Passive Mobilisation, senkrecht zur Behandlungsebene.
- Jede anguläre Bewegungskomponente muß vermieden werden (**b**).

Hinweise

Diese Technik eignet sich gut im Sinne einer Schmerzbehandlung. In diesem Fall darf die Traktionsstufe II nicht überschritten werden.

Zu beachten ist: Liegt eine Reizung der ventralen Kapselanteile vor, kann die gelenksnahe Griffassung Schmerzen auslösen. Hier muß der Griff etwas nach distal verschoben werden.

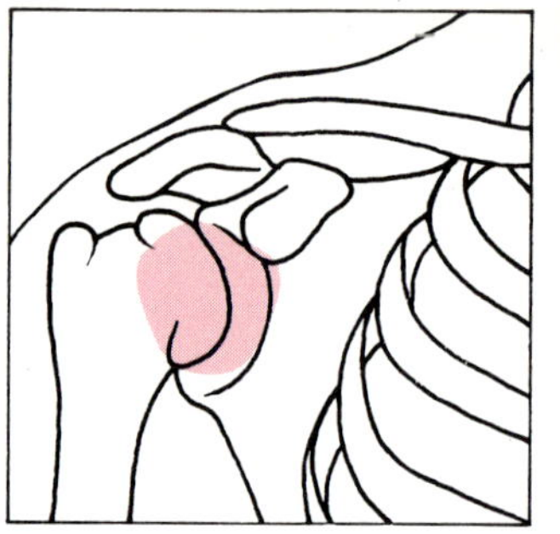

Mobilisation ohne Impuls: kaudal

Indikation (a)

Bewegungstest: Anguläre Bewegungseinschränkung der Abduktion-Elevation, evtl. auch der Innenrotation-Außenrotation mit hartem Stopp. Verminderte translatorische Bewegung nach kaudal mit hart-elastischem Stopp.

Schmerz: Akut/chronisch. Lokal und/oder ausstrahlend gegen die Oberarmaußenseite. Bewegungs- und/oder ausgeprägter Ruheschmerz. Möglicherweise nur endphasiger Bewegungsschmerz.

Lagerung

- Patient in Rückenlage, nahe am Tischrand.
- Fixation des Schulterblattes mit einem Gurt und/oder einem Fixationsbügel.
- Mit beiden Händen umfaßt der Therapeut den Oberarm des Patienten flächig und möglichst distal, aber proximal des Ellbogengelenkes (**b**).
- Einstellen der aktuellen Ruhestellung im Gelenk.

Therapeutische Maßnahme

- Passive Mobilisation nach kaudal, parallel zur Behandlungsebene (**b**).

Hinweise

Ohne eine normale translatorische Bewegung nach kaudal sind keine vollständigen angulären Bewegungen im Schultergelenk möglich.
Bei eingeschränkter angulärer Beweglichkeit ist deshalb in den meisten Fällen diese Mobilisation von zentraler Bedeutung.

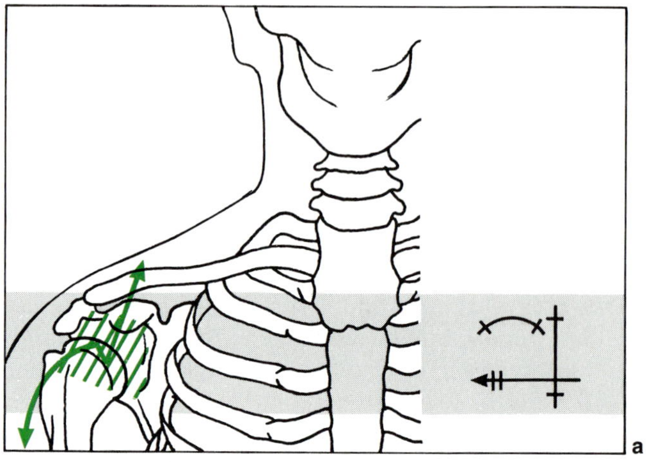

a

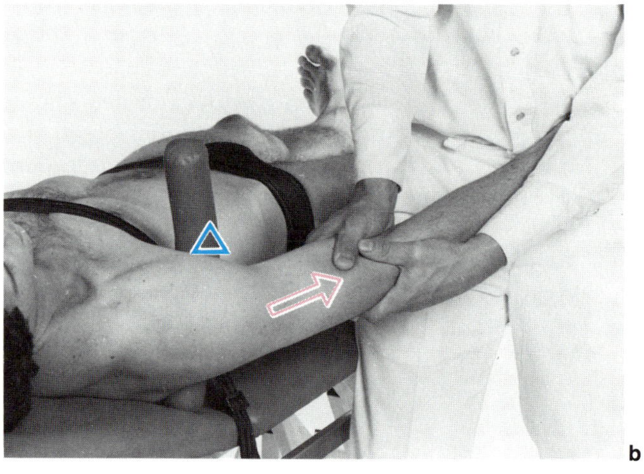

b

Mobilisation ohne Impuls: dorsal

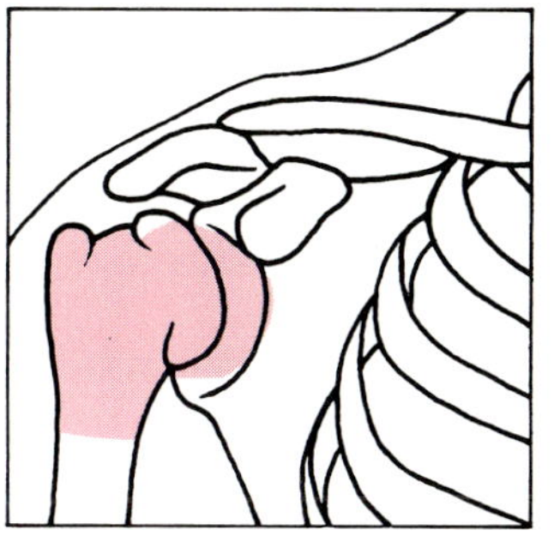

Indikation (a)

Bewegungstest: Anguläre Bewegungseinschränkung der Innenrotation und/oder der Elevation mit hartem Stopp.
Verminderte translatorische Bewegung nach dorsal mit hartem Stopp.

Schmerz: Akut/chronisch. Druckdolenz der ventralen Kapselanteile. Bewegungs- und/oder Ruheschmerz.

Muskeltest: Häufig findet sich eine Verkürzung des M. pectoralis major, des M. trapezius pars descendens sowie eine Abschwächung der medialen Schulterblattfixatoren.

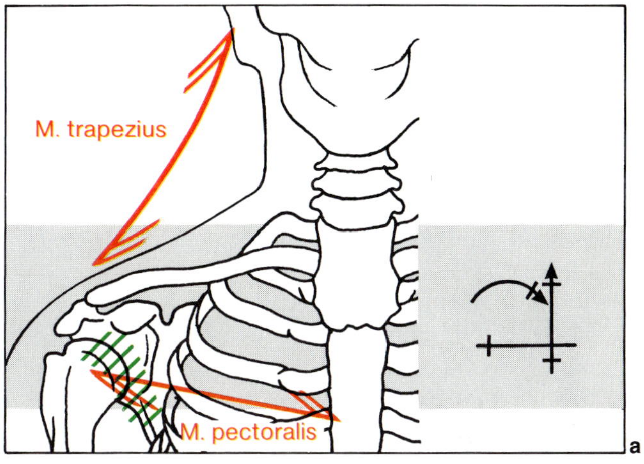

a

Lagerung

- Patient in Rückenlage, nahe am Tischrand.
- Mit einem Sandsack oder einem Keil wird das Schulterblatt unterstützt.
- Der Therapeut faßt mit einer Hand um den flektierten Ellbogen des Patienten und stabilisiert den Arm an seinem Körper.
- Einstellen der aktuellen Ruhestellung im Gelenk.
- Die andere Hand legt der Therapeut flächig, im ventralen gelenknahen Bereich des Oberarmes an (**b**).

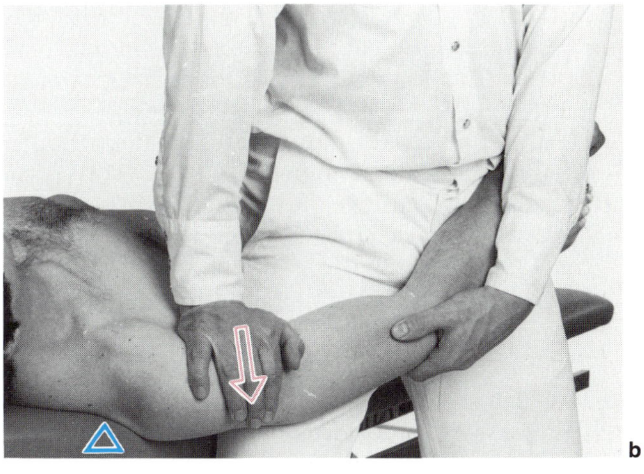
b

Therapeutische Maßnahme

- Traktion Stufe I, diese wird während der ganzen Behandlung beibehalten.
- Passive Mobilisation nach dorsal, parallel zur Behandlungsebene (**b**).

Hinweise

Eine zusätzliche anguläre Bewegungskomponente ist zu vermeiden.

Mobilisation ohne Impuls: ventral

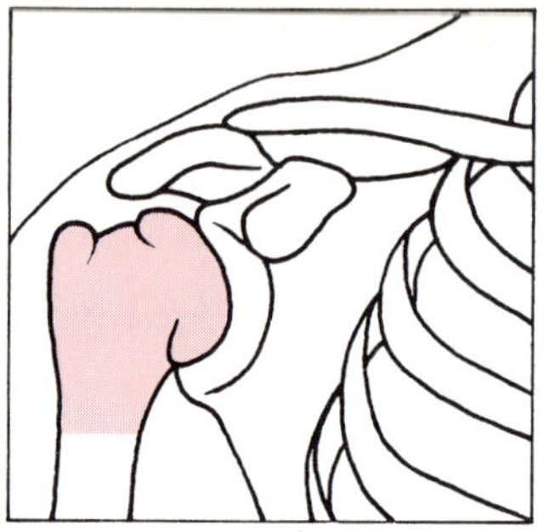

Indikation (a)

Bewegungstest: Anguläre Bewegungseinschränkung der Außenrotation und/oder der Extension mit hartem Stopp.
Verminderte translatorische Bewegung nach ventral mit hartem Stopp.
Schmerz: Chronisch, lokal. Druckdolenz der ventralen Kapselanteile. Bewegungs- und/oder ausgeprägter Ruheschmerz.
Muskeltest: Häufig findet sich eine Verkürzung des M. trapezius pars descendens, des M. pectoralis major sowie eine Abschwächung der medialen Schulterblattfixatoren.

Lagerung

- Patient in Bauchlage, nahe am Tischrand.
- Mit einem Sandsack oder einem Keil wird das Processus coracoideus unterstützt, wodurch eine gewisse Stabilisation des Schulterblattes erreicht wird.
- Der Therapeut faßt mit einer Hand den distalen Oberarm des Patienten.
- Einstellen der aktuellen Ruhestellung im Gelenk.
- Meist befindet sich der Oberarm in der Verlängerung des Spina scapulae.
- Die andere Hand legt der Therapeut flächig im dorsalen, gelenknahen Bereich des Oberarmes an (**b**).

Bemerkung: Es ist darauf zu achten, daß ventral nur das Processus coracoideus unterstützt wird. Der Humeruskopf, welcher nach ventral mobilisiert werden soll, darf nicht unterlegt werden.
Reicht die ventrale Unterstützung zur Stabilisation des Schulterblattes nicht aus, kann zusätzlich ein Gurt zu Hilfe genommen werden.

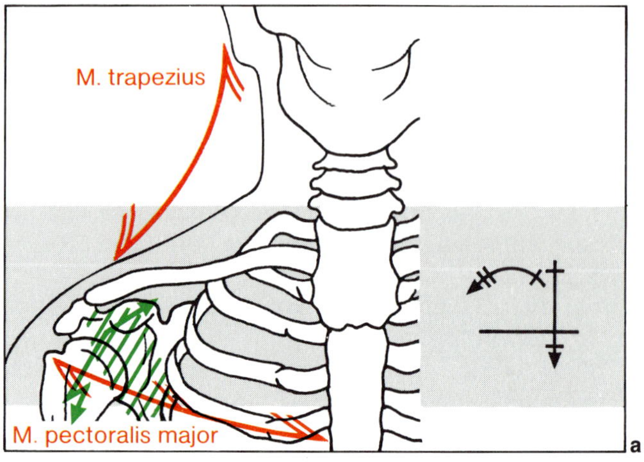

a

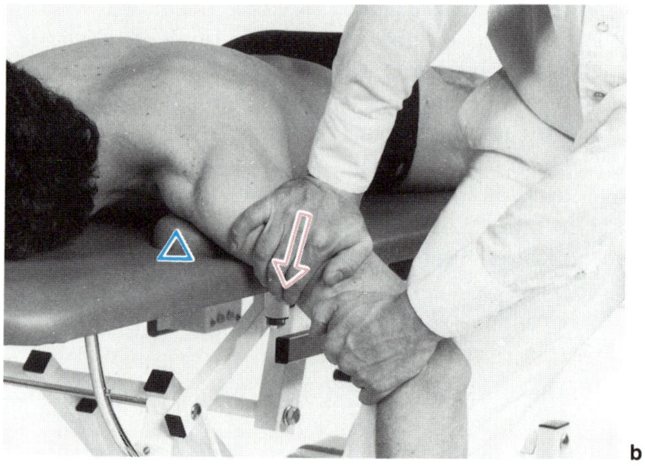
b

Therapeutische Maßnahme

- Traktion Stufe I, diese wird während der ganzen Behandlung beibehalten.
- Passive Mobilisation nach ventral, parallel zur Behandlungsebene (**b**).

Hinweise

Eine zusätzliche anguläre Bewegungskomponente ist zu vermeiden.
Treten während der Mobilisation Schmerzen auf, ist die Lagerung sowie die aktuelle Ruhestellung zu überprüfen.

Sternoklavikulargelenk

Mobilisation ohne Impuls nach dorsal (kaudal)

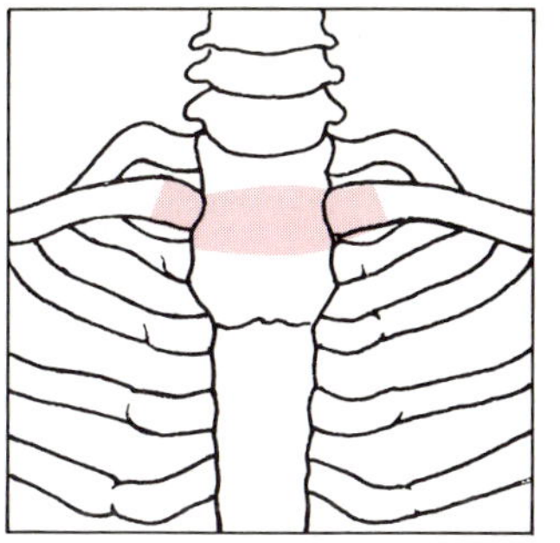

Indikation (a)

Bewegungstest: Verminderte translatorische Bewegung nach dorsal (oder kaudal) mit hartem Stopp.

Schmerz: Bewegungsabhängig. Schmerzhafte Palpation der Gelenkkapsel.

Muskeltest: Möglicherweise Verkürzung des M. sternocleidomastoideus und/oder der Mm. scaleni.

Lagerung

- Patient in Rückenlage.
- Mobilisation nach dorsal: Der Therapeut nimmt mit dem Os pisiforme der einen Hand Tiefenkontakt mit dem medialen Schlüsselbeinende auf, unterstützt die mobilisierende Hand mit der anderen Hand.
  (Mobilisation nach kaudal: Von kranial her Fixation des medialen Schlüsselbeinendes mit Daumen und Zeigefinger.)

Therapeutische Maßnahme

- Mobilisation des medialen Schlüsselbeinendes nach dorsal (kaudal).

Bemerkung: Die Mobilisation nach dorsal kann synchron zur Exspiration durchgeführt werden. Es ist auf eine möglichst weiche Griffassung außerhalb der Gelenkkapsel zu achten.

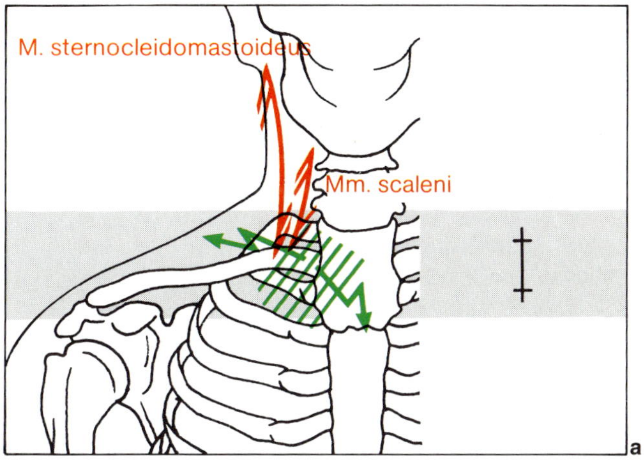

a

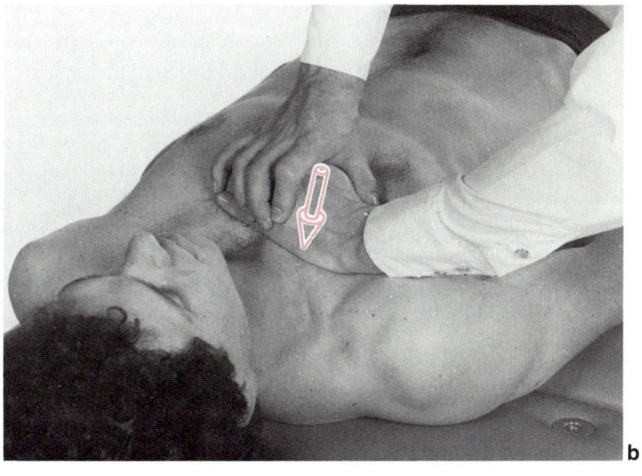
b

NMT 1, kranial

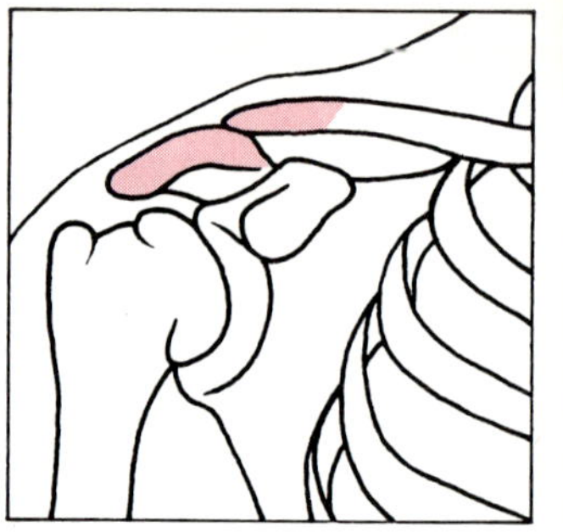

Indikation (a)

Bewegungstest: Verminderte translatorische Bewegung der Klavikula nach ventral/kaudal. Schmerzhaft eingeschränkte Abduktion des Armes.

Schmerz: Chronisch/lokal, akzentuiert bei Provokation. Möglicherweise schmerzhafter Bogen bei Abduktion des Armes. Schmerzhafte Palpation des Gelenkspaltes.

Muskeltest: Evtl. Verkürzung des M. trapezius pars descendens.

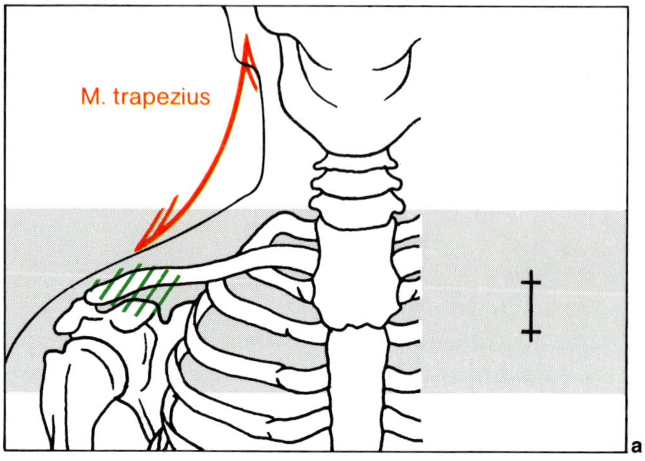

a

Lagerung

- Patient sitzend, wobei auf eine Streckung der BWS zu achten ist.
- Der hinter dem Patient stehende Therapeut fixiert mit der Palmarseite des Unterarmes die Klavikula.
- Mit der anderen Hand fixiert er den Kopf des Patienten und stabilisiert so die HWS (**b**).

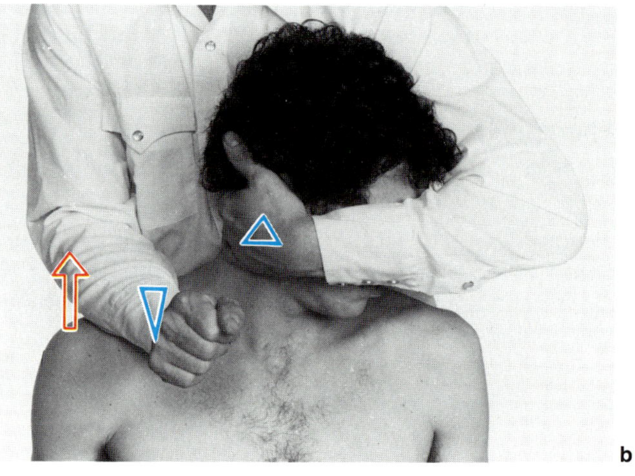
b

Therapeutische Maßnahme

- Aktive Mobilisation durch Hochziehen des Schulterblattes im Verhältnis zur fixierten Klavikula.
- Die Mobilisation wird synchron zur Inspiration durchgeführt (**b**).

Hinweise

Bei dieser Technik kommt es zu einer translatorischen Bewegung des Akromions gegenüber der Klavikula nach kranial.
Treten während der Mobilisation Schmerzen im Bereich der HWS auf, muß die Behandlung abgebrochen, die HWS untersucht und evtl. behandelt werden.

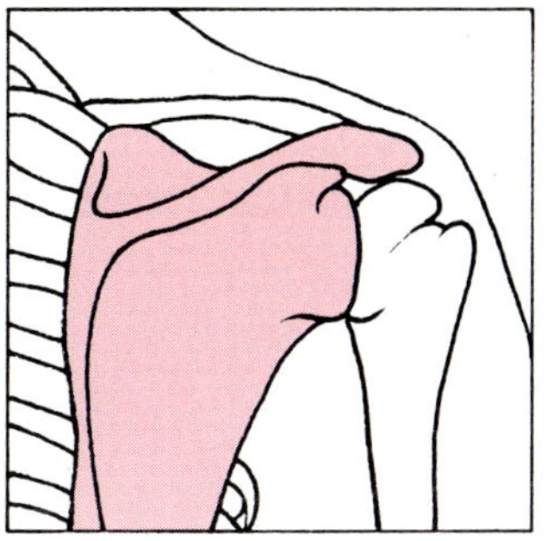

Mobilisation ohne Impuls: kranial/kaudal, medial/lateral

Indikation (a)

Bewegungstest: Bewegungsverminderung des Schulterblattes im subskapulären Gleitlager.
Häufig kombiniert mit einer Bewegungseinschränkung im Schultergelenk.
Schmerz: Diffus, subskapulär, interskapulär.

Lagerung

- Patient in Seitlage, Hüft- und Kniegelenke flektiert, die BWS in leichter Flexion stabilisiert.
- Der Therapeut steht vor dem Patienten und umfaßt mit den Fingerspitzen der einen Hand den Angulus inferior des Schulterblattes, mit der anderen Hand nimmt er flächigen Kontakt mit der Spina scapulae auf (**b**).

Therapeutische Maßnahme

- Passive Mobilisation des Schulterblattes nach kranial/kaudal sowie medial/lateral (**b**).

Hinweise

Häufig ist die beschriebene Griffassung wegen einer reflektorischen Anspannung der Schulterblattfixatoren nicht möglich. In diesem Fall wird eine Hand flächig, gabelgriffartig, um den Angulus inferior gelegt und das Schulterblatt über die Hand geschoben.

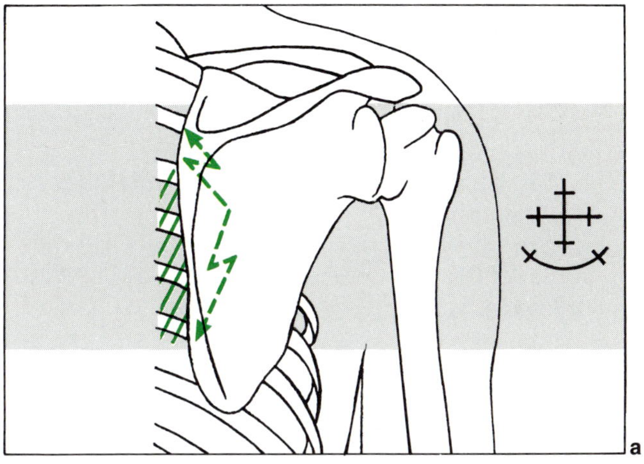

a

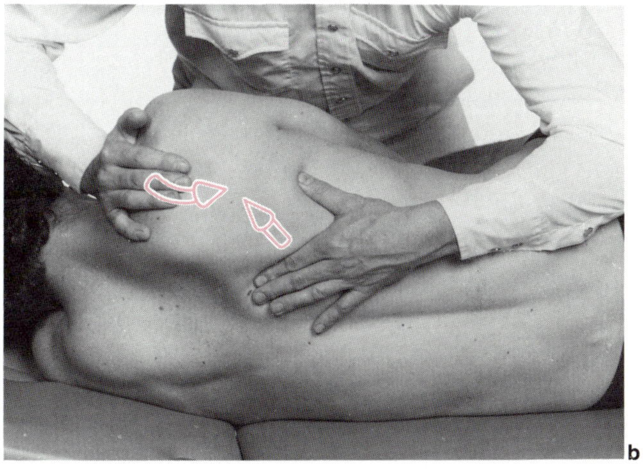

b

Mobilisation ohne Impuls: Traktion

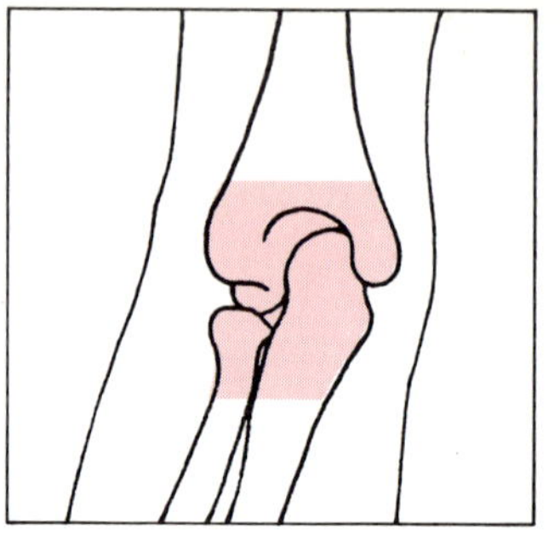

Indikation (a)

Bewegungstest: Anguläre Bewegungseinschränkung der Flexion und/oder der Extension mit hartem Stopp. Verminderte translatorische Bewegung mit hartem Stopp.

Schmerz: Chronisch/lokal. Belastungs- und/oder Bewegungsabhängig.

Muskeltest: Evtl. Verkürzung des M. biceps brachii und/oder der Handgelenkextensoren sowie Abschwchung des M. triceps brachii.

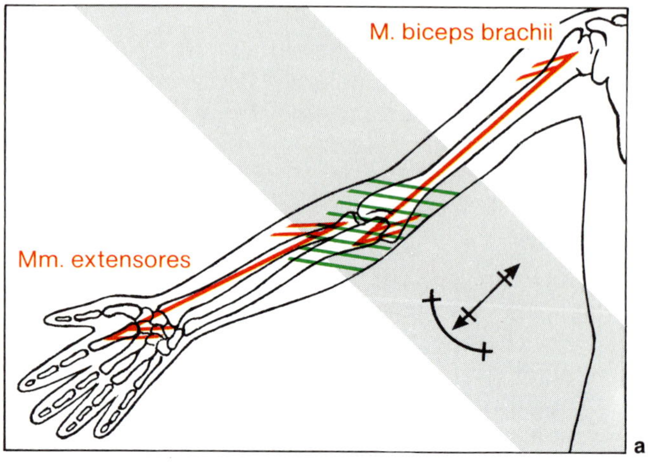

a

Lagerung

- Patient in Rückenlage.
- Der Oberarm wird mit einem Gurt fixiert, das Olekranon überragt die Tischkante.
- Einstellen der aktuellen Ruhestellung.
- Der Therapeut umfaßt das Handgelenk, stabilisiert den Unterarm des Patienten an seinem Körper und legt die untere Hand flächig im gelenknahen Bereich des Unterarmes an (**b**).

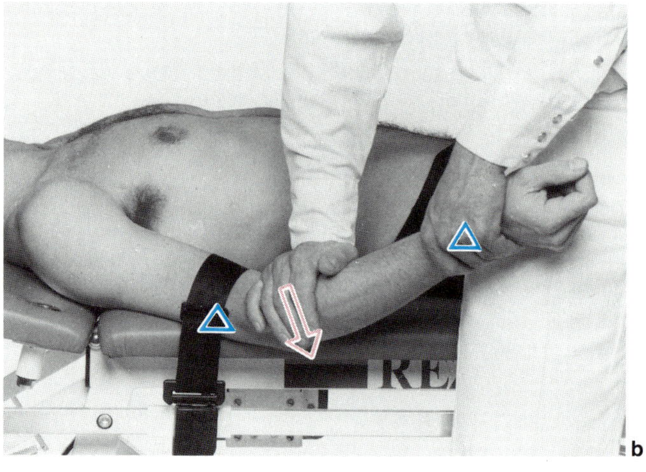
b

Therapeutische Maßnahme

- Traktion, senkrecht zur Behandlungsebene, d. h. rechtwinklig zum Unterarm (**b**).
- Jede anguläre Bewegungskomponente soll dabei vermieden werden.

Hinweise

Die Traktionsfähigkeit im Ellbogengelenk ist minimal, da die Kollateralbänder straff und kräftig sind.

Mobilisation ohne Impuls: Traktion

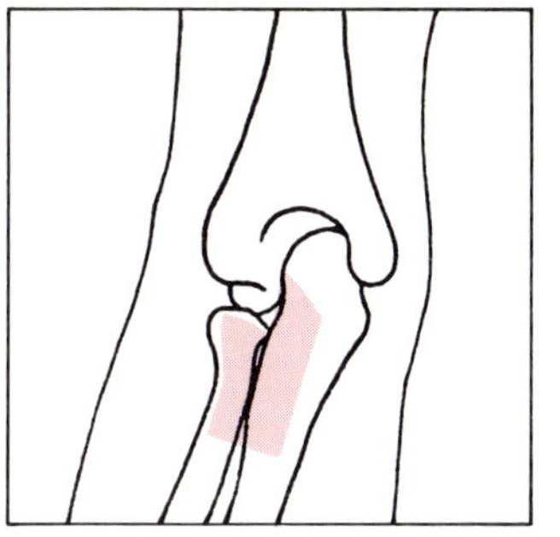

Indikation (a)

Bewegungstest: Anguläre Bewegungseinschränkung der Pro- und/oder der Supination mit hartem Stopp. Verminderte translatorische Bewegung mit hartem Stopp.

Schmerz: Chronisch/lokal. Druckdolenz des humeroradialen Gelenkspaltes und/oder im Bereich des Lig. anulare radii. Bewegungs- und/oder Ruheschmerz.

Muskeltest: Evtl. Verkürzung der Handgelenk- und Fingerextensoren.

Lagerung

- Patient in Rückenlage.
- Flächig fixiert der Therapeut mit einer Hand den Oberarm, möglichst gelenknahe.
- Mit der anderen Hand faßt er gabelgriffartig um das distale Radiusende (**b**).
- Einstellen der aktuellen Ruhestellung im Gelenk.

Therapeutische Maßnahme

- Traktion in Richtung der Radiuslängsachse (**b**).

Bemerkung: Eine anguläre Bewegungskomponente ist zu vermeiden. Diese Traktion im Radiohumeralgelenk ist immer mit einem Gleiten im Radioulnargelenk verbunden.

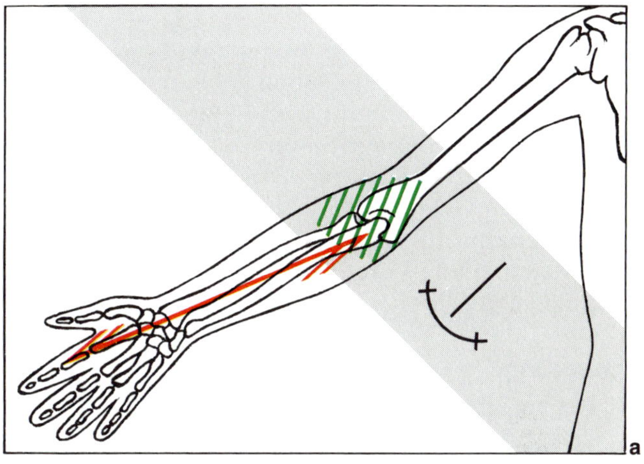

a

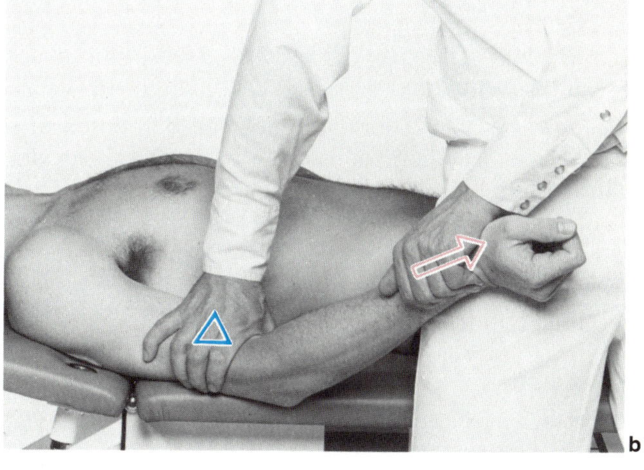

b

Proximales Radioulnargelenk

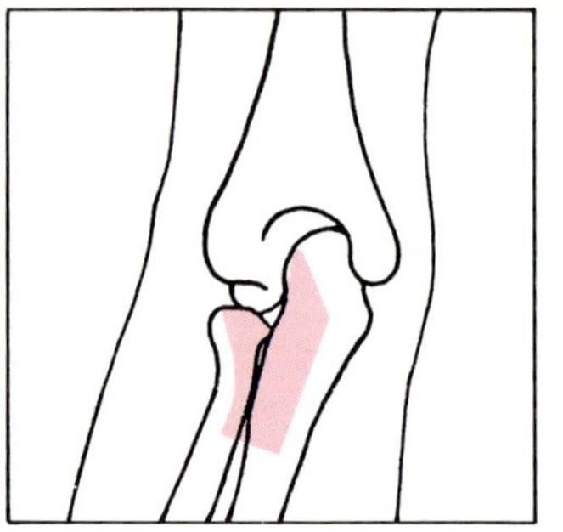

Mobilisation ohne Impuls: dorsal/kubital

Indikation (a)

Bewegungstest: Anguläre Bewegungseinschränkung der Pro- und/oder Supination mit hartem Stopp. Verminderte translatorische Bewegung nach dorsal/ventral mit hartem Stopp.

Schmerz: Chronisch, lokal. Druckdolenz des humeroradialen Gelenkspaltes. Bewegungs- und/oder Ruheschmerz.

Muskeltest: Evtl. Verkürzung der Handgelenk- und Fingerextensoren.

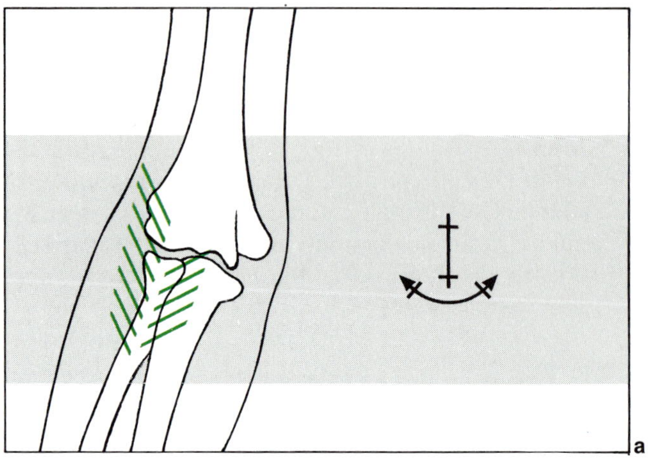

a

Lagerung

- Patient sitzend, der Unterarm wird auf den Tisch gelagert.
- Einstellen der aktuellen Ruhestellung.
- Der Therapeut fixiert den Unterarm mit einer Hand.
- Mit dem Thenar der anderen Hand nimmt er Tiefenkontakt mit dem Radiusköpfchen auf (**b**).

Bemerkung: Der Therapeut steht an der Innenseite des Armes für die Mobilisation nach dorsal, an der Außenseite des Armes für die Mobilisation nach ventral.

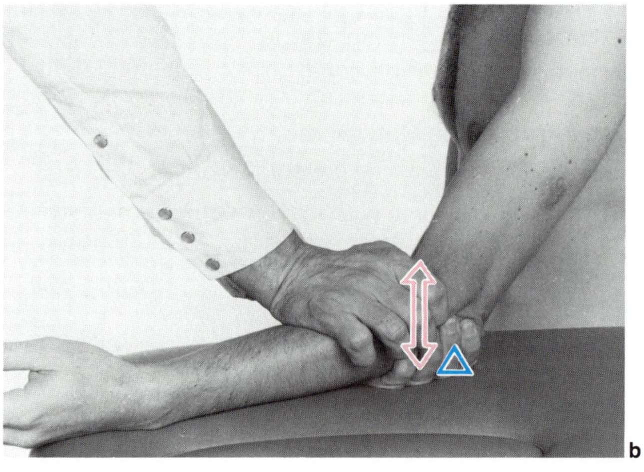

b

Therapeutische Maßnahme

- Gleiten in Richtung dorsal (kubital).

Hinweise

Um bei Insertionstendinopathien am Ellbogen Schmerzen zu vermeiden, ist auf eine weiche Griffassung zu achten.

Diese Mobilisation im radioulnaren Gelenk ist immer mit einer entsprechenden Mobilisation im radiohumeralen Gelenk verbunden.

Distales Radioulnargelenk

Mobilisation ohne Impuls: dorsal/kubital

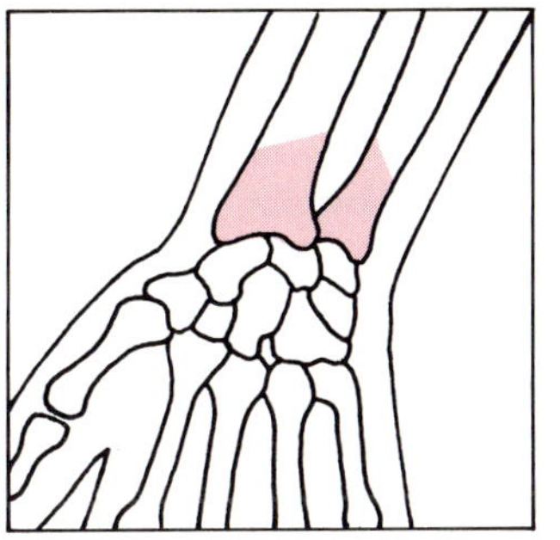

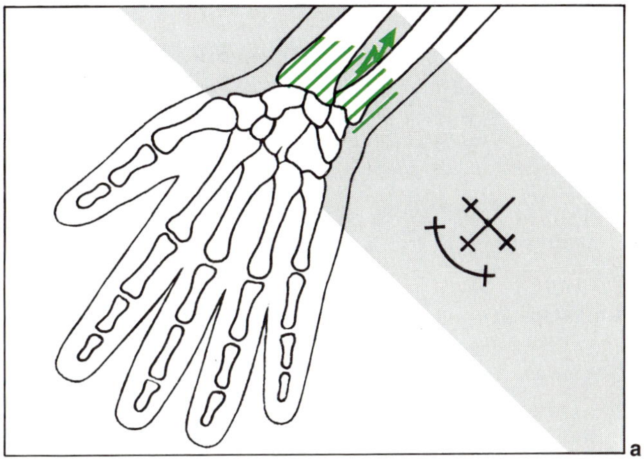

a

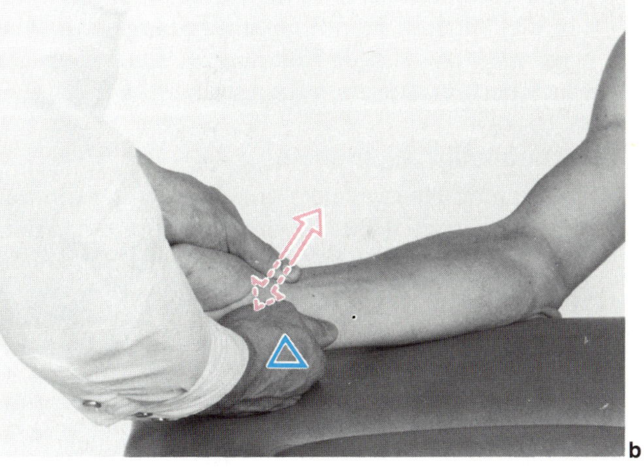

b

Indikation (a)

Bewegungstest: Anguläre Bewegungseinschränkung der Pro- und/oder Supination mit hartem Stopp. Evtl. anguläre Bewegungseinschränkung im Handgelenk mit hartem Stopp. Verminderte translatorische Bewegung nach dorsal/ventral mit hart-elastischem Stopp.

Schmerz: Chronisch, lokal. Druckdolenz des Gelenkspaltes. Evtl. Bewegungsschmerzen.

Lagerung

- Patient sitzend, der Unterarm wird in Supination auf den Tisch gelagert, die Ulna vom Therapeuten möglichst distal und weich fixiert (**b**).
- Mit der anderen Hand faßt der Therapeut ebenfalls distal und weich um den Radius (**b**).

Therapeutische Maßnahme

- Passive Mobilisation des Radius nach dorsal und/oder kubital (**b**).

Proximales und distales Handgelenk

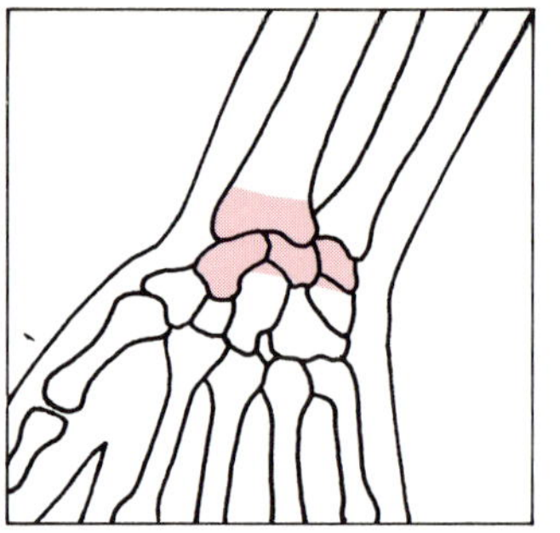

Mobilisation ohne Impuls: Traktion

Indikation (a)

Bewegungstest: Anguläre Bewegungseinschränkung im Handgelenk, in mindestens eine Richtung mit hartem Stopp.
Verminderte translatorische Bewegung mit hartem Stopp.

Schmerz: Chronisch, lokal. Bewegungsabhängiger Schmerz, evtl. nur endphasig.

Lagerung

- Patient sitzend.
- Mit einer Hand fixiert der Therapeut den Unterarm des Patienten gelenknahe für Traktion im proximalen Handgelenk.
- Für Traktion im distalen Handgelenk wird die proximale Handwurzelreihe mitfixiert.
- Mit der anderen Hand umfaßt er zangenartig die proximale bzw. distale Handwurzelreihe.
- Einstellen der aktuellen Ruhestellung (**b**).

Therapeutische Maßnahme

- Traktion im Handgelenk, wobei der Unterarm der mobilisierenden Hand in die Richtung der Traktion verläuft, während der Unterarm der Fixationshand am Körper gehalten wird (**b**).

Hinweise

Diese Technik ist besonders als Schmerzbehandlung geeignet, wobei allerdings die Traktion Stufe II nicht überschritten werden soll.
Jede anguläre Komponente ist zu vermeiden.

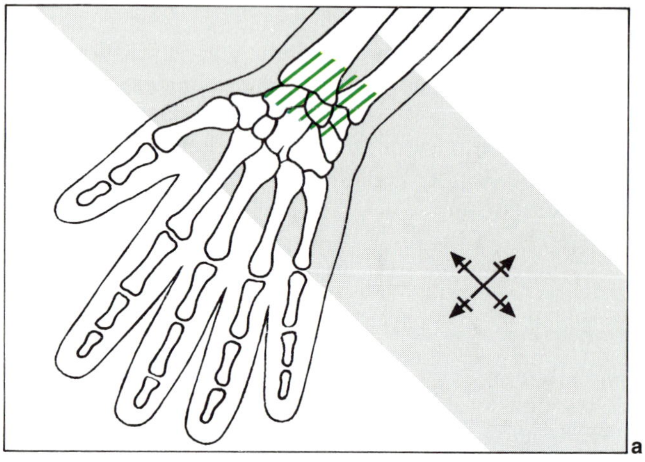

a

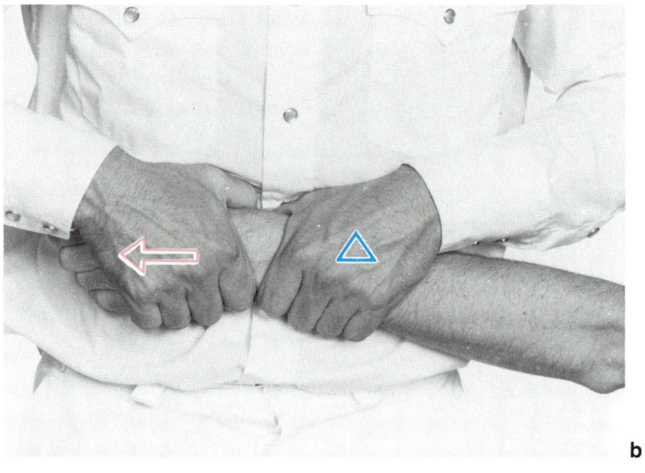

b

Proximales (distales) Handgelenk

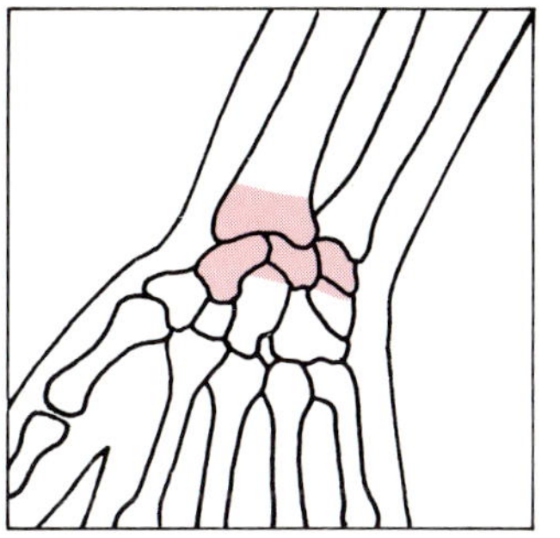

Mobilisation ohne Impuls: palmar (dorsal)

Indikation (a)

Bewegungstest: Anguläre Bewegungseinschränkung der Palmar- bzw. Dorsalextension mit hartem Stopp. Verminderte translatorische Bewegung nach palmar/dorsal mit hartem Stopp.
Schmerz: Endphasiger Bewegungsschmerz.

Lagerung

- Patient sitzend.
- Der auf dem Tisch gelagerte Unterarm des Patienten wird vom Therapeuten möglichst gelenknahe fixiert.
- Mit der anderen Hand umfaßt der Therapeut:
  - die proximale Handwurzelreihe für Mobilisation im proximalen Handgelenk,
  - die distale Handwurzelreihe für Mobilisation im distalen Handgelenk.
- Einstellen der aktuellen Ruhestellung (**b**).

Bemerkung: Wichtig ist eine gelenknahe Griffassung.

Therapeutische Maßnahme

- Traktionsstufe I.
- Mobilisation nach palmar (dorsal) im proximalen oder distalen Handgelenk (**b**).

Hinweise

Treten während der Mobilisation Schmerzen auf, empfiehlt es sich, das Gelenk vorerst nur mit Traktion zu behandeln.

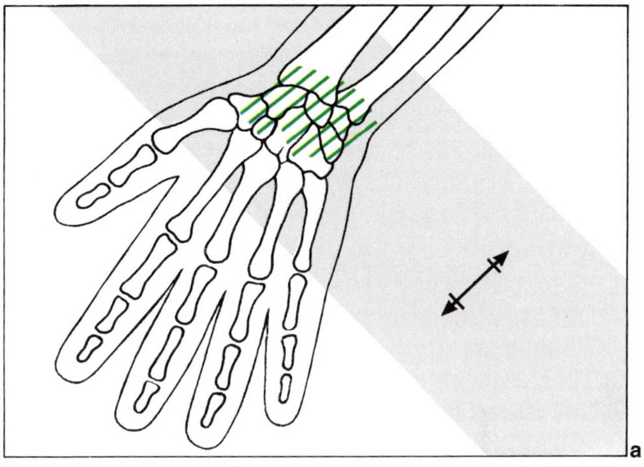

a

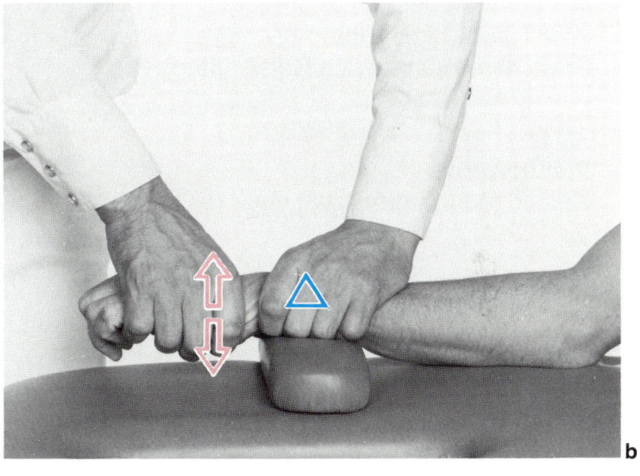

b

Mobilisation ohne Impuls: ulnar (radial)

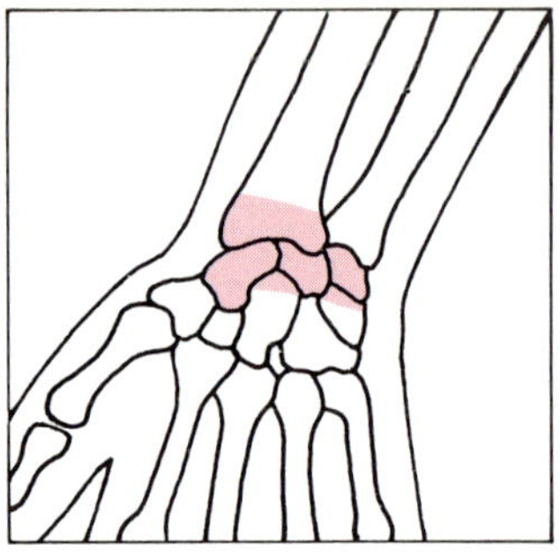

Indikation (a)

Bewegungstest: Anguläre Bewegungseinschränkung der Radial- bzw. Ulnarabduktion mit hartem Stopp. Verminderte translatorische Bewegung nach radial/ulnar mit hartem Stopp.
Schmerz: Endphasiger Bewegungsschmerz.

Lagerung

- Patient sitzend.
- Der Arm des Patienten wird so gelagert, daß die Ulnar- bzw. Radialseite des Unterarmes auf dem Tisch aufliegt.
- Mit einer Hand fixiert der Therapeut den Unterarm des Patienten möglichst gelenknahe auf der Unterlage.
- Mit der anderen Hand umfaßt er weich die proximale Handwurzelreihe.
- Einstellen der aktuellen Ruhestellung (**b**).

Therapeutische Maßnahme

- Traktionsstufe I.
- Passive Mobilisation nach ulnar (**b**) (radial).

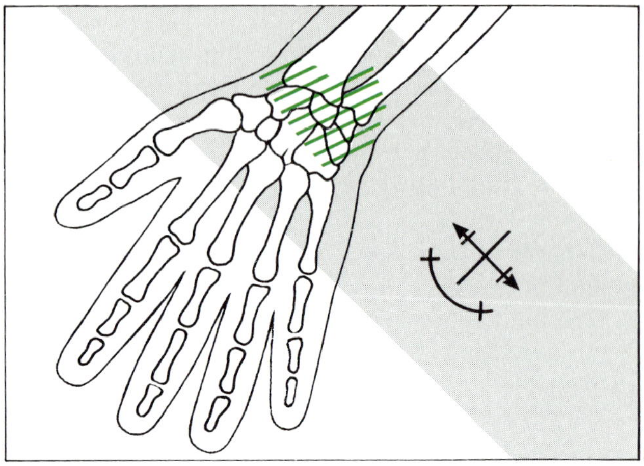

a

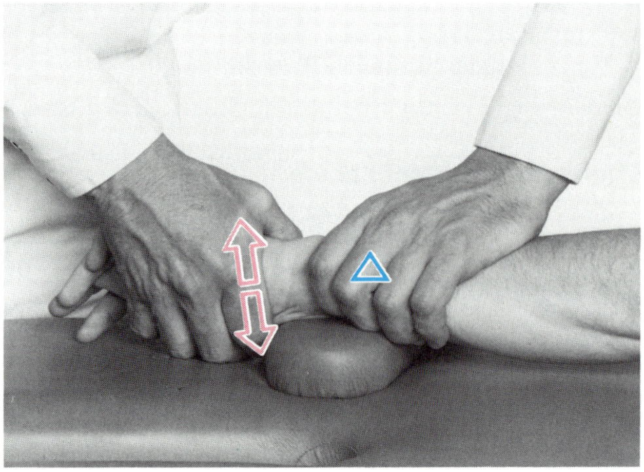

b

Handwurzelknochen

Mobilisation ohne Impuls: dorsal/palmar

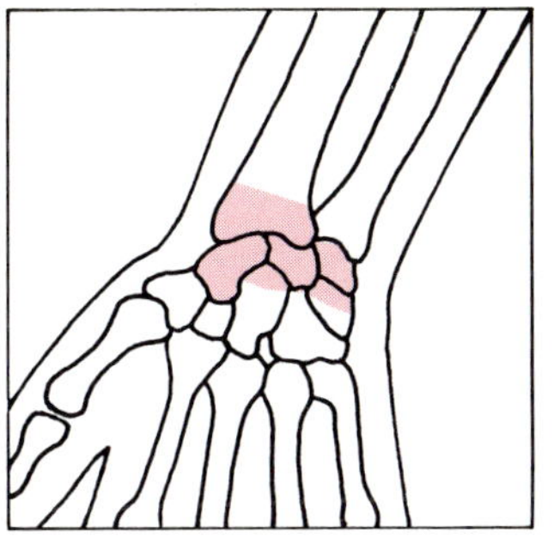

Indikation (a)

Bewegungstest: Anguläre Bewegungseinschränkung im Handgelenk mit hartem Stopp für die Dorsalextension. Palmarflexion und Radial-/Ulnarabduktion. Verminderte translatorische Bewegung der Handwurzelknochen nach dorsal/palmar mit hartem Stopp.

Schmerz: Akut, chronisch, lokal. Endphasiger Bewegungsschmerz.

Lagerung

- Patient sitzend.
- Der Therapeut stabilisiert den Unterarm des Patienten an seinem Körper, fixiert mit Daumen und Zeigefinger der einen Hand den entsprechenden Handwurzelknochen der proximalen Handwurzelreihe.
- Mit Zeigefinger und Daumen der andern Hand fixiert er den artikulierenden distalen Handwurzelknochen.
- Das intrakarpale Gelenk befindet sich in der aktuellen Ruhestellung.

Therapeutische Maßnahme

- Traktionsstufe I.
- Mobilisation nach dorsal (palmar) des Handwurzelknochens der distalen Reihe.

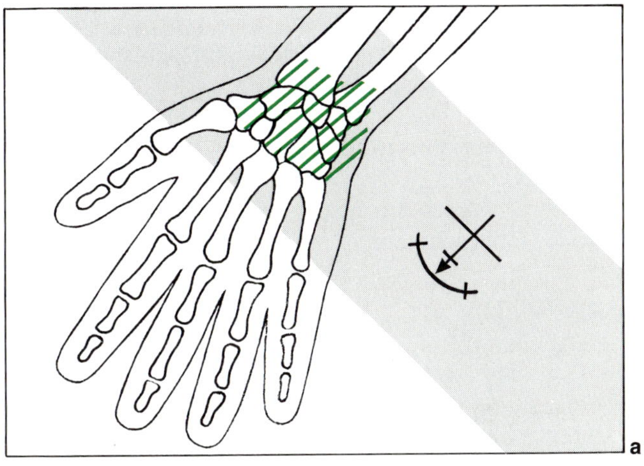

a

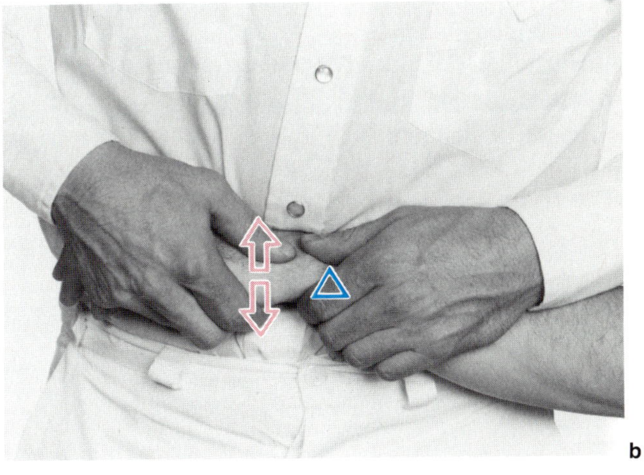

b

Mobilisation ohne Impuls: Traktion

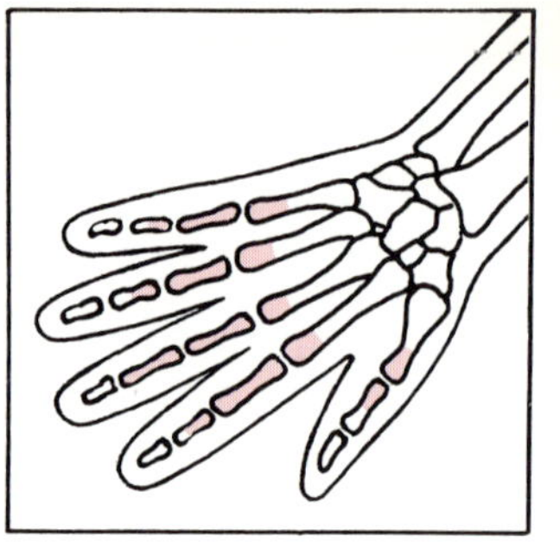

Indikation (a)

Bewegungstest: Anguläre Bewegungseinschränkung der Flexion und/oder der Extension mit hartem Stopp.
Verminderte translatorische Bewegung mit hartem Stopp.

Schmerz: Akut, chronisch, lokal. Bewegungs- und/oder Ruheschmerz.

Lagerung

- Patient sitzend.
- Der Therapeut stabilisiert den Unterarm des Patienten an seinem Körper, fixiert mit Daumen und Zeigefinger der einen Hand proximal das zu mobilisierende Gelenk und faßt mit Daumen und Zeigefinger der anderen Hand distal des zu mobilisierenden Gelenkes.
- Einstellen der aktuellen Ruhestellung (**b**).

Bemerkung: Die Griffassung soll möglichst gelenknahe und weich sein.

Therapeutische Maßnahme

- Passive Traktion, senkrecht zur Behandlungsebene (**b**).

Hinweise

Diese Technik ist als Schmerzbehandlung gut geeignet, wobei die Traktionsstufe 2 aber nicht überschritten werden soll.

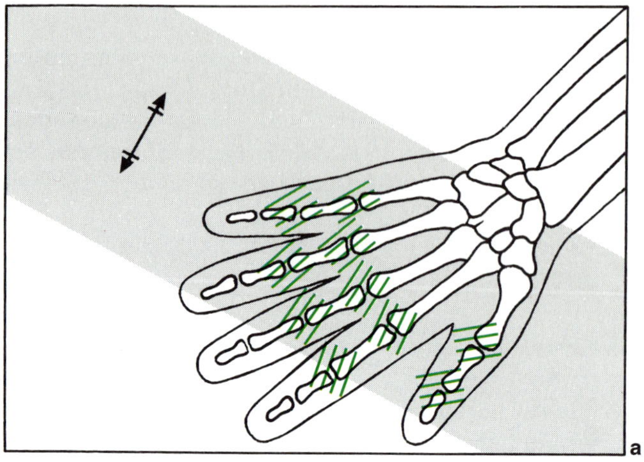

a

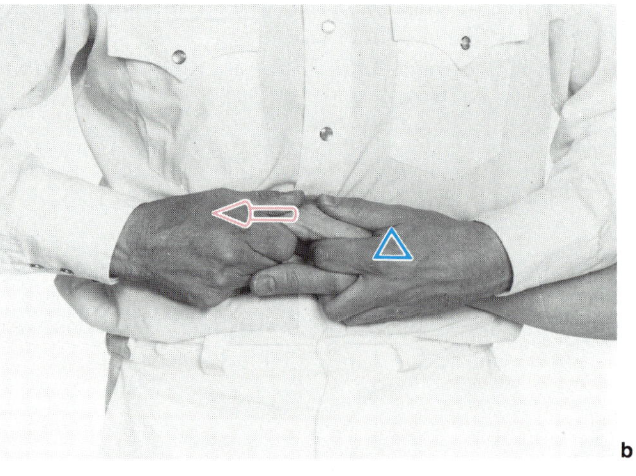

b

Fingergelenke

Mobilisation ohne Impuls: palmar (dorsal)

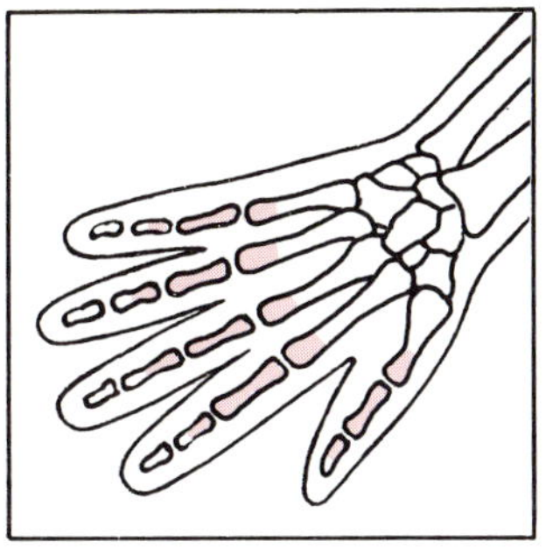

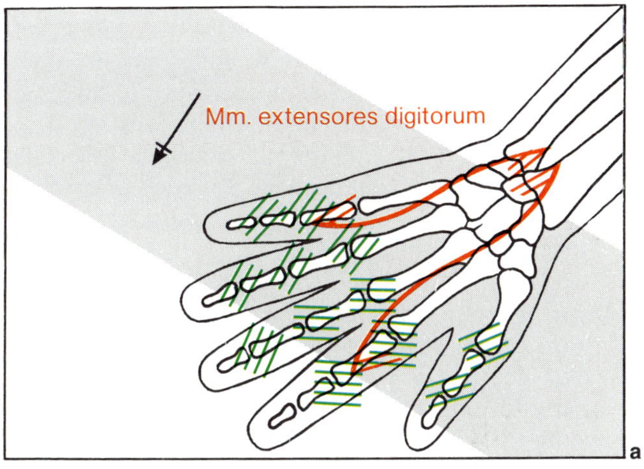

a

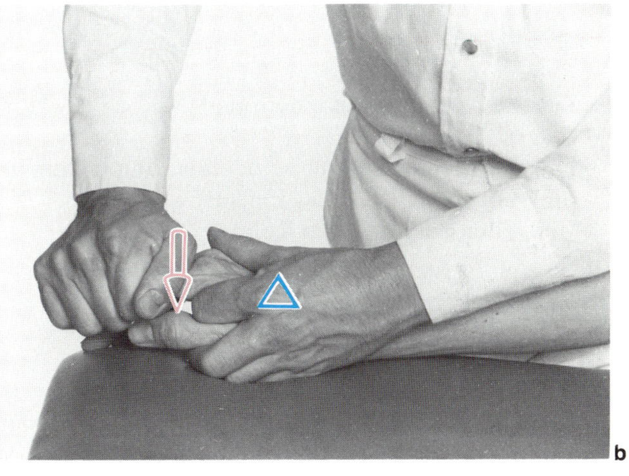
b

Indikation (a)

Bewegungstest: Anguläre Bewegungseinschränkung der Flexion (Extension) mit hartem Stopp. Verminderte translatorische Bewegung nach palmar (dorsal) mit hartem Stopp.
Schmerz: Chronisch, lokal. Bewegungs- und/oder Ruheschmerz.
Muskeltest: Evtl. Verkürzung der Fingerextensoren.

Lagerung

- Patient sitzend, den Unterarm auf dem Tisch aufgelegt.
- Das zu mobilisierende Gelenk wird proximal des Gelenkspaltes vom Therapeuten fixiert.
- Mit Thenar und Zeigefinger der anderen Hand faßt der Therapeut distal des Gelenkspaltes den Finger des Patienten (**b**).
- Einstellen der aktuellen Ruhestellung.

Therapeutische Maßnahme

- Traktionsstufe I.
- Passive Mobilisation nach palmar (dorsal), parallel zur Behandlungsebene (**b**).

Bemerkung: Das Daumensattelgelenk wird analog für Flexion und Extension behandelt.
Eine verminderte Flexion wird also mit einer Mobilisation nach ulnar behandelt, eine eingeschränkte Extension mit einer Mobilisation nach radial.
Eine verminderte Abduktion soll mit einer Mobilisation nach dorsal, eine verminderte Adduktion mit einer Mobilisation nach palmar behandelt werden.

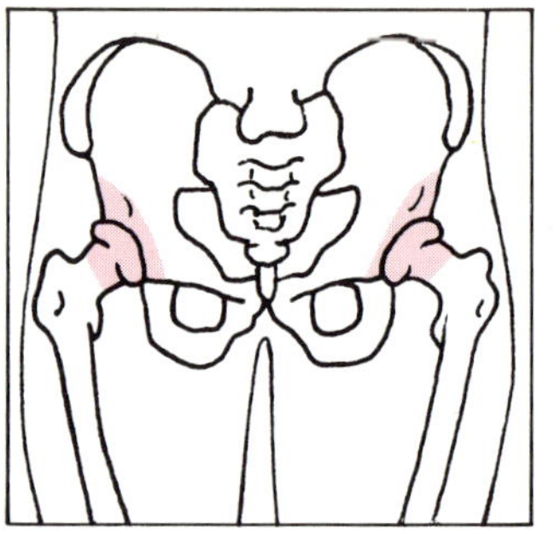

Mobilisation ohne Impuls: Traktion (kaudal)

Indikation (a)

Bewegungstest: Anguläre Bewegungseinschränkung mit hartem Stopp. Verminderte translatorische Bewegung nach kaudal mit hartem Stopp.

Schmerz: Akut oder chronisch, lokal und/oder ausstrahlend in die Leistengegend sowie die Oberschenkelaußenseite. Belastungs- und/oder Ruheschmerz. Anlaufschmerz.
Endphasiger Schmerz bei Flexion/Innenrotation.

Muskeltest: In den meisten Fällen findet sich eine Verkürzung des M. rectus femoris, des M. piriformis und des M. iliopsoas sowie eine Abschwächung der Mm. glutaei. Häufig liegt auch eine Verkürzung der ischikruralen Muskulatur und des M. tensor fasciae latae vor.

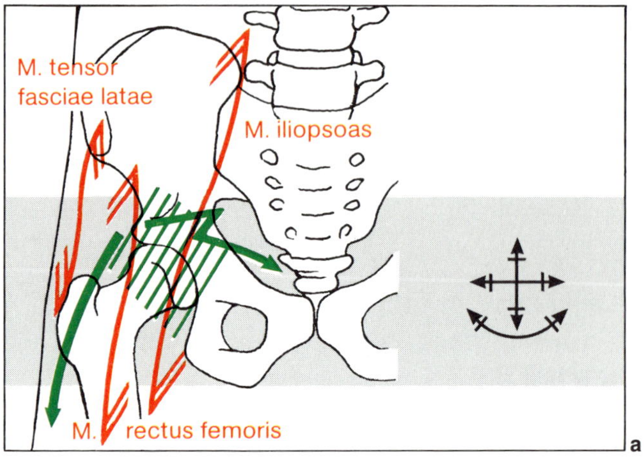

a

Lagerung

- Patient in Rückenlage.
- Das Becken wird mit einem Gurt und einem Horn fixiert.
- Der Therapeut faßt mit beiden Händen flächig um die Malleolen, das Kniegelenk ist gestreckt.
- Einstellen der aktuellen Ruhestellung.

Bemerkung: Da der Femorkopf teilweise vom Lig. capitis femoris und Gelenkkapselgefäßen arteriell versorgt wird, ist die Traktionsstufe 3 nicht länger als 10–15 Sekunden durchzuführen.
Die Griffassung des Therapeuten muß proximal des Sprunggelenkes liegen. Die Ruhestellung muß ganz exakt eingestellt werden, d. h., der Patient muß völlig entspannt und schmerzfrei sein (**b**).

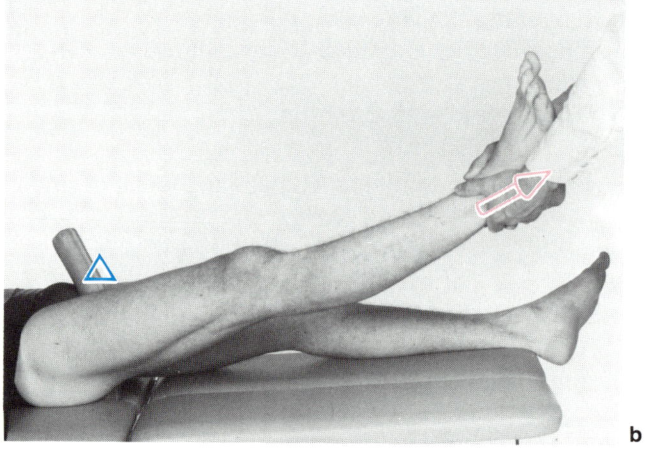
b

Therapeutische Maßnahme

- Traktion in Richtung der Beinachse.

Hinweise

Treten Schmerzen während der Mobilisation auf, muß die Ruhestellung überprüft werden.
Bei der Erkrankung des Kniegelenkes, kann diese Behandlung erschwert, evtl. sogar kontraindiziert sein.

Mobilisation ohne Impuls: dorsal

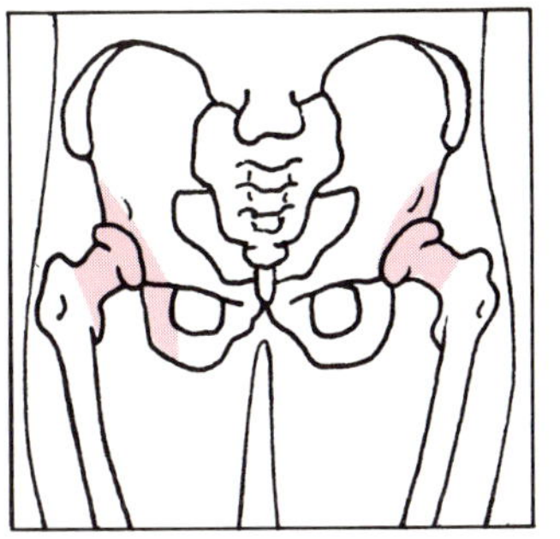

Indikation (a)

Bewegungstest: Anguläre Bewegungseinschränkung der Flexion mit hartem Stopp. Verminderte translatorische Bewegung nach dorsal mit hartem Stopp.

Schmerz: Chronisch, lokal. Belastungs- und/oder Anlaufschmerz.

Muskeltest: In den meisten Fällen findet sich eine Verkürzung des M. iliopsoas und des M. rectus femoris sowie eine Abschwächung des M. glutaeus maximus, M. glutaeus medius sowie der Mm. abdominis.

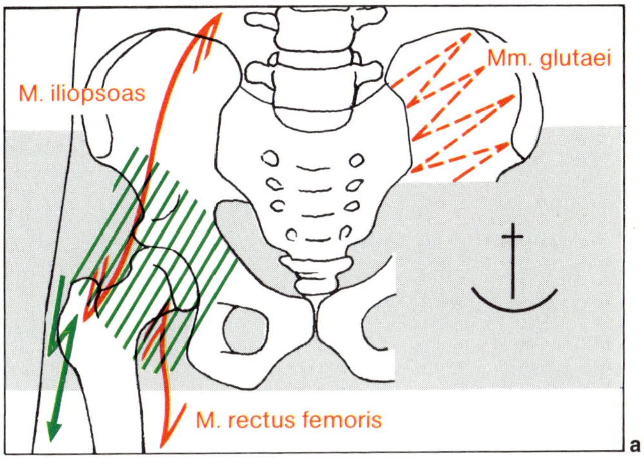

a

Lagerung

- Der Patient liegt am Tischende in Rückenlage.
- Das nicht behandelte Bein wird in Hüfte und Knie maximal flektiert und vom Patienten gehalten, um einen Ausgleich der Lendenlordose zu erhalten.
- Das zu behandelnde Bein wird so gelagert, daß sich das Gelenk in der aktuellen Ruhestellung befindet.
- Der Therapeut nimmt zur Abnahme der Schwere des Oberschenkels einen Gurt zu Hilfe.
- Die fixierende Hand wird zwischen Oberschenkelunterseite und Gurt gelegt, um eine weiche Griffassung zu ermöglichen und gleichzeitig einen Längszug auszuüben (**b**).

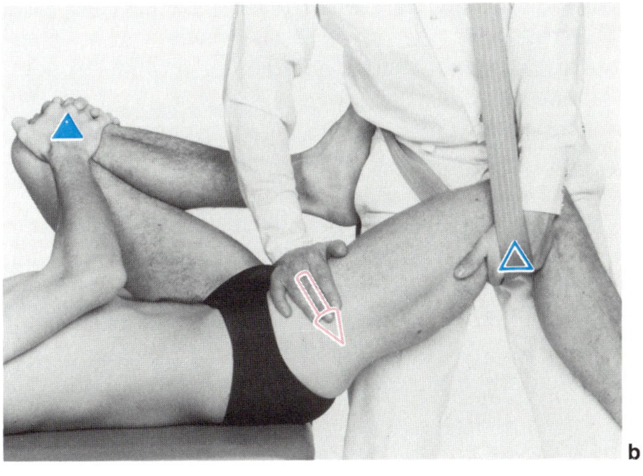
b

Therapeutische Maßnahme

- Passive Mobilisation nach dorsal.

Bemerkung: Es ist speziell darauf zu achten, daß die mobilisierende Hand möglichst gelenknahe ist und sich der ganze Oberschenkel parallel verschiebt. Das heißt, es darf keine anguläre Kompression entstehen.

Hinweise

Da diese Technik körperlich für den Therapeuten sehr anstrengend ist, empfiehlt sich bei längerer Behandlungsdauer die Zuhilfenahme der Einrichtungen des Schlingentisches.

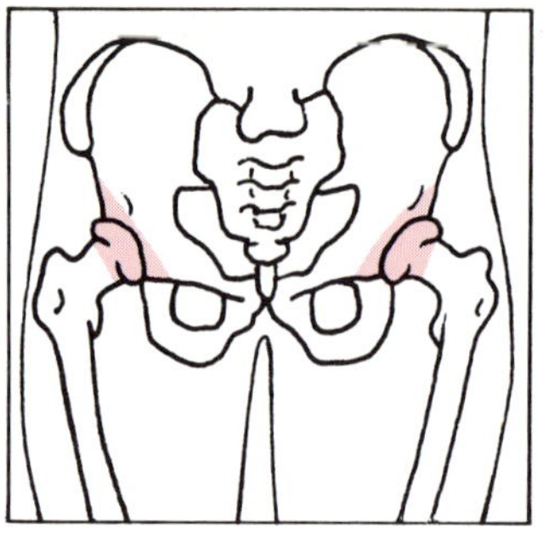

Mobilisation ohne Impuls: ventral

Indikation (a)

Bewegungstest: Anguläre Bewegungseinschränkung der Extension. Verminderte translatorische Bewegung nach ventral mit hartem Stopp.

Schmerz: Chronisch, lokal. Belastungs- und/oder Anlaufschmerz.

Muskeltest: In den meisten Fällen findet sich eine Verkürzung des M. iliopsoas und des M. rectus femoris sowie eine Abschwächung des M. glutaeus maximus und des M. glutaeus medius.

Lagerung

- Patient in Bauchlage, wobei beide Beine über die Tischkante hängen, das Becken aber gut auf der Unterlage fixiert ist. Hüft- und Kniegelenke sind leicht gebeugt, die Füße haben Kontakt mit dem Boden.
- Der Therapeut steht auf der zu mobilisierenden Seite.
- Mit einem Gurt um die eigene Schulter und den Oberschenkel des Patienten nimmt er das Gewicht des Beines ab.
- Mit einer Hand faßt er am Unterschenkel, bringt das Knie in ca. 90° Flexion und stabilisiert den Unterschenkel zusätzlich mit seinem Bein.
- Einstellen der aktuellen Ruhestellung im Gelenk.
- Die andere Hand legt der Therapeut flächig und gelenknahe auf den Oberschenkel des Patienten (**b**).

Therapeutische Maßnahme

- Passive Mobilisation nach ventral.
- Um eine anguläre Bewegung zu vermeiden, geht der Therapeut während der Mobilisation in eine leichte Knieflexion und „bewegt" so das ganze Bein in ventrale Richtung.

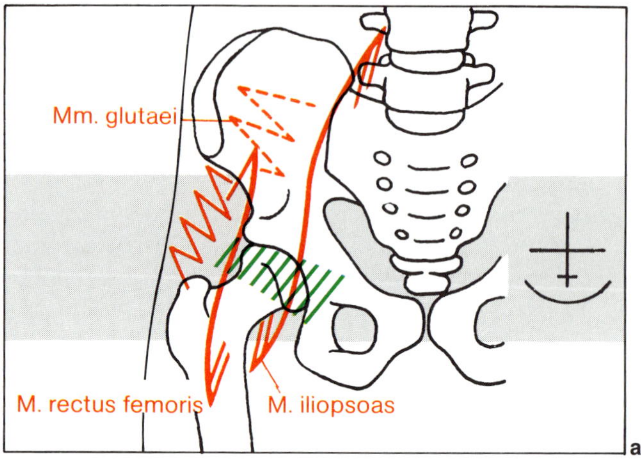

a

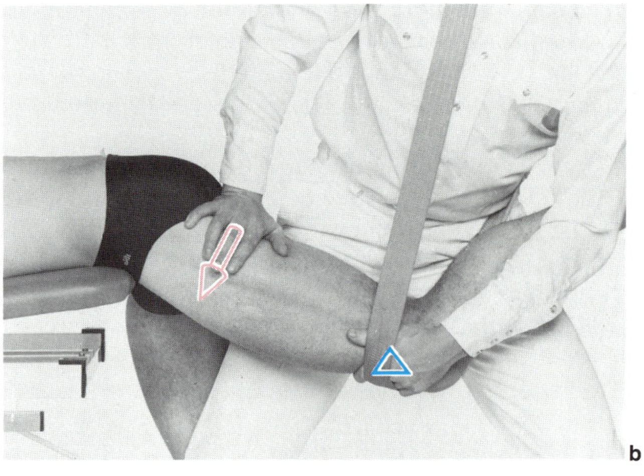
b

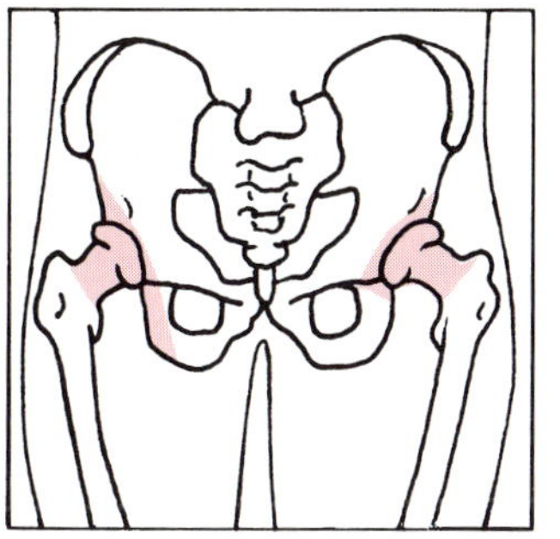

Mobilisation ohne Impuls: Traktion (lateral)

Indikation (a)

Bewegungstest: Anguläre Bewegungseinschränkung in allen Richtungen mit hart-elastischem Stopp. Verminderte translatorische Bewegung nach lateral mit hartem Stopp.
Schmerz: Akut oder chronisch. Lokal und/oder ausstrahlend in die Leiste, Oberschenkelaußenseite oder Oberschenkelinnenseite. Anlaufschmerz.
Muskeltest: In den meisten Fällen findet sich eine Verkürzung des M. tensor fasciae latae, M. piriformis oder der Mm. adductores sowie eine Abschwächung der Mm. glutaei.

Lagerung

- Patient in Rückenlage.
- Das Hüftgelenk wird in der aktuellen Ruhestellung eingestellt.
- Das Becken wird mit einem Gurt fixiert, so daß eine Verschiebung nach lateral verhindert wird.
- Die mobilisierende Hand wird gelenknahe an der Innenseite des Oberschenkels angelegt.
- Ein zweiter Gurt kann über die Hand und um das Becken des Therapeuten gelegt werden, um die Mobilisation zu unterstützen.

Therapeutische Maßnahme

- Passive Mobilisation nach lateral.

Bemerkung: Es ist speziell darauf zu achten, daß die zweite stabilisierende Hand des Therapeuten, welche sich distal befindet, die Bewegung nach lateral mitvollzieht.
Diese Behandlungstechnik eignet sich ausgezeichnet als Schmerzbehandlung.

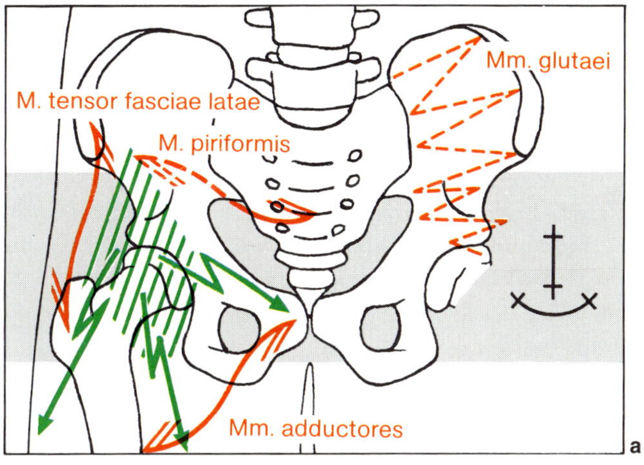

a

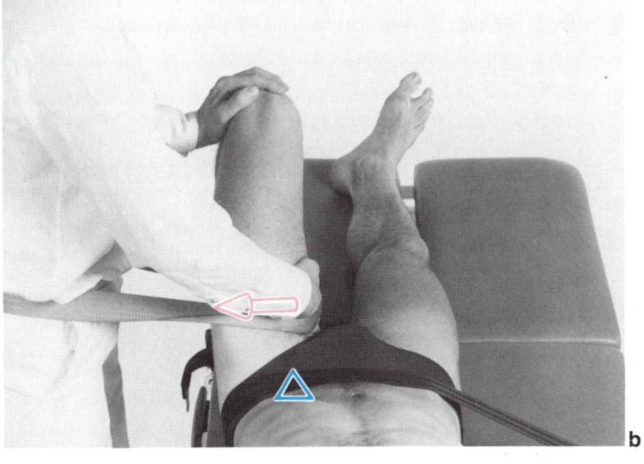
b

Femoropatelläres Gleitlager

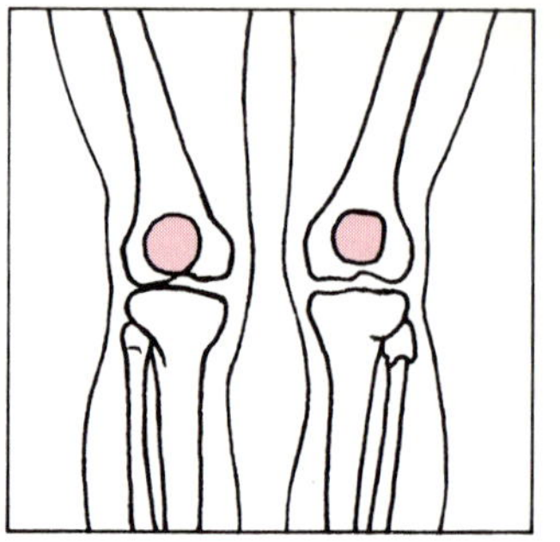

Mobilisation ohne Impuls: distal (medial/lateral)

Indikation (a)

Bewegungstest: Vermindertes Gleiten der Patella, entsprechend verminderte Extension oder Flexion im Kniegelenk.

Schmerz: Chronisch, retropatellär. Belastungsschmerz bei zunehmender Knieflexion.

Muskeltest: Verkürzung des M. rectus femoris und des M. tensor fasciae latae sowie Abschwächung des M. vastus medialis.

Lagerung

- Patient in Rückenlage.
- Das Kniegelenk ist leicht gebeugt und mit einem Sandsack unterstützt.
- Flächig greift der Therapeut mit einer Hand um die Patella, wobei sein Unterarm auf dem Oberschenkel des Patienten zu liegen kommt.
- Die zweite Hand unterstützt die Griffassung (**b**).

Therapeutische Maßnahme

- Passive Mobilisation der Patella nach distal (medial und lateral) (**b**).

Bemerkung: Während der Mobilisation ist darauf zu achten, daß die retropatelläre Kompression möglichst gering ist.

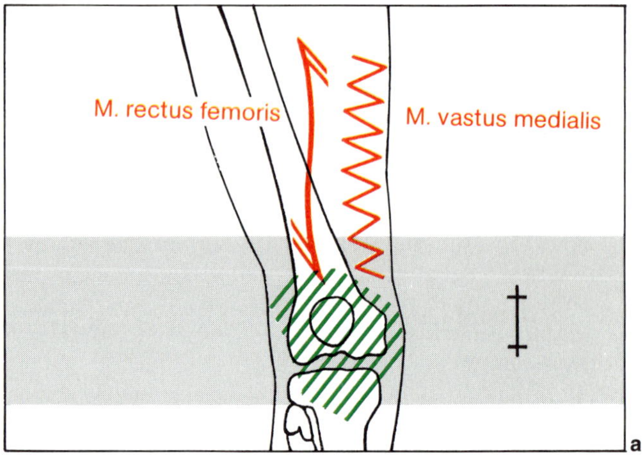

a

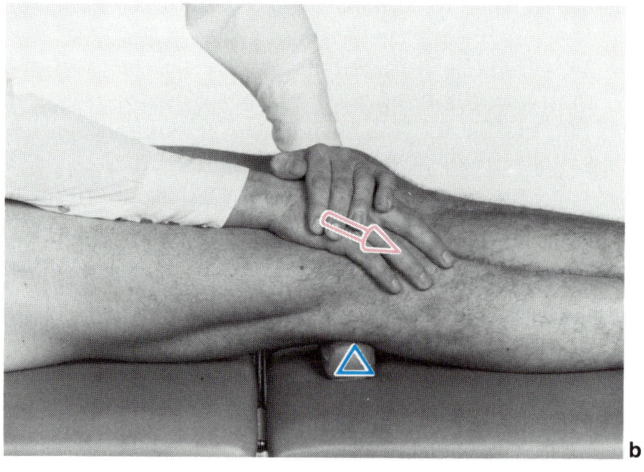

b

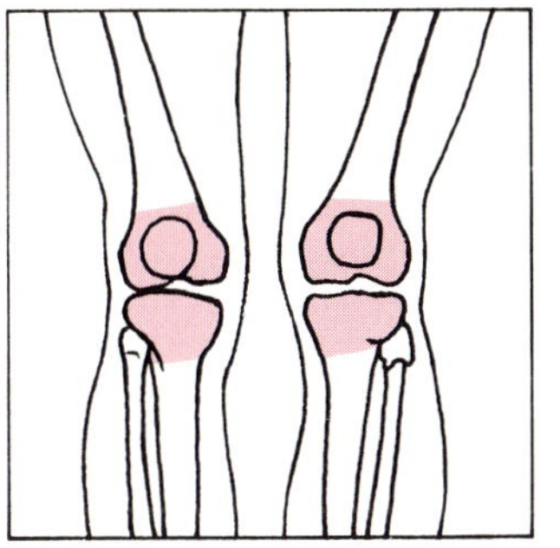

Mobilisation ohne Impuls: Traktion

Indikation (a)

Bewegungstest: Anguläre Bewegungseinschränkung der Flexion und/oder Extension mit hartem Stopp. Fakultativ: Verminderte translatorische Bewegung mit hartem Stopp.

Schmerz: Lokal, subakut. Bewegungs- und/oder Ruheschmerz.

Muskeltest: Verkürzung des M. rectus femoris, evtl. des M. tensor fasciae latae und der ischiokruralen Muskulatur. Abschwächung des M. vastus medialis.

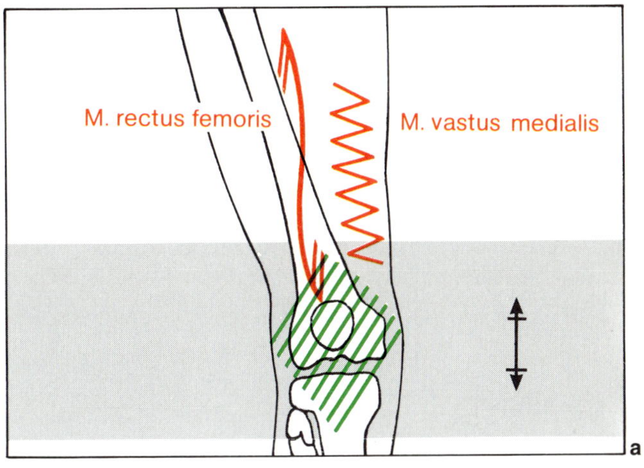

a

Lagerung

- Patient in Bauchlage, der Oberschenkel wird mit einem Gurt fixiert.
- Mit beiden Händen umfaßt der Therapeut weich den Fuß des Patienten im Bereich der Malleolen (**b**).
- Einstellen der aktuellen Ruhestellung.

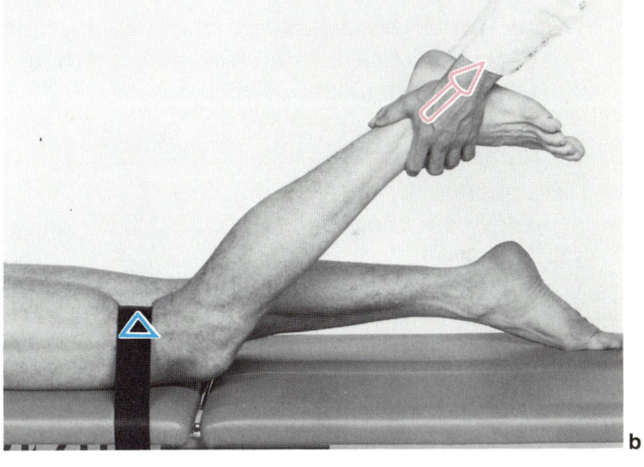
b

Therapeutische Maßnahme

- Traktion, in Verlängerung des Unterschenkels (**b**).

Hinweise

Diese Technik ist besonders als Schmerzbehandlung geeignet, wobei aber die Traktionsstufe 2 nicht überschritten werden soll.

Mobilisation ohne Impuls: ventral (dorsal)

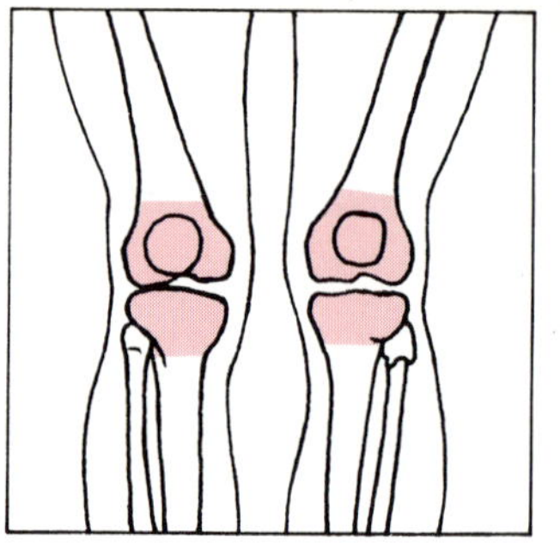

Indikation (a)

Bewegungstest: Anguläre Bewegungseinschränkung der Extension, (Flexion) mit hartem Stopp. Verminderte translatorische Bewegung nach ventral mit hartem Stopp.
Schmerz: Chronisch, lokal. Bewegungs- und/oder Ruheschmerz.
Muskeltest: Verkürzung des M. rectus femoris, evtl. des M. tensor fasciae latae und der ischiokruralen Muskulatur. Abschwächung des M. vastus medialis.

Lagerung

- Patient in Bauchlage (Rückenlage).
- Der Unterschenkel überragt das Tischende.
- Der Therapeut umfaßt das distale Ende des Unterschenkels und legt die andere Hand flächig und proximal im Bereich des Unterschenkels an (**b, c**).
- Einstellen der aktuellen Ruhestellung.

Therapeutische Maßnahme

- Traktionsstufe I.
- Passive Mobilisation nach ventral (**b**) bzw. dorsal (**c**).

Hinweise

Jede anguläre Komponente soll vermieden werden. Während der Behandlung kann sich die Ruhestellung verändern, was eine Neueinstellung erfordert.
Vorsicht: Bei Bandläsionen des Kniegelenkes, insbesondere der Kreuzbänder, sollen diese Techniken nicht oder nur sehr dosiert durchgeführt werden.

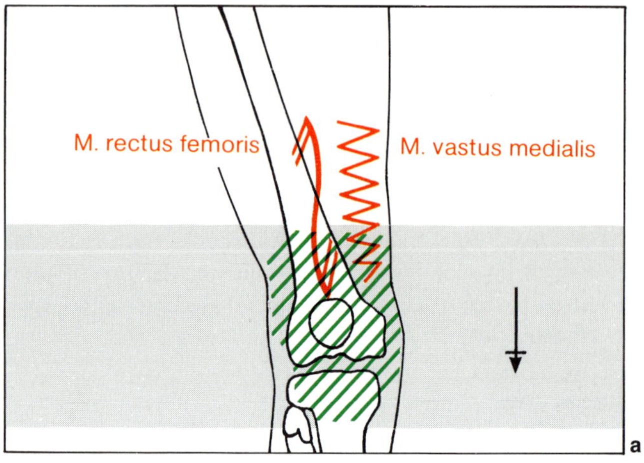

a

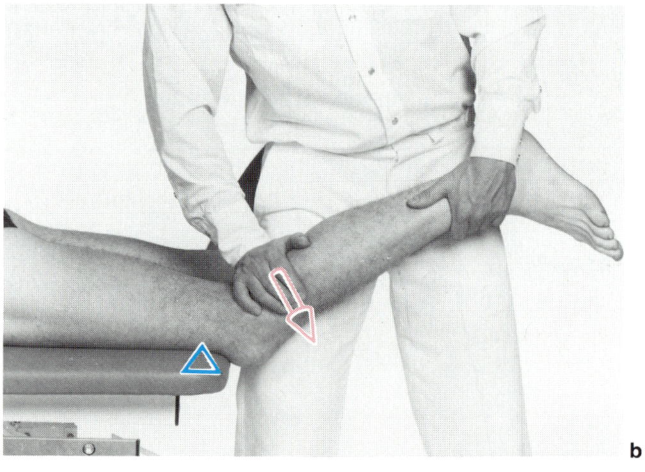
b

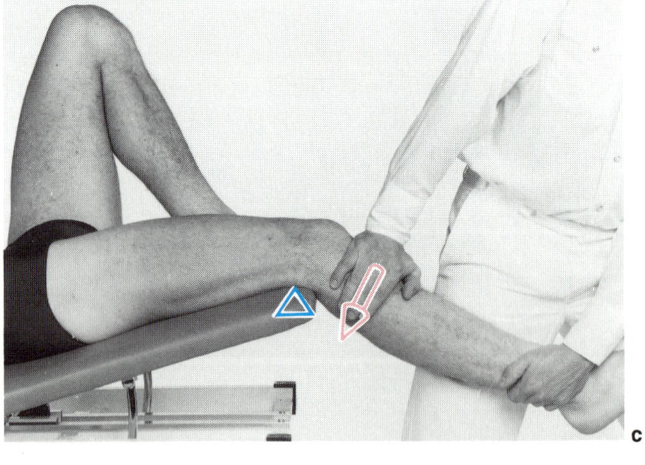
c

Proximales (distale) Tibiofibulargelenk

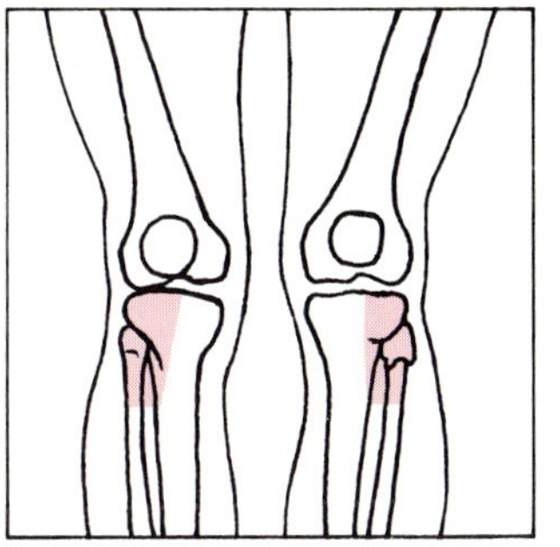

Mobilisation ohne Impuls: ventral/dorsal

Indikation (a)

Bewegungstest: Verminderte translatorische Bewegung nach ventral/dorsal mit hartem Stopp.
Schmerz: Lateraler Kniegelenksschmerz. Endphasiger Bewegungsschmerz bei maximaler Supination.
Muskeltest: Verkürzung des M. biceps femoris.

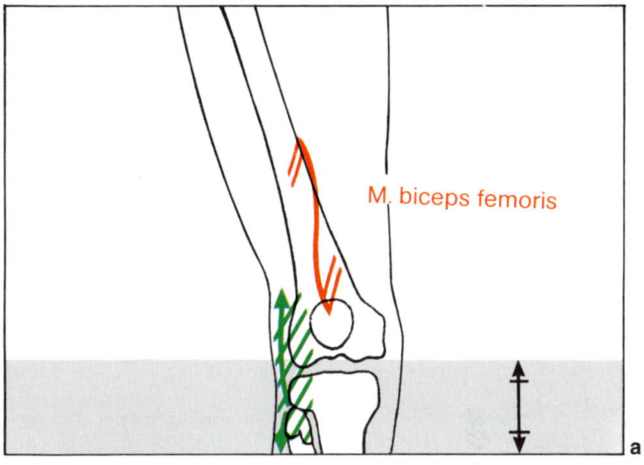

a

Lagerung

- Der Patient steht neben dem Tisch und stützt den Unterschenkel auf der Unterlage ab.
- Der Therapeut legt einen Thenar flächig am Fibulaköpfchen an und unterstützt die Griffassung mit der anderen Hand (**b**).

Bemerkung: Bei Mobilisation nach dorsal liegt der Patient auf dem Rücken, das Bein ist in leichter Hüft- und Knieflexion gelagert.

Therapeutische Maßnahme

- Passive Mobilisation nach ventral/dorsal (**b**).

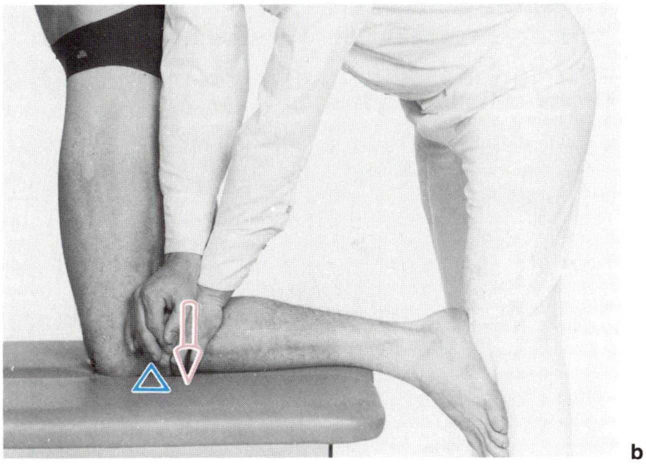

b

Hinweise

Laterale Kniegelenksschmerzen werden häufig durch eine Affektion des proximalen Tibiofibulargelenkes verursacht.
Um Schmerzen sowie eine Kompression des N. fibularis zu vermeiden, ist eine flächige, weiche Griffassung wichtig.

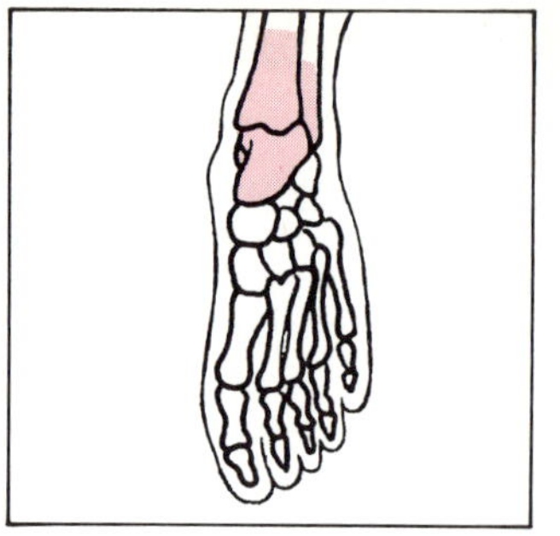

Mobilisation ohne Impuls: Traktion

Indikation (a)

Bewegungstest: Anguläre Bewegungseinschränkung der Dorsalextension/Plantarflexion mit hartem Stopp. Verminderte translatorische Bewegung mit hartem Stopp.
Schmerz: Akut/chronisch, lokal. Endphasiger Bewegungsschmerz.
Muskeltest: Evtl. Verkürzung des M. gastrocnemius.

Lagerung

- Patient in Rückenlage, wobei der Fuß das Tischende überragt.
- Der Unterschenkel wird mit einem Gurt fixiert.
- Zangengriffartig umfaßt der Therapeut den Fuß (**b**). Die Griffassung soll flächig und möglichst gelenknahe sein.
  Einstellen der aktuellen Ruhestellung.

Therapeutische Maßnahme

- Traktion in Richtung der Unterschenkelachse (**b**).

Hinweise

Diese Technik ist besonders als Schmerzbehandlung geeignet, wobei die Traktionsstufe 2 aber nicht überschritten werden soll.

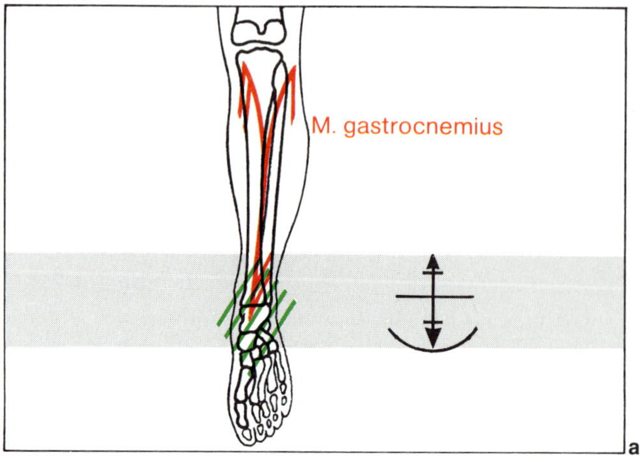

a

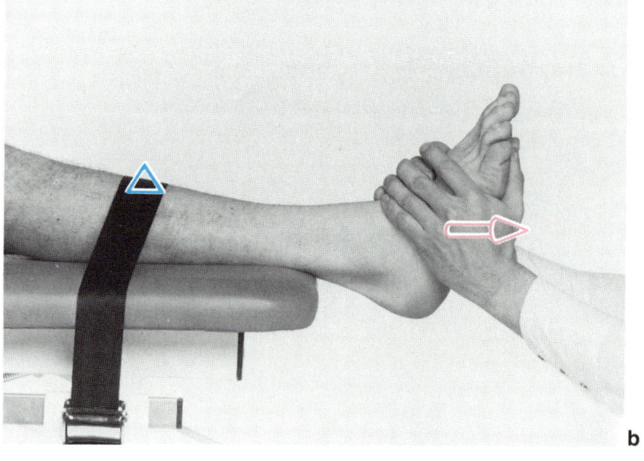
b

Mobilisation ohne Impuls: ventral (dorsal)

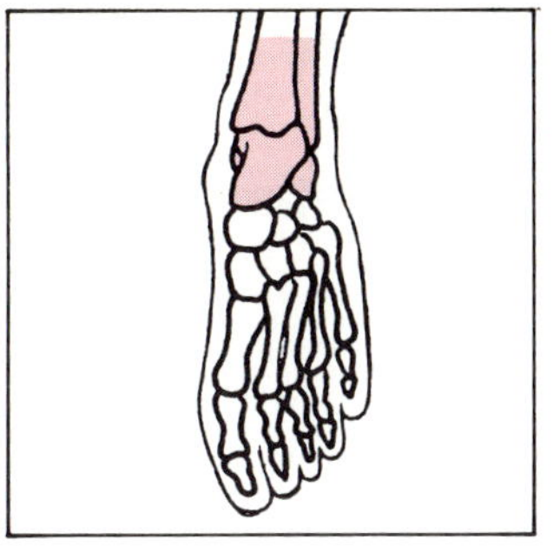

Indikation (a)

Bewegungstest: Anguläre Bewegungseinschränkung der Plantarflexion (Dorsalextension) mit hartem Stopp.
Verminderte translatorische Bewegung nach ventral (dorsal) mit hartem Stopp.
Schmerz: Chronisch, lokal. Endphasiger Bewegungsschmerz.
Muskeltest: Evtl. Verkürzung des M. triceps surae.

Lagerung

- Patient in Bauchlage (Rückenlage), wobei der Fuß das Tischende überragt.
- In Bauchlage wird die Malleolengabel ventral mit einem Sandsack unterstützt.
- Der Therapeut legt eine Hand gabelgriffartig über den Talus, mit der anderen Hand umfaßt er den Vorfuß im Sinne einer Begleitfixation (**b, c**).
- Einstellen der aktuellen Ruhestellung.

Therapeutische Maßnahme

- Traktionsstufe 1: Passive Mobilisation des Talus nach ventral (**b**) (dorsal) (**c**).

Hinweise

Eine anguläre Komponente ist zu vermeiden.
Vorsicht: Bei erheblichen Läsionen des Bandapparates des oberen Sprunggelenkes soll diese Technik nicht oder nur sehr dosiert angewendet werden, um eine weitere Überdehnung der Bänder zu vermeiden.

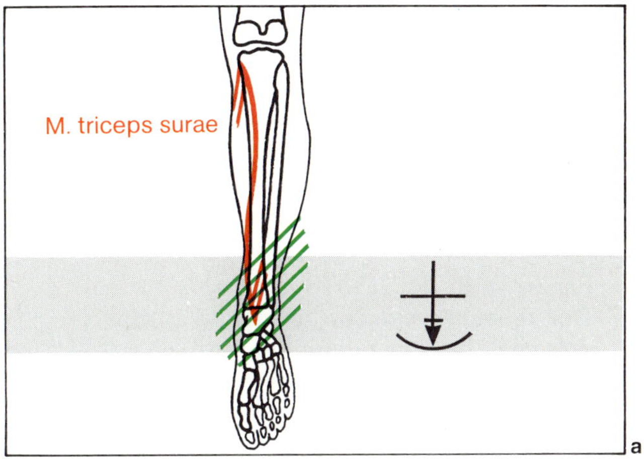

a

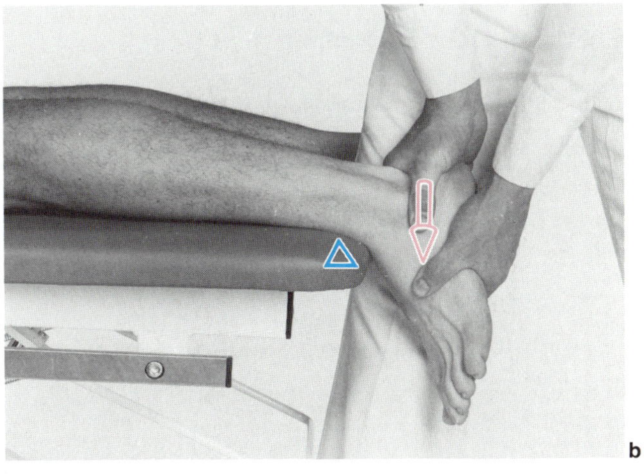

b

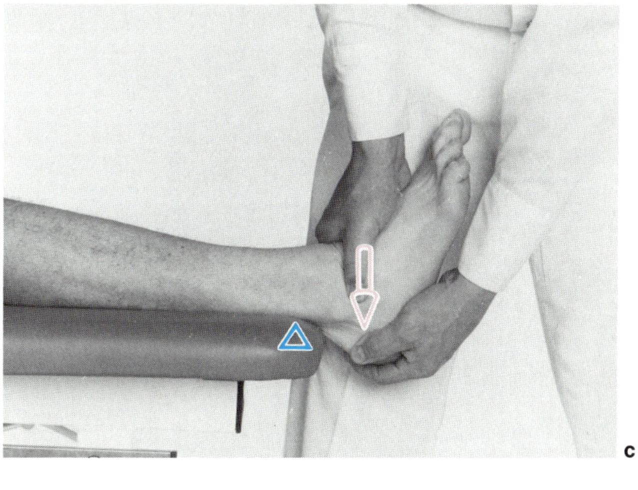

c

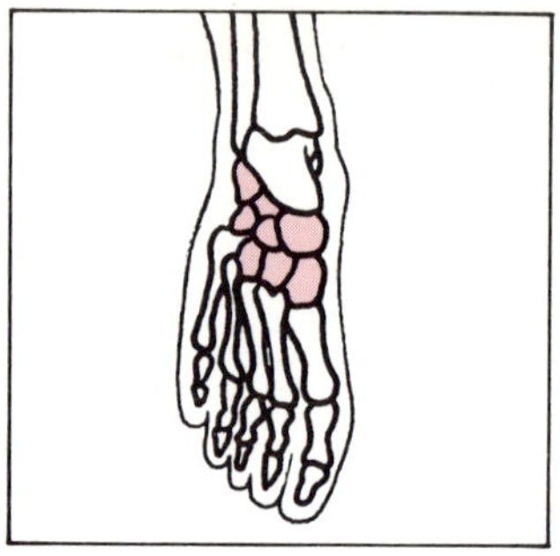

Mobilisation ohne Impuls: plantar (dorsal)

Indikation (a)

Bewegungstest: Verminderte translatorische Beweglichkeit nach dorsal (und plantar) mit hartem Stopp.
Schmerz: Statischer Fußschmerz, akut, chronisch.
Muskeltest: Meistens Abschwächung der kleinen Fußmuskulatur.

Lagerung

- Patient in Rückenlage (Bauchlage).
- Der in bezug auf das zu mobilisierende Gelenk proximale Fußwurzelknochen wird unterstützt und vom Therapeuten mit der einen Hand fixiert.
- Mit der anderen Hand wird der zu mobilisierende Fußwurzelknochen (Mittelfußknochen) umfaßt (**b**).

Therapeutische Maßnahme

- Traktionsstufe I.
- Passive Mobilisation nach plantar (dorsal), parallel zur Behandlungsebene (**b**).

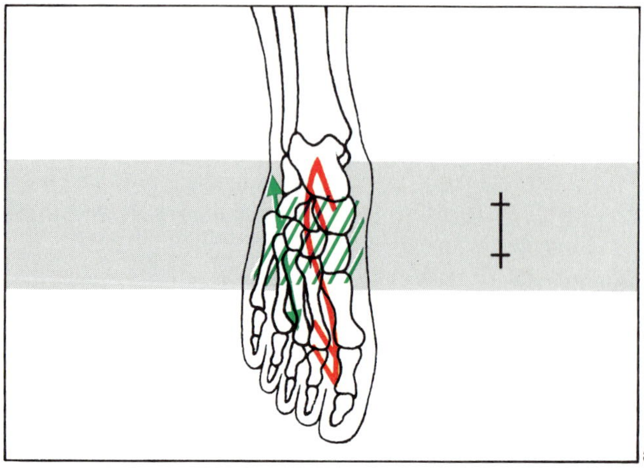

a

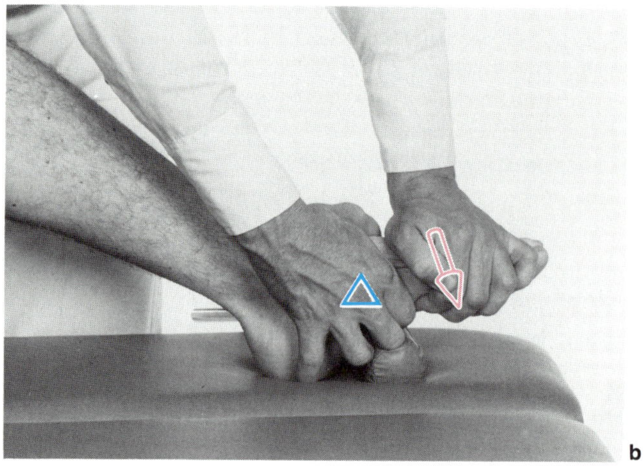

b

Zehengelenke

Mobilisation ohne Impuls: Traktion

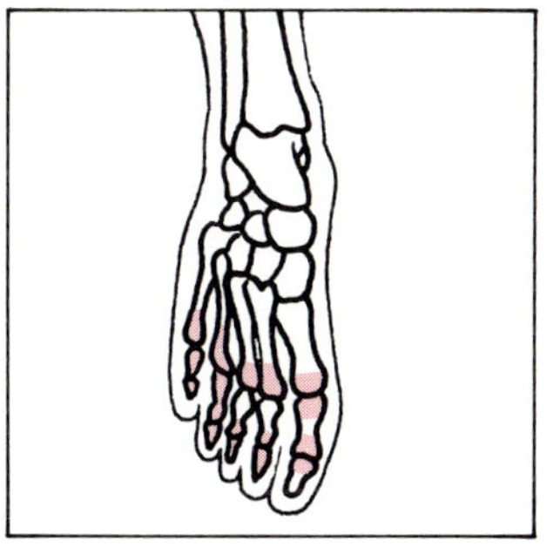

Indikation (a)

Bewegungstest: Anguläre Bewegungseinschränkung der Flexion/Extension mit hartem Stopp. Verminderte translatorische Bewegung mit hartem Stopp.

Schmerz: Akut, chronisch, lokal. Belastungsschmerz.

Lagerung

- Patient in Rückenlage.
- Der Therapeut fixiert mit einer Hand proximal des zu mobilisierenden Gelenkes und faßt mit Daumen und Zeigefinger der anderen Hand distal des zu mobilisierenden Gelenkes (**b**).
- Einstellen der aktuellen Ruhestellung.

Therapeutische Maßnahme

- Traktion, senkrecht zur Behandlungsebene (**b**).

Hinweise

Auf eine weiche Griffassung ist zu achten.

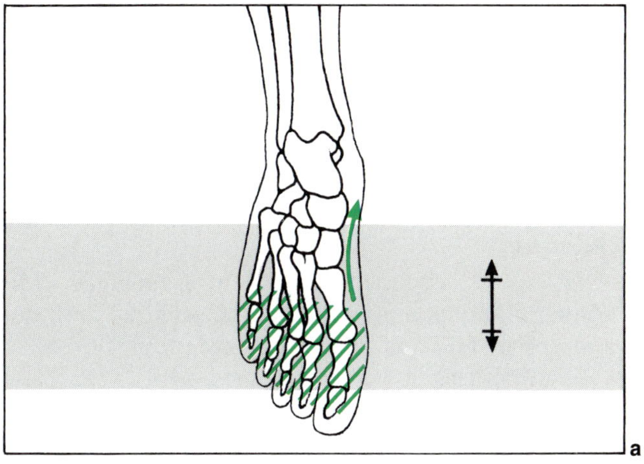

a

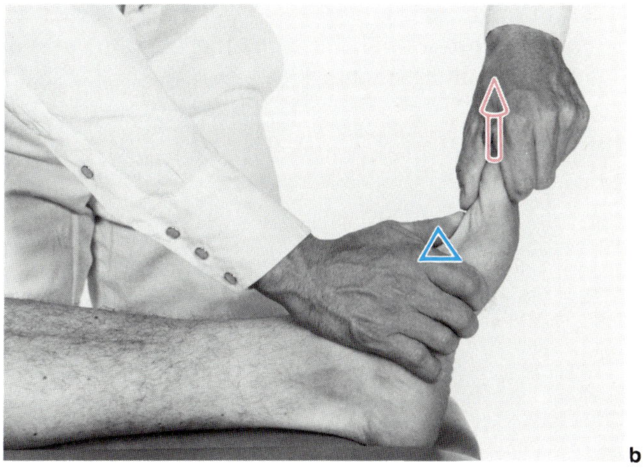

b

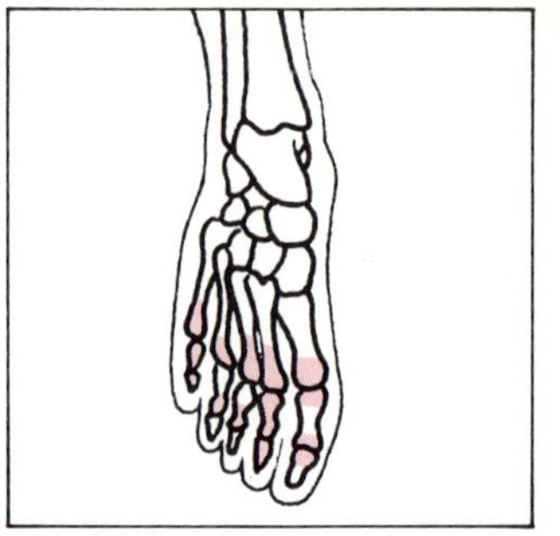

Mobilisation ohne Impuls: plantar/dorsal

Indikation (a)

Bewegungstest: Anguläre Bewegungseinschränkung der Flexion/Extension mit hartem Stopp. Verminderte translatorische Bewegung nach plantar/dorsal mit hartem Stopp.
Schmerz: Chronisch, lokal. Belastungsschmerz.

Lagerung

- Patient in Rückenlage bzw. in Bauchlage. Mit einer Hand fixiert der Therapeut proximal, mit der anderen faßt er distal des zu mobilisierenden Gelenkes (**b**).
- Einstellen der aktuellen Ruhestellung.

Therapeutische Maßnahme

- Traktionsstufe I.
- Passive Mobilisation nach plantar/dorsal, parallel zur Behandlungsebene.

Hinweise

Es ist auf eine weiche Griffassung zu achten.

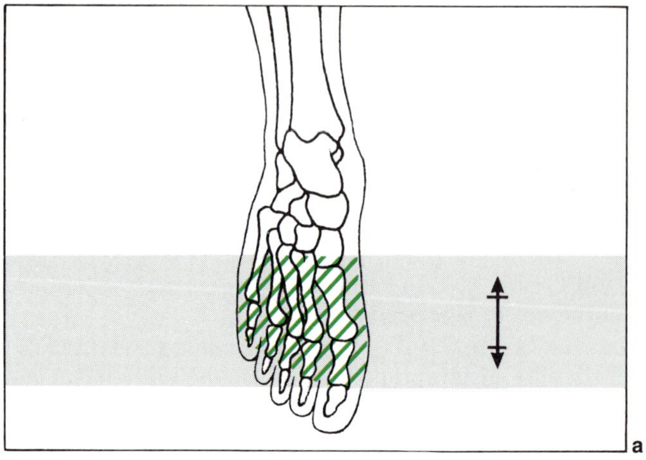

a

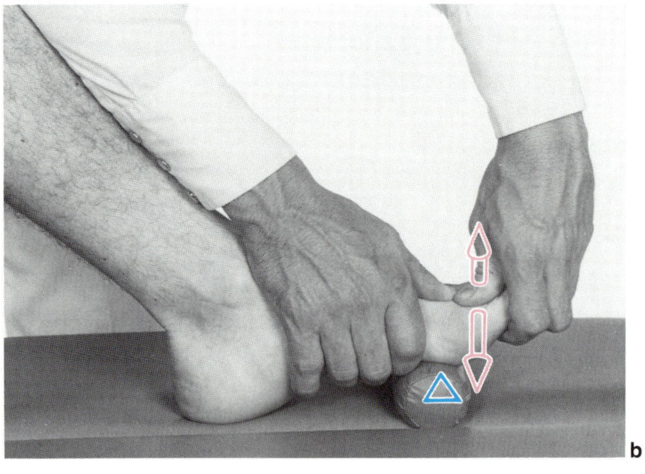

b

6 Heimtraining

Heimübungen

In den allermeisten Fällen genügt eine manualtherapeutische Behandlung nicht, um eine langdauernde Beschwerdeverminderung oder gar Beschwerdefreiheit zu erlangen. Zu diesen Zwecke soll der Patient ein gezieltes Heimübungsprogramm erlernen, welches mobilisierende, muskeldehnende und muskelkräftigende Elemente enthält. In der Regel werden die Übungen durch NMT-Typ-1-Behandlungen eingeleitet. Sie eignen sich nur sehr bedingt für ein schematisches Programm, da die Übungen eine eigentliche Schulung des Bewegungsgefühles beinhalten. NMT-Typ-2-Übungen und isometrische Kräftigungsübungen sind im folgenden Programm dargestellt.

Bei der Durchführung der Heimübungsprogramms sind von großer Wichtigkeit:

- Auswahl der wesentlichen Übungen,
- ein individuelles Heimübungsprogramm soll in der Regel nicht mehr als 5 Übungsteile beinhalten,
- wiederholte Kontrollen betreffend der richtigen Durchführung des Heimübungsprogramms,
- die Motivation des Patienten kann wesentlich verbessert werden durch sachliche Erläuterung des Programms.

Die manuelle Therapie und die Heimübungen müssen häufig durch weitere Maßnahmen ergänzt werden:

- diätetische Maßnahmen,
- allgemeine Fitness,
- Verbesserung von Arbeitsplatzverhältnissen,
- Veränderung des Freizeit- und Sportverhaltens.

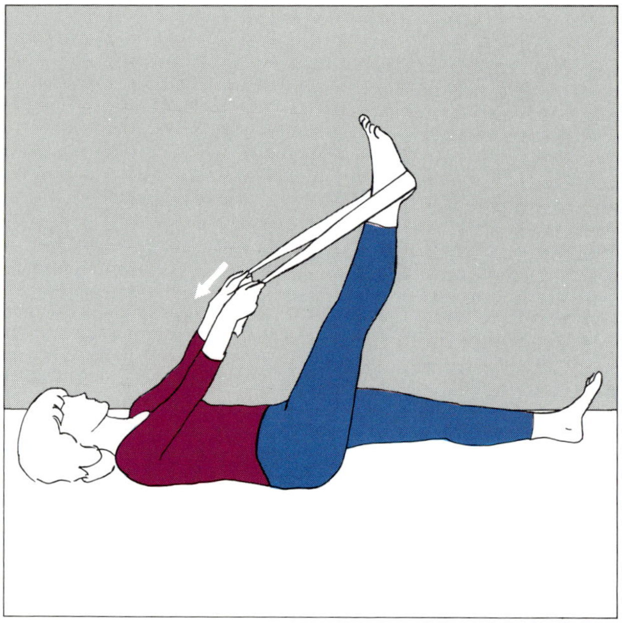

1 **Dehnung der hinteren Oberschenkelmuskulatur**

Ausführung
- Tuch um Ferse
- gestrecktes Bein bis zur Bewegungsgrenze hochziehen
- in die Gegenrichtung maximal spannen
- entspannen
- Bein weiter hochziehen

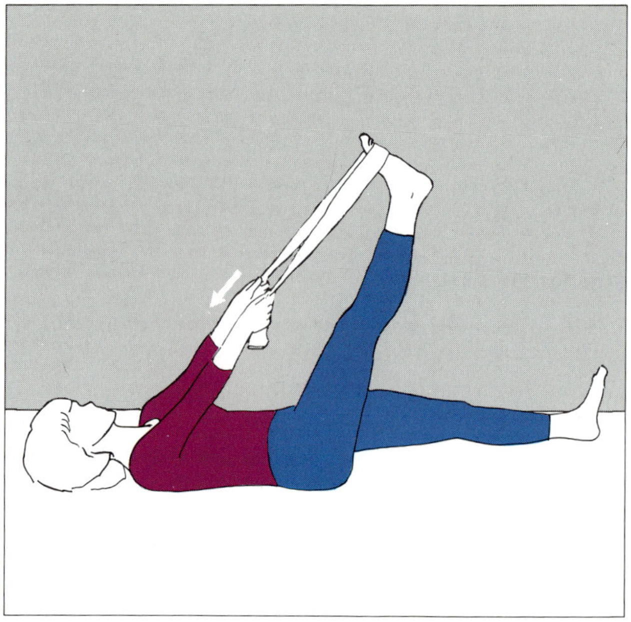

2 **Dehnung der hinteren Oberschenkelmuskulatur und der Wadenmuskulatur**

Ausführung
- Tuch um Fußspitze
- gestrecktes Bein bis zur Bewegungsgrenze hochziehen
- in die Gegenrichtung maximal spannen
- entspannen
- Bein weiter hochziehen

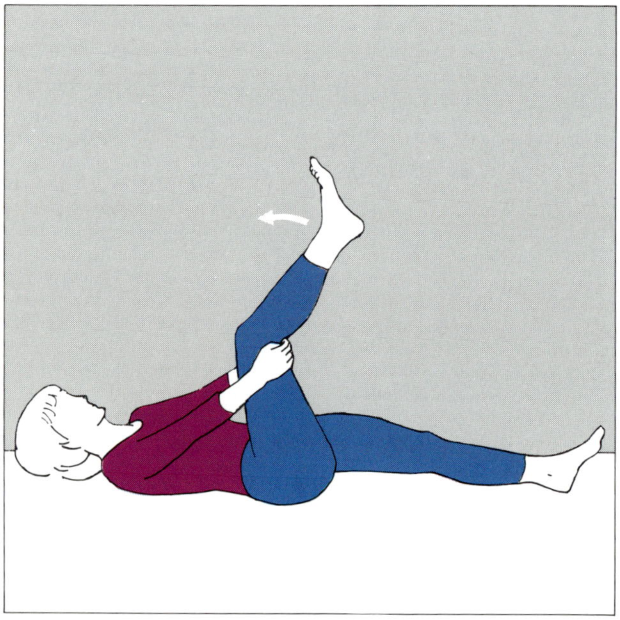

3 **Dehnung der hinteren Oberschenkelmuskulatur**

Ausführung
- gebeugtes Bein mit den Händen in der Kniekehle fixiert
- Bein strecken, bis ziehender Schmerz in hinterer Oberschenkelmuskulatur auftritt
- entspannen
- weiter strecken

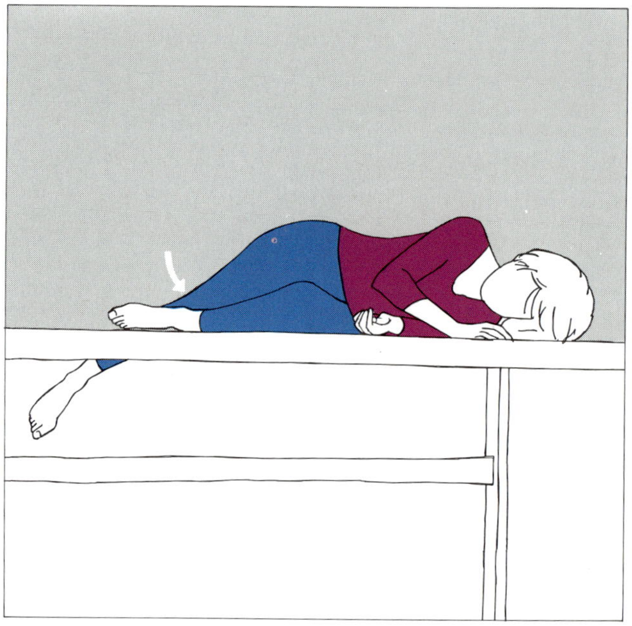

4 **Dehnung des äußeren Oberschenkelmuskels**

Ausführung
- Seitenlage schräg über Tisch, unteres Bein angebeugt
- oberes Bein gestreckt über die hintere Tischkante hängen lassen
- Bein anheben
- entspannen und hängen lassen

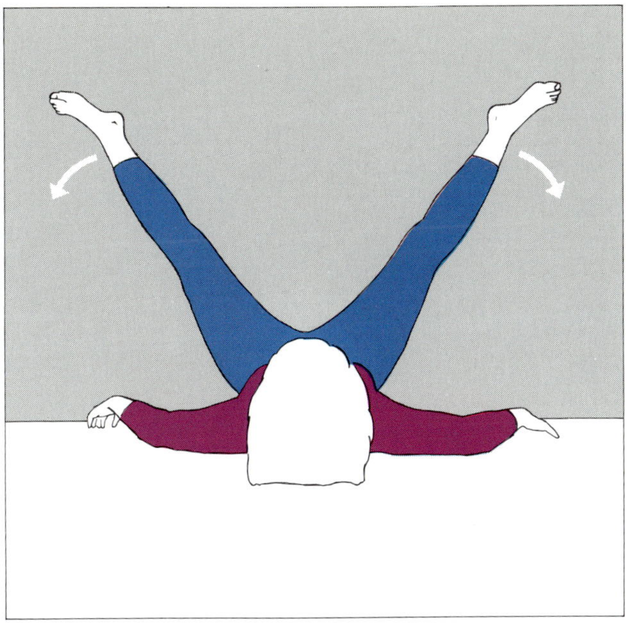

5 Dehnung der inneren Oberschenkelmuskulatur

Ausführung
- Rückenlage, Gesäß an der Wand
- Beine gestreckt, auseinandergleiten lassen
- nach innen spannen
- entspannen und weiter auseinandergleiten lassen

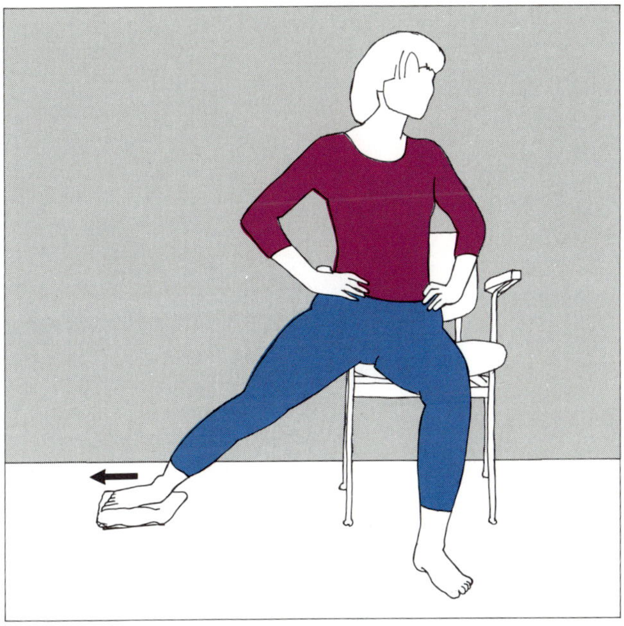

6 Dehnung der inneren Oberschenkelmuskulatur

Ausführung
- mit gestrecktem Bein Fußinnenkante auf den Boden drücken
- entspannen
- zur Seite gleiten

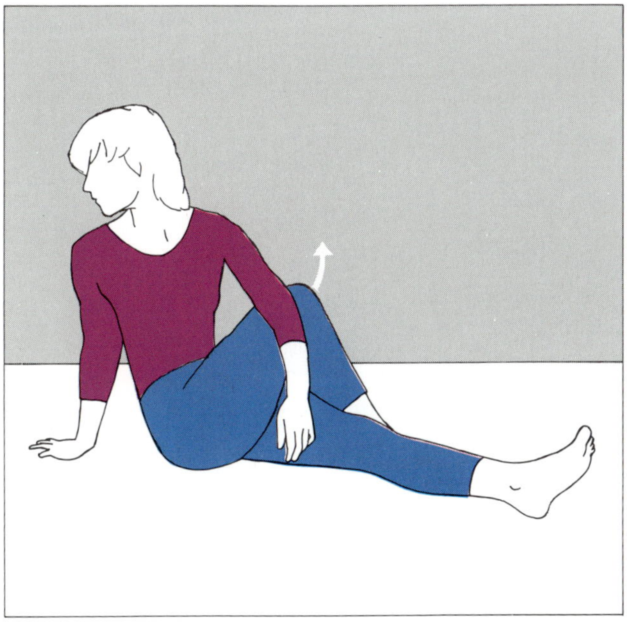

7 Dehnung der tiefen Gesäßmuskulatur

Ausführung
- Knie in Richtung Gegenhüfte ziehen
- nach außen wegdrücken
- entspannen
- weiter zur Gegenhüfte ziehen

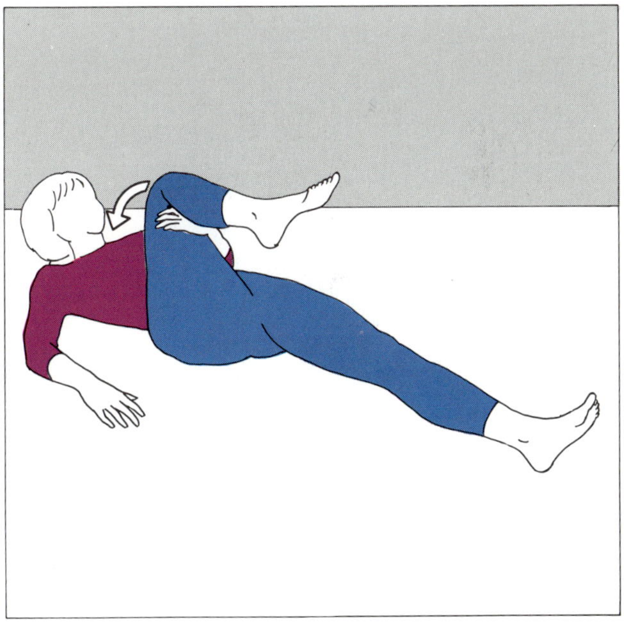

8 Dehnung der tiefen Gesäßmuskulatur

Ausführung
- Knie mit Hand zur Gegenschulter ziehen
- in Gegenrichtung maximal spannen
- entspannen
- weiter zur Schulter ziehen

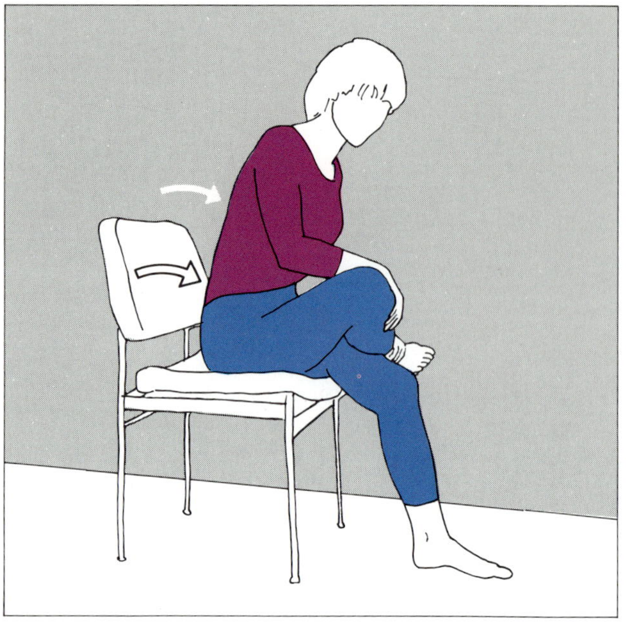

9 Dehnung der tiefen Gesäßmuskulatur

Ausführung
- Knie in Richtung Gegenhüfte ziehen
- Rumpf strecken, einatmen
- ausatmen und gleichzeitig gestreckten Rumpf nach vorne beugen
- Rumpf strecken, einatmen
- weiter dehnen

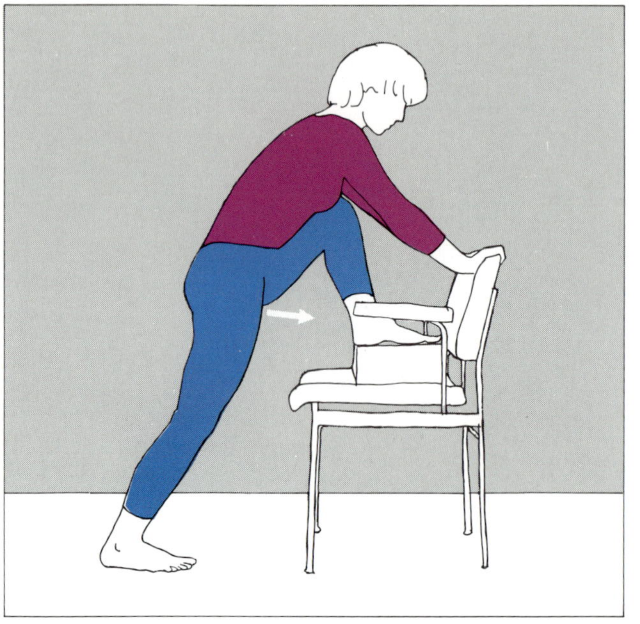

10 Dehnung der Hüftbeuger

Ausführung
- Becken über das gestreckte Standbein nach vorne schieben

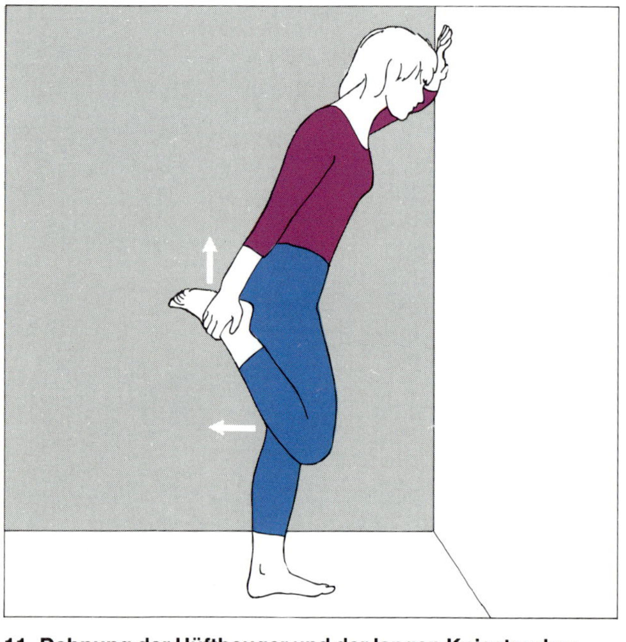

11 Dehnung der Hüftbeuger und der langen Kniestrecker

Ausführung
- Bein nach hinten oben ziehen
- in die Kniestreckung spannen
- entspannen
- weiter ziehen

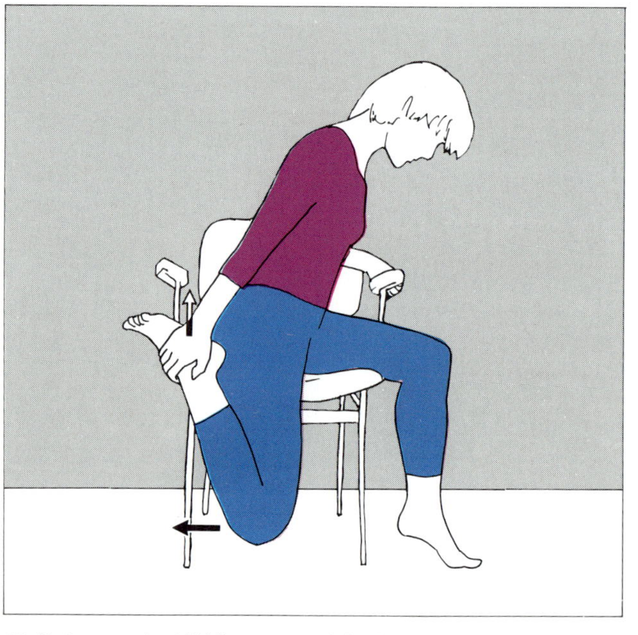

12 Dehnung der Hüftbeuger und der langen Kniestrecker

Ausführung
- Bein nach hinten oben ziehen
- Kopf beugen
- in die Kniestreckung spannen
- entspannen
- weiter ziehen

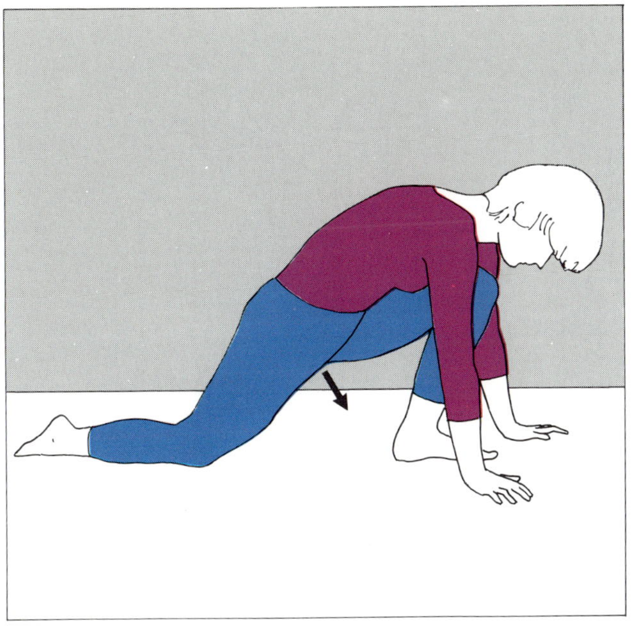

13 Dehnung der Hüftbeuger und der langen Kniestrecker

Ausführung
- Startstellung
- hinteres Knie gegen den Boden drücken
- entspannen
- weiter in die Hüftstreckung dehnen

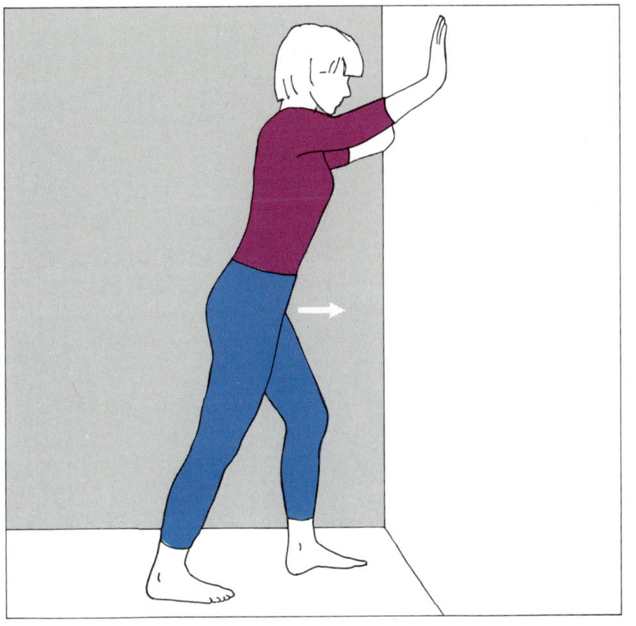

14 Dehnung der Wadenmuskulatur

Ausführung
- Ferse des hinteren Beines leicht abheben
- Ferse wieder ganz aufstellen
- Oberkörper mit geradem Rücken langsam nach vorne legen
- Ferse abheben, abstellen
- weiter dehnen

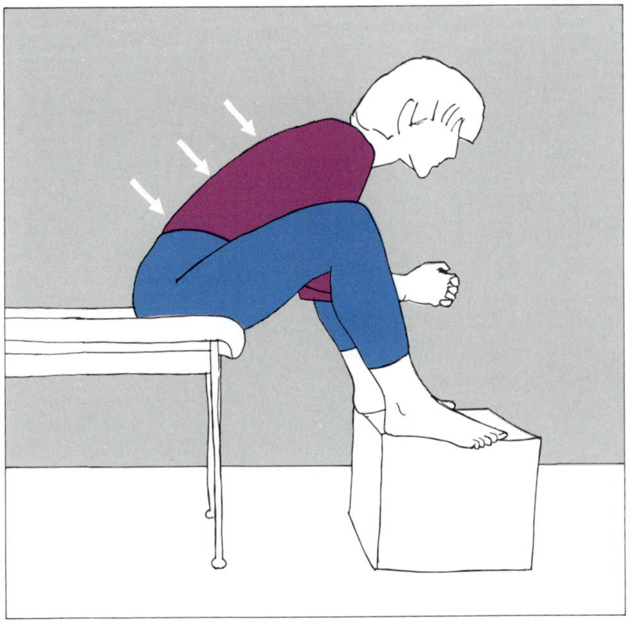

15 Dehnung der unteren Rückenstrecker

Ausführung
- Sitz, Beine leicht gespreizt, Füße höher gestellt (Buch)
- Rumpf nach vorne beugen
- einatmen
- ausatmen, Arme unter den Stuhl ziehen
- einatmen, ausatmen
- weiter ziehen

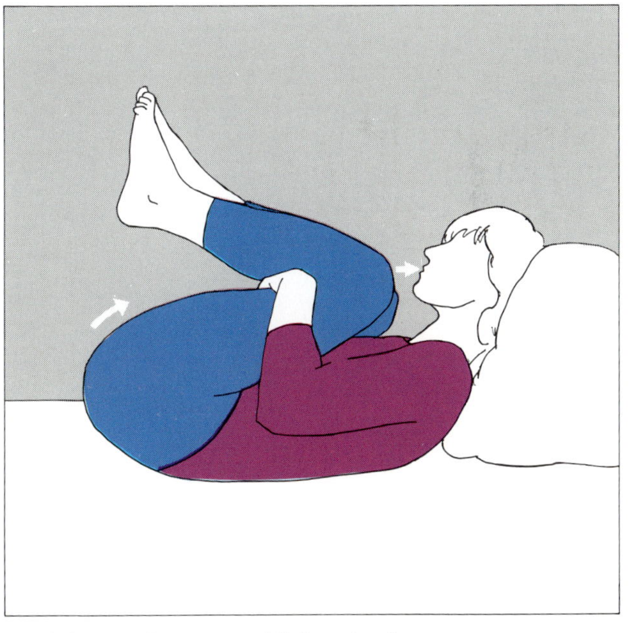

16 Dehnung der unteren Rückenstrecker

Ausführung
- Knie Richtung Kopf ziehen, bis sich das Becken abhebt
- Oberschenkel gegen die Arme drücken/einatmen
- ausatmen/entspannen
- weiter ziehen

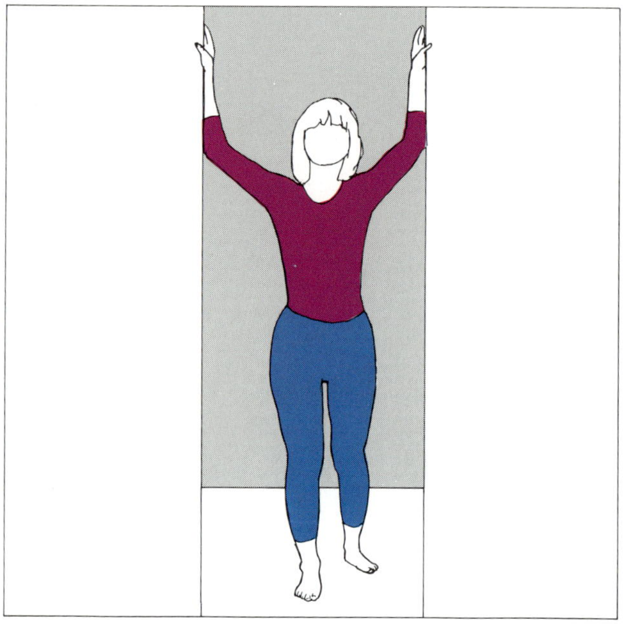

17 Dehnung der Brustmuskulatur

Ausführung
- Schriftstellung
- Hände gegen Türrahmen spannen
- entspannen
- Oberkörper nach vorne lehnen

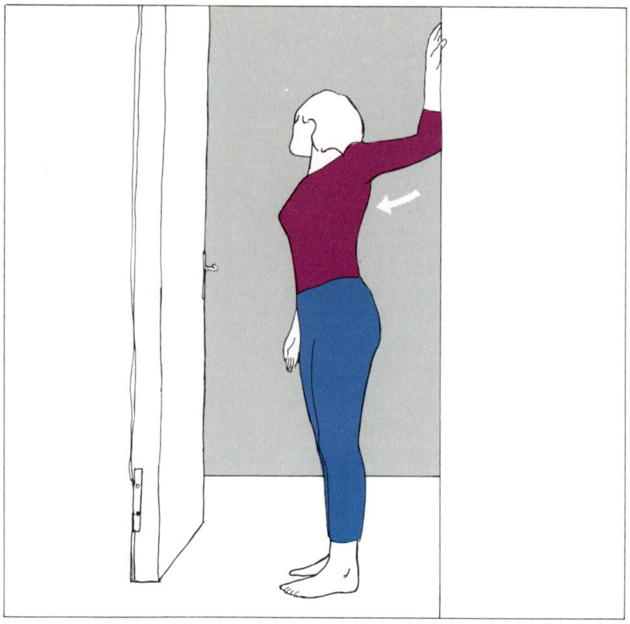

18 Einseitige Dehnung der Brustmuskulatur

Ausführung
- Stand seitlich im Türrahmen mit abgestütztem Unterarm
- mit Unterarm gegen Türrahmen drücken
- entspannen
- Körper bei gleichbleibender Armstellung wegdrehen (kleine Drehschritte)

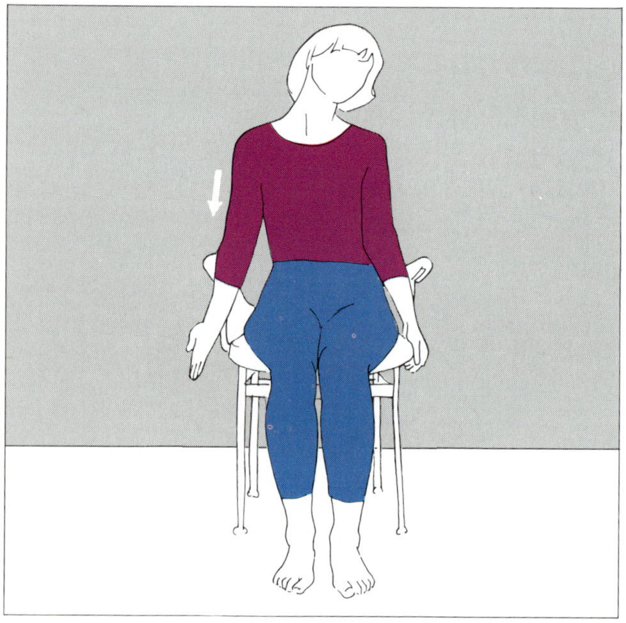

19 Dehnung der Schulter-Nacken-Muskulatur

Ausführung
- Kopf zur Seite neigen
- Arm nach außen drehen und Richtung Boden schieben
- einatmen/Schulter hochziehen
- ausatmen/Arm nach unten ziehen

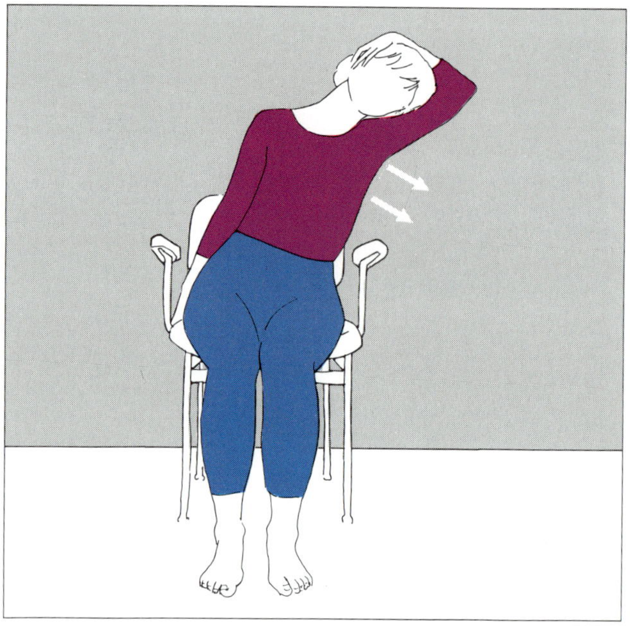

20 Dehnung der Schulter-Nacken-Muskulatur

Ausführung
- Kopf zur Seite neigen und mit Hand fixieren
- andere Hand umfaßt Stuhlbein
- Rumpf zur Seite lehnen
- wieder etwas zurück, mit Hand am Stuhl tiefer fassen
- wieder zur Seite lehnen

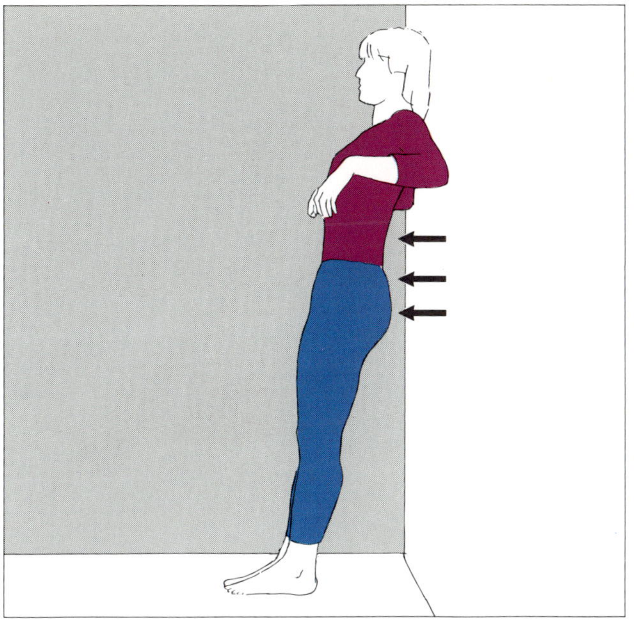

21 Kräftigung der Schulterblattmuskulatur

Ausführung
- schräg an die Wand lehnen
- mit dem Ellbogen Rumpf wegdrücken, ohne Hohlkreuz zu machen

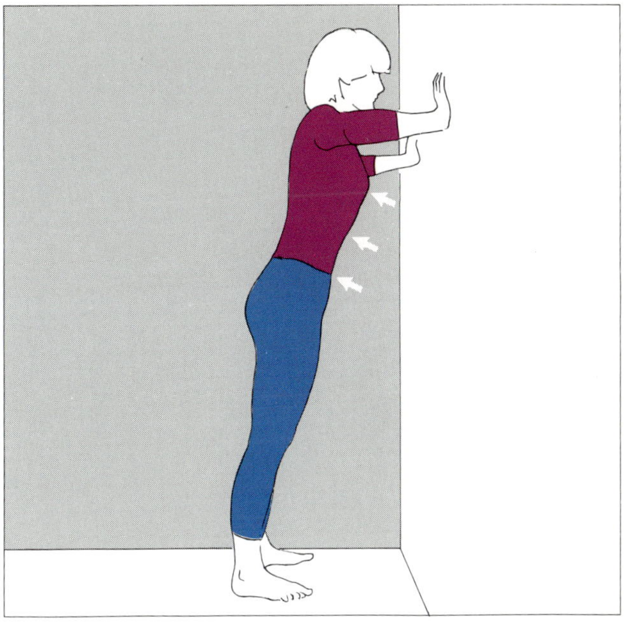

22 Kräftigung der Schulterblattmuskulatur

Ausführung
- an der Wand mit Fingerspitzen auf Schulterhöhe abstützen
- Körper leicht wegdrücken
- kein Hohlkreuz machen

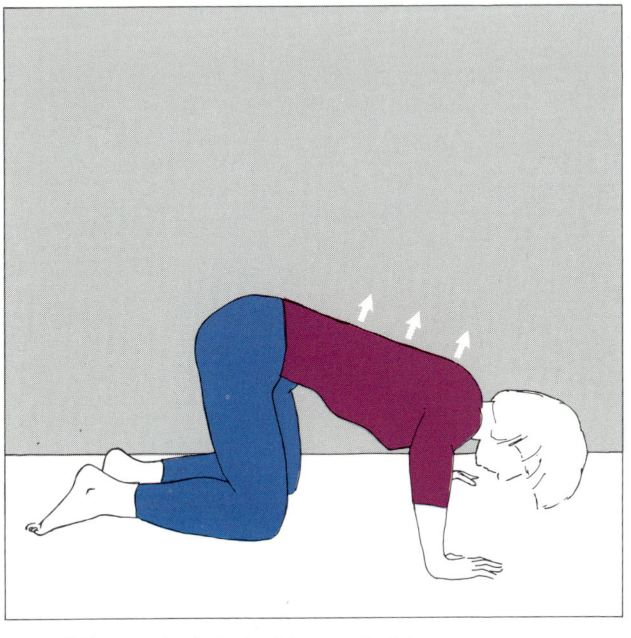

23 Kräftigung der Schulterblattmuskulatur

Ausführung
- Vierfüßlerstand
- langsames Senken des Oberkörpers zwischen die Hände

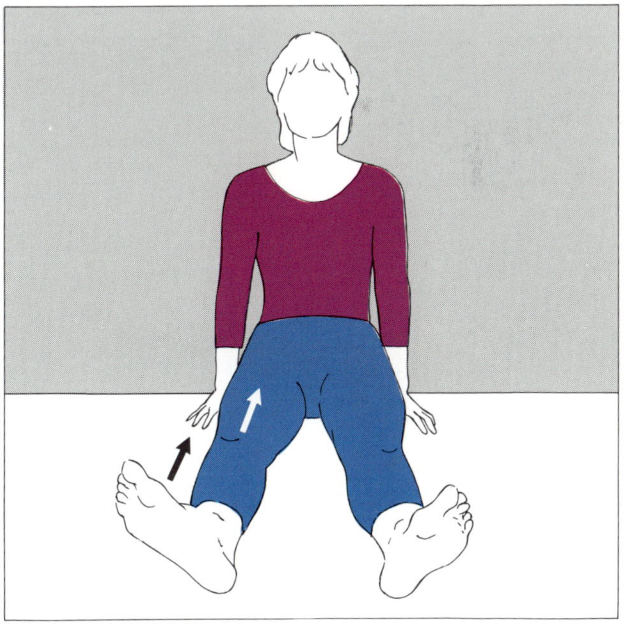

24 Kräftigung der vorderen Oberschenkelmuskulatur

Ausführung
- Bein leicht nach außen drehen
- Knie gestreckt halten
- Großzehe und Fuß nach oben ziehen
- Kniescheibe nach oben ziehen
- vorderen Oberschenkelmuskel anspannen

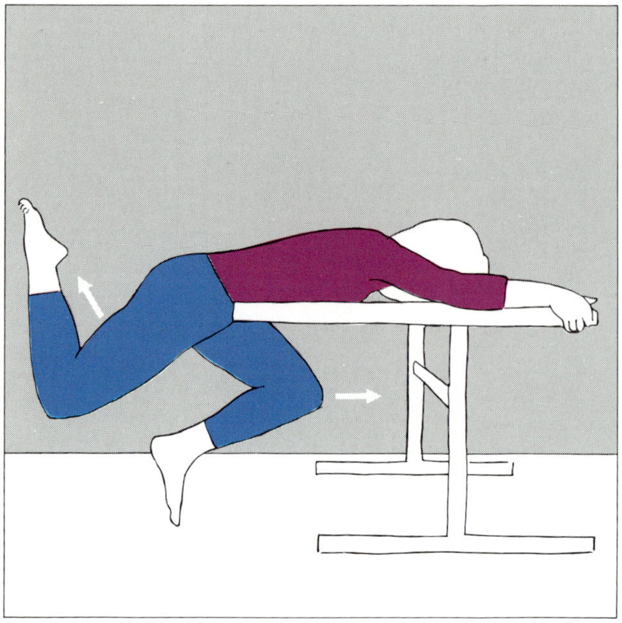

25 Kräftigung der Gesäßmuskulatur

Ausführung
- ein Bein gebeugt nach hinten bis zur Horizontalen hochheben, während das andere Bein unter den Tisch gezogen wird

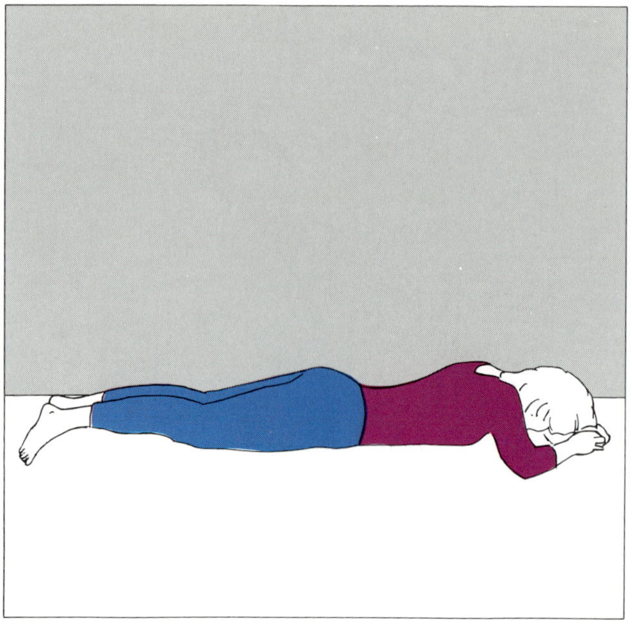

26 Kräftigung der Gesäßmuskulatur

Ausführung
- Fersen zusammenpressen
- Gesäßmuskeln maximal anspannen

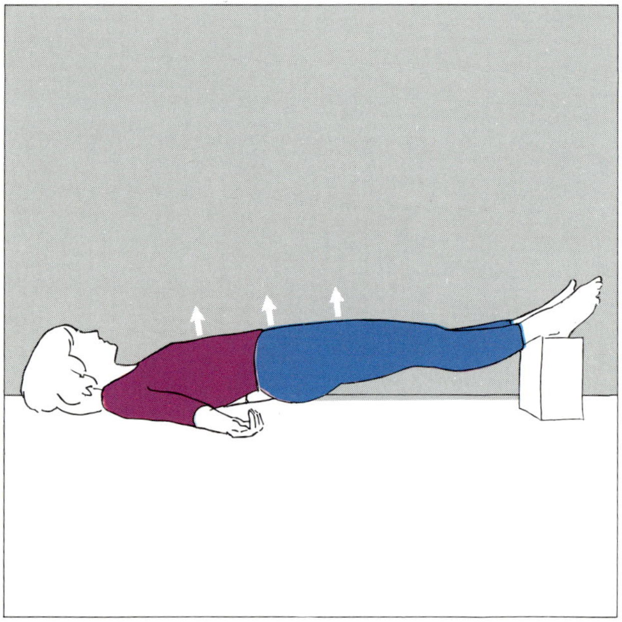

27 Kräftigung der Gesäßmuskulatur

Ausführung
- Fersen unterlegen
- Gesäßmuskulatur anspannen, gleichzeitig Becken und Kreuzregion leicht abheben

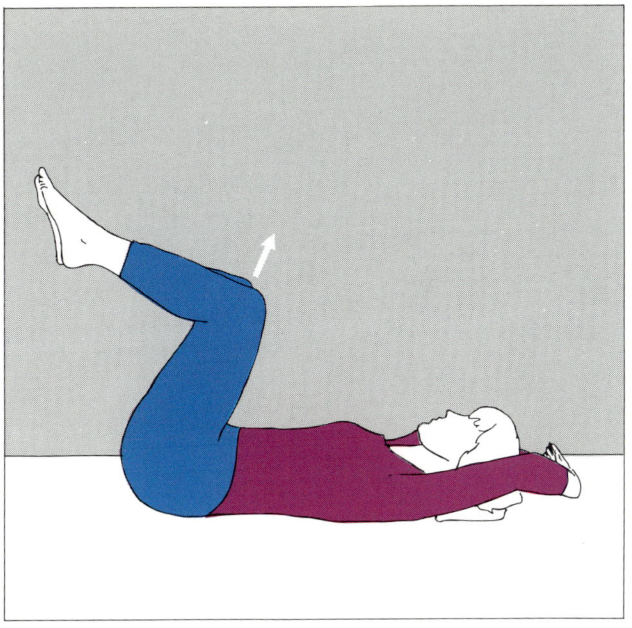

28 Kräftigung der Bauchmuskulatur

Ausführung
- Knie Richtung Decke stoßen
- Becken dabei etwas abheben

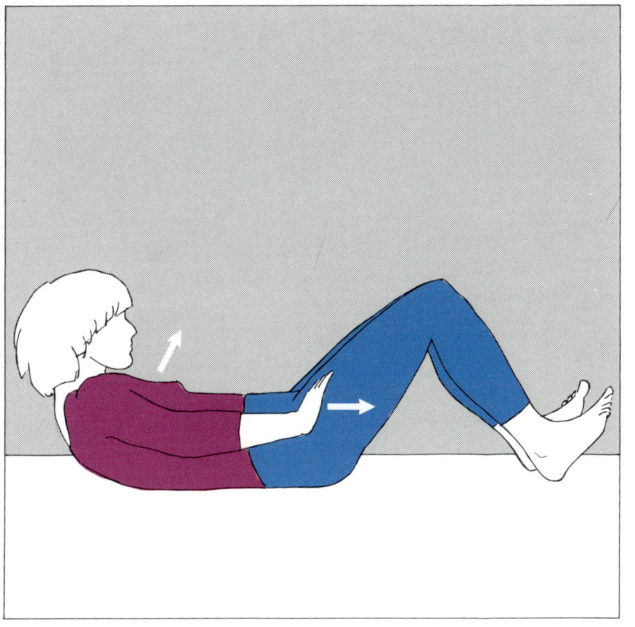

29 Kräftigung der Bauchmuskulatur

Ausführung
- Fußspitzen hochziehen und Fersen auf die Unterlage drücken
- Arme leicht nach innen drehen
- Handflächen hochziehen und Richtung Füße stoßen
- Kopf und Schultern abheben

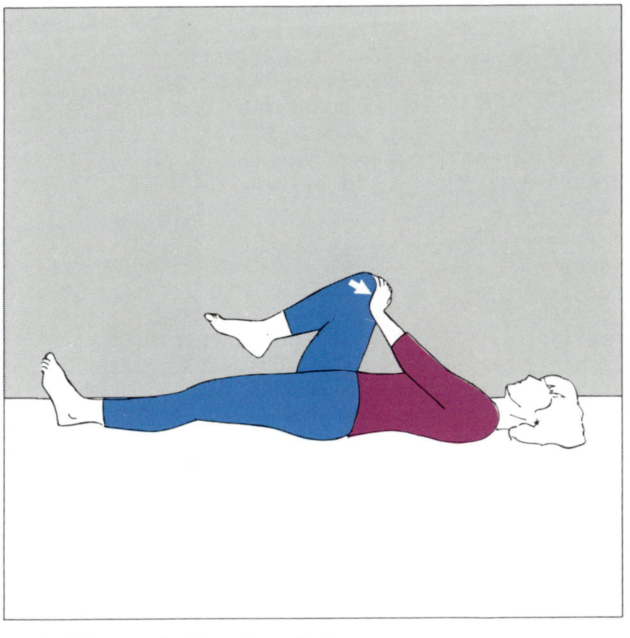

30 Kräftigung der Bauchmuskulatur

Ausführung
- angezogenes Knie gegen Widerstand gebende Hand drücken
- Kopf leicht abheben

(Mit Genehmigung von F. Hoffmann-La Roche & Co. AG, Basel.)

Sachverzeichnis